Procedimientos en Obstetricia

Procedimientos en Obstetricia

Edith Ángel-Müller

Médica Cirujana
Especialista en Obstetricia y Ginecología, Universidad Nacional de Colombia, Bogotá, Colombia
Fellow en infectología gineco-obstétrica, Instituto Nacional de Perinatología, México D.F., México
Profesora titular (con tenencia del cargo), Facultad de Medicina, Universidad Nacional de Colombia, Bogotá, Colombia
Médica Ginecóloga, Hospital Universitario Nacional de Colombia, Bogotá, Colombia

Astrid Lizeth Sandoval Angulo

Médica Cirujana
Especialista en Obstetricia y Ginecología
Diplomado de aplicaciones de Láser para Ginecología, Universidad Nacional de Colombia, Bogotá, Colombia

Jesús Daniel Toro Bolaños

Médico Cirujano
Especialista en Obstetricia y Ginecología
Diplomado en Colposcopia, Universidad Nacional de Colombia, Bogotá, Colombia.
Diplomado en ecocardiografía fetal, Fundación Internacional de Medicina Materno Fetal, Bogotá, Colombia
Médico Ginecólogo, Unidad Cardioquirúrgica de Nariño, Pasto, Colombia

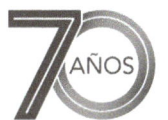 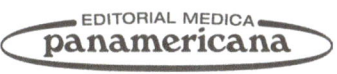

Desde 1953 formando Profesionales de la Salud

Buenos Aires - Bogotá - Madrid - México
www.medicapanamericana.com

Los editores han hecho todos los esfuerzos para localizar a los poseedores del *copyright* del material fuente utilizado. Si inadvertidamente hubieran omitido alguno, con gusto harán los arreglos necesarios en la primera oportunidad que se les presente para tal fin.

Gracias por comprar el original. Este libro es el fruto del esfuerzo de profesionales que, con su dedicación en el arte y la ciencia de curar o enseñar, han encontrado tiempo para escribir esta obra.
Respetar la propiedad intelectual es evitar reproducir, descargar, distribuir o compartir estos contenidos a través de cualquier medio sin el permiso del autor y del editor.

Las ciencias de la salud están en permanente cambio. A medida que las nuevas investigaciones y la experiencia clínica amplían nuestro conocimiento, se requieren modificaciones en las modalidades terapéuticas y en los tratamientos farmacológicos. Los autores de esta obra han verificado toda la información con fuentes confiables para asegurarse de que ésta sea completa y acorde con los estándares aceptados en el momento de la publicación. Sin embargo, en vista de la posibilidad de un error humano o de cambios en las ciencias de la salud, ni los autores, ni la editorial o cualquier otra persona implicada en la preparación o la publicación de este trabajo garantizan que la totalidad de la información aquí contenida sea exacta o completa y no se responsabilizan de errores u omisiones o de los resultados obtenidos del uso de esta información. Se aconseja a los lectores confirmarla con otras fuentes. Por ejemplo, y en particular, se recomienda a los lectores revisar el prospecto de cada fármaco que planean administrar para cerciorarse de que la información contenida en este libro sea correcta y que no se hayan producido cambios en las dosis sugeridas o en las contraindicaciones para su administración. Esta recomendación cobra especial importancia con relación a fármacos nuevos o de uso infrecuente.

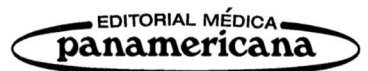

Visite nuestra página web:
http://www.medicapanamericana.com

ARGENTINA
Marcelo T. de Alvear 2.145 (C 1122 AAG)
Ciudad Autónoma de Buenos Aires, Argentina
Tel.: (54-11) 4821-2066 / Fax: (54-11) 4821-1214
e-mail: info@medicapanamericana.com

COLOMBIA
Carrera 7a A n° 69-19 - Bogotá DC - Colombia
Tel.: (57-1) 235-4068 / Fax: (57-1) 345-0019
e-mail: infomp@medicapanamericana.com.co

ESPAÑA
Sauceda, 10, 5ª planta - 28050 Madrid, España
Tel.: (34-91) 131 78 00 / Fax: (34-91) 457 09 19
e-mail: info@medicapanamericana.es

MÉXICO
Av. Miguel de Cervantes Saavedra, 233, piso 8, oficina 801
Col. Granada, Delegación Miguel Hidalgo
C P 11520, Ciudad de México, México
Tel.: (52-55) 5262-9470/5203-0176 / Fax: (52-55) 2624-2827
e-mail: infomp@medicapanamericana.com.mx

ISBN: 978-84-1106-237-4 (Versión impresa + Versión digital)
ISBN: 978-84-1106-238-1 (Versión digital)

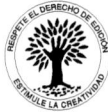
Ilustración de cubierta: Doctor Juan Guillermo Ladino Rey

© 2024, EDITORIAL MÉDICA PANAMERICANA, S. A.
Sauceda, 10, 5ª planta - 28050 Madrid
Depósito legal: M-4925-2024
Impreso en España

Dedicatorias

A la salud de las mujeres, que los ginecólogos y obstetras debemos proteger.

A mi familia, padres, hermanos e hijos, quienes me han apoyado en todos mis proyectos de vida, y especialmente a mi esposo, quién, además, ha sido un apoyo incondicional en mi vida académica.

Edith Ángel-Müller

A los seres que más amo,
Que han sido la luz en el camino,
Mi fuerza, el apoyo y el amor,
En especial: a ti.

Astrid Lizeth Sandoval Angulo

A nuestras familias, por brindarnos apoyo y acompañamiento durante la elaboración del presente trabajo. Especialmente agradecemos a Luz Helena Toro, diseñadora gráfica, quién ha colaborado en la edición y materialización del componente estético del libro.

Jesús Daniel Toro Bolaños

Colaboradores

Edith Ángel-Müller

Médica Cirujana
Especialista en Obstetricia y Ginecología,
Universidad Nacional de Colombia, Bogotá,
Colombia
Fellow en infectología gineco-obstétrica, Instituto
Nacional de Perinatología, México D.F., México
Profesora titular (con tenencia del cargo),
Facultad de Medicina, Universidad Nacional de
Colombia, Bogotá, Colombia
Médica Ginecóloga, Hospital Universitario
Nacional de Colombia, Bogotá, Colombia

Alejandro Bautista Charry

Especialista en Obstetricia y Ginecología
Director del Departamento de Obstetricia y
Ginecología, Universidad Nacional de Colombia,
Bogotá, Colombia

Andrés Camacho

Especialista en Medicina Materno Fetal,
Universidad Sanitas, Bogotá, Colombia
Médico Ginecólogo, Hospital de la Victoria-
Instituto Materno Infantil, Bogotá, Colombia

Daniel Cortes Díaz

Especialista en Obstetricia y Ginecología
Profesor, Facultad de Medicina, Universidad
Nacional de Colombia, Bogotá, Colombia

Liseth Fonseca López

Especialista en Obstetricia y Ginecología,
Universidad Nacional de Colombia, Bogotá,
Colombia
Médica Ginecóloga, Hospital Universitario
Nacional de Colombia, Bogotá, Colombia

Abel García López

Especialista en Obstetricia y Ginecología
Maestría en Administración Pública y en Salud
Pública
Profesor, Facultad de Medicina, Universidad
Nacional Autónoma de México (UNAM),
México D.F., México

Carmen Doris Garzón Olivares

Especialista en Obstetricia y Ginecología
Profesora Asociada, Facultad de Medicina,
Universidad Nacional de Colombia, Bogotá,
Colombia

Juan Carlos Gómez Sánchez

Especialista en Obstetricia y Ginecología,
Universidad Nacional de Colombia, Bogotá,
Colombia
Médico Ginecólogo, Hospital de la Victoria-
Instituto Materno Infantil, Bogotá, Colombia

Lissette Alejandra López Moreno

Especialista en Obstetricia y Ginecología,
Universidad Nacional de Colombia, Bogotá,
Colombia
Médica Ginecóloga, Hospital de la Victoria-
Instituto Materno Infantil, Bogotá,
Colombia

Claudia Lorena Merchán Padilla

Especialista en Obstetricia y Ginecología,
Universidad Nacional de Colombia, Bogotá,
Colombia
Médica Ginecóloga, Hospital de la Victoria-
Instituto Materno Infantil, Bogotá, Colombia

Reinaldo Niño Alba

Especialista en Obstetricia y Ginecología,
Universidad Nacional de Colombia Bogotá,
Colombia
Médico Ginecólogo, Hospital de la Victoria-
Instituto Materno Infantil, Bogotá,
Colombia

Diana Ruiz Fernández

Especialista en Obstetricia y Ginecología,
Universidad Nacional de Colombia, Bogotá,
Colombia
Médica Ginecóloga, Hospital de la Victoria-
Instituto Materno Infantil, Bogotá,
Colombia

Astrid Lizeth Sandoval Angulo

Médica Cirujana
Especialista en Obstetricia y Ginecología
Diplomado de aplicaciones de Láser para
Ginecología, Universidad Nacional de Colombia,
Bogotá, Colombia

Darío Sotelo Rueda

Especialista en Obstetricia y Ginecología,
Universidad Nacional de Colombia, Bogotá,
Colombia
Médico Ginecólogo, Hospital de la Victoria-
Instituto Materno Infantil, Bogotá,
Colombia

Jesús Daniel Toro Bolaños

Médico Cirujano
Especialista en Obstetricia y Ginecología
Diplomado en Colposcopia, Universidad
Nacional de Colombia, Bogotá, Colombia
Diplomado en ecocardiografía fetal, Fundación
Internacional de Medicina Materno Fetal,
Bogotá, Colombia
Médico Ginecólogo, Unidad Cardioquirúrgica de
Nariño, Pasto, Colombia

Prólogo

En la era de la medicina basada en la evidencia, la publicación de esta obra constituye un verdadero acierto, ya que en ella se combinan las recomendaciones basadas en las mejores pruebas disponibles con descripciones detalladas de los procedimientos obstétricos que se realizan con mayor frecuencia.

En la práctica clínica diaria y particularmente en los servicios de urgencias, el médico y el personal de salud a menudo enfrentan situaciones que requieren una decisión rápida y una acción efectiva que maximicen los beneficios y reduzcan los riesgos para los pacientes. De estas situaciones trata el libro *"Procedimientos en Obstetricia"* que, en buena hora, Editorial Médica Panamericana ha decidido publicar con impecables edición y diagramación.

Este texto está estructurado en tres secciones y catorce capítulos. La primera sección, *Generalidades*, está constituida por tres capítulos: Bases anatómicas, Suturas e instrumental quirúrgico y Técnicas de entrada y cierre de la pared abdominal. La segunda sección, *Procedimientos no quirúrgicos*, incluye los capítulos: Amniocentesis diagnóstica, Parto normal, Parto distócico y Parto instrumentado. La última sección, *Procedimientos quirúrgicos*, está conformada por los capítulos: Cerclaje, Corrección de desgarros perineales, Cesárea, Manejo quirúrgico del aborto, Manejo quirúrgico del embarazo ectópico, Procedimientos en la hemorragia posparto y Esterilización quirúrgica posparto.

En cada capítulo se seleccionan los objetivos de aprendizaje, se hace una introducción al tema, se describen los instrumentos y técnicas correspondientes, se señalan las indicaciones, resultados esperados y complicaciones de los procedimientos, se hace una síntesis conceptual y se plantean preguntas y presentan casos clínicos ilustrativos. Finalmente, referencias actualizadas representan el estado del arte de cada tema.

Esta obra nació como un proyecto de grado de la especialidad en Ginecología y Obstetricia de los doctores Jesús Daniel Toro Bolaños y Astrid Lizeth Sandoval Angulo, quienes desde hace ya algunos años ejercen como especialistas. El proyecto fue dirigido por la doctora Edith Ángel-Müller, Profesora Titular con Tenencia del Cargo, del Departamento de Obstetricia y Ginecología de la Facultad de Medicina de la Universidad Nacional de Colombia. La doctora Ángel-Müller es una especialista con amplia experiencia quirúrgica, docente e investigadora que, durante años, ha ejercido la especialidad en instituciones de mediana y alta complejidad, como el Instituto Materno Infantil Concepción Villaveces de Acosta, el Hospital Engativá y el servicio de Ginecología del Hospital Universitario Nacional de Colombia. Se requiere tal experiencia para plasmar recomendaciones y consejos útiles relacionados con técnicas quirúrgicas y procedimientos frecuentes.

Por supuesto que este libro no es un tratado de obstetricia ni de técnica quirúrgica, de los cuales ya existen numerosos y excelentes. Esta obra presenta en forma comprensiva los temas que esas publicaciones no cubren por tener objetivos y propósitos diferentes. En este sentido, la presente publicación llena el vacío que todos los estudiantes, médicos, residentes, especialistas y miembros del equipo de salud experimentan cuando se trata de resolver problemas reales. En ella se tratan de manera clara y concreta, pero a la vez profunda, contenidos que se requieren en la práctica diaria. Los autores no solo aplicaron sus competencias en epidemiología clínica para identificar y analizar críticamente la literatura, sino que se dieron a la tarea de resumir contenidos, construir tablas analíticas, e ilustrar con fotografías y dibujos –magníficamente realizados por uno de los autores (JDB) y un médico ilustrador (JGLR)– al elaborar cada capítulo.

Por lo tanto, esta obra, como la medicina misma, es una combinación de ciencia y arte para bien de las pacientes, la sociedad y la comunidad educativa. La ciencia que soporta a la medicina está constituida por los conocimientos derivados de la investigación biomédica básica y aplicada, la contribución de las ciencias humanas, la bioestadística, la salud pública, la ecología y, por supuesto, la propia medicina basada en la evidencia. El arte de la medicina tiene su máxima expresión en el acto médico concreto, cuando se aplican esos conocimientos a la resolución de problemas individuales, comunitarios y sociales. En el arte de la medicina se utiliza la ciencia para ofrecer respuestas apropiadas a las necesidades del paciente y de la sociedad, acordes con sus expectativas, deseos y requerimientos. Todo acto quirúrgico y la realización de procedimientos son también expresiones del arte de la medicina que solamente se aprenden con la guía de quienes los han practicado sistemáticamente y comprenden la importancia de cada paso. A un cirujano de poco le sirve conocer cuál es la intervención quirúrgica más efectiva, segura y costo-efectiva, si no sabe cómo realizarla apropiadamente. De aquí la importancia de este libro.

Tal vez por ello, muchos profesionales de la medicina son afines a otras artes, los hay de delicada pluma, músicos y cantantes, escultores y pintores, expertos en artes escénicas o, como en el caso de este libro, dibujantes anatómicos que realizan un esfuerzo didáctico y también artístico para procurar la comprensión de los procedimientos. Dibujos, esquemas, fotografías obtenidas con simuladores clínicos, por los autores o cedidas por otros especialistas y que se publican con el debido consentimiento de las pacientes, conforman una bella iconografía que hace muy ágil y agradable la lectura del libro. Sin duda, todo ello contribuirá a la aplicación práctica de las intervenciones seleccionadas.

Gran parte del arte propio del ejercicio de la obstetricia se adquiere con la experiencia; sin embargo, todos los que hemos tenido el privilegio de contribuir al cuidado de la mujer y del fruto de la gestación sabemos que hay situaciones que se presentan en forma inesperada, incluso en circunstancias en las que todo parecía tener un curso normal. Solo a modo de ilustración, la gran mayoría de los casos de distocia de hombros ocurren sin que estén presentes los factores de riego identificados en la literatura científica; asimismo, una proporción importante de las hemorragias posparto ocurren de manera súbita en ausencia de factores de riesgo identificables antes de la atención del parto; y, con frecuencia, la necesidad de instrumentar un parto o incluso de practicar una operación cesárea solo se identifica en el momento del período expulsivo, después de la conducción adecuada del trabajo de parto. El embarazo ectópico, a pesar de los avances en ultrasonido, de la amplia disponibilidad para dosificar la gonadotropina coriónica humana y del reconocimiento de los factores de riesgo, constituye aún la causa líder de mortalidad materna en el primer trimestre de la gestación, incluso en países desarrollados.

Estas y otras muchas circunstancias eventualmente resultan en eventos adversos o complicaciones en el ejercicio de la obstetricia y, por lo tanto, exigen una acción inmediata, pero cuidadosa, para evitar morbimortalidad materna y perinatal adicionales. En estos momentos una obra como la que aquí se presenta constituye un incomparable recurso y una herramienta invaluable cuya consulta expedita puede permitir salvar una vida, disminuir la probabilidad de que ocurran complicaciones serias o mejorar los desenlaces en salud. Si tan solo uno de estos resultados se logra, esta obra y sus autores habrán cumplido con la misión de la noble profesión y con el propósito de contribuir a la educación en salud.

Larga vida al libro y felicitaciones a los autores y a Editorial Médica Panamericana por este loable esfuerzo.

Dr. Ariel Iván Ruiz Parra MD, MEd, MSc.
Profesor Titular con Tenencia del Cargo, Departamento de Obstetricia y Ginecología,
Facultad de Medicina, Universidad Nacional de Colombia
Maestro Colombiano de Obstetricia y Ginecología (FECOLSOG 2016)
Ginecólogo del Hospital Universitario Nacional de Colombia
Exdecano de la Facultad de Medicina de la Universidad Nacional de Colombia Exmagistrado
del Tribunal Nacional de Ética Médica de Colombia
Miembro Correspondiente de la Academia Nacional de Medicina

Prefacio

Lo que comenzó como una idea, o quizá un propósito, para plasmar de una manera amigable el contenido práctico de un área de la medicina inicialmente propuesto como requisito para optar por un título de Especialista en Obstetricia y Ginecología en una de las mejores universidades de Colombia, se ha ido transformando y evolucionando para incrementar su alcance hacia una población específica que abarca distintas áreas afines, como la ginecología y obstetricia, la enfermería, la medicina general e instrumentación quirúrgica.

El presente texto busca ofrecer a los lectores un punto de vista práctico, sencillo y visualmente atractivo de los distintos aspectos teórico-prácticos relacionados con los procedimientos quirúrgicos y no quirúrgicos utilizados en al área de la obstetricia.

Para la realización del libro, en primer lugar, se escogieron los procedimientos más frecuentes y de mayor relevancia para el personal de salud que atiende gestantes, como la amniocentesis, el cerclaje, la episiorrafia y la cesárea. En segundo lugar, se escogió una estructura similar para todos los capítulos, que incluyó básicamente introducción, epidemiología, indicaciones o requisitos para realizar el procedimiento, descripción del procedimiento, cuidados posoperatorios y resultados o complicaciones; en algunos capítulos se incluyeron otras secciones según correspondía. Para una comprensión total de los procedimientos, el libro inicia con el capítulo sobre las bases anatómicas del abdomen, el sistema genital femenino y la pelvis. Luego se presenta un capítulo de instrumental quirúrgico para conocer la utilidad de cada uno de los instrumentos que se van a utilizar en los diferentes procedimientos quirúrgicos. Debido a que muchos procedimientos tienen en común la laparotomía, se escribió un capítulo de entrada y cierre de la pared abdominal.

Como una importante ayuda didáctica se incluyen, al final de cada capítulo, preguntas sobre el tema y casos clínicos que resaltan la importancia de cada uno de los procedimientos presentados.

A través de textos con redacción concisa, fotografías, dibujos, esquemas y tablas con información basada en la mejor evidencia científica disponible en la literatura científica y la experiencia de los docentes y especialistas que colaboraron en la obra, buscamos resaltar puntos clave, pasos a seguir y resultados asociados a cada procedimiento.

Es un placer para los autores de este texto el poder ofrecer este libro como un fruto de nuestra dedicación y empeño para lograr trasmitir una parte del basto conocimiento sobre la obstetricia y la práctica diaria en una sala de partos.

Sin más preámbulos, los invitamos a disfrutar de la lectura de cada capítulo, esperando que sea de su total agrado y grato entendimiento, buscando aportar de forma significativa en la adquisición de nuevas herramientas para mejorar la calidad de la práctica clínica diaria.

Los autores

Agradecimientos

Agradecemos a las personas, los docentes y especialistas que colaboraron con sus aportes, en cuanto a apoyo académico, revisión de los capítulos, ayuda para la toma de las fotos o sesión de derechos de autor de las fotos.

A los ilustradores, los doctores de la Universidad Nacional de Colombia, Juan Guillermo Ladino Rey, médico cirujano, y Jesús Daniel Toro Bolaños.

Agradecemos en forma especial a las directivas y, especialmente, a las pacientes del Instituto Materno Infantil y del Hospital Universitario Nacional de Colombia, por permitirnos obtener las imágenes de sus procedimientos en momentos tan críticos e importantes de sus vidas.

También damos las gracias a la Facultad de Medicina de la Universidad Nacional de Colombia por permitirnos el acceso al laboratorio de simulación, con el fin de usar los maniquíes para la toma de fotos, a modo de ilustrar procedimientos y maniobras obstétricas.

Índice

Generalidades

I

Bases anatómicas

1

INTRODUCCIÓN

> **!** Si se planea realizar un procedimiento médico, es de especial importancia el conocimiento y la correcta comprensión de las estructuras anatómicas, sobre todo, en aquellos casos que requieran algún grado de invasión.

Con lo anterior se podrán evitar, por ejemplo, lesiones de estructuras neurovasculares, al conocer el trayecto que estas describen en concordancia con algún tipo específico de incisión superficial o profunda; o durante el procedimiento de cierre, al identificar y afrontar de forma adecuada las distintas capas de un órgano o tejido.

A continuación, se exponen las bases anatómicas para la correcta comprensión de los procedimientos obstétricos que se desarrollan a lo largo del presente texto.

PARED ABDOMINAL ANTERIOR

Representa una estructura de vital importancia, ya que proporciona contención para las vísceras abdominales y contribuye con los movimientos del torso, de los miembros inferiores y los músculos respiratorios. Durante la gestación permite la expansión de la cavidad abdominal para dar paso libre al crecimiento del útero grávido y durante el parto proporciona parte de la fuerza de pujo, mientras que en la cesárea es incidida longitudinal o transversalmente para acceder al útero.

Piel y tejido celular subcutáneo

Las líneas de Langer simbolizan la distribución de las fibras de colágeno y, por ende, de las líneas de tensión en la piel que se distribuyen de forma transversal desde los laterales hacia la línea media. Durante un procedimiento quirúrgico, las incisiones realizadas de forma longitudinal, perpendiculares a esas líneas, generarán mayor tensión y riesgo de dehiscencia que las realizadas de forma transversal.

El tejido celular subcutáneo está conformado principalmente por dos capas denominadas fascia de Camper y fascia de Scarpa. La primera está constituida, en su mayoría, por tejido adiposo, se distribuye en forma más superficial y continúa hacia la región perineal, confluyendo con el tejido graso del monte del pubis y los labios mayores. La segunda está formada por tejido fibroadiposo, discurre más profunda y se proyecta hacia el periné para formar parte de la fascia de Colles, que también se denomina fascia perineal superficial. Clínicamente, la fascia de Scarpa se puede evidenciar con mayor facilidad en los extremos laterales de las incisiones transversales y, por el contrario, es raro identificarla durante incisiones longitudinales.

Músculos y fascia

Los músculos que conforman la pared abdominal anterior se pueden clasificar según su localización.

> En la línea media se encuentran los rectos abdominales y piramidales, mientras que hacia los laterales se encuentran los músculos oblicuos externos e internos y los transversos abdominales.

Las aponeurosis de los músculos oblicuos y transversos se unen en la línea media y forman la denominada línea alba. La distribución de los músculos abdominales se observa en la **figura 1-1**. Los sitios de origen e inserción de los grupos musculares se describen en el **cuadro 1-1**.

La vaina de los rectos es una estructura formada por las aponeurosis de los músculos oblicuos y transversos, que cubre por completo y brinda sostén a los músculos rectos abdominales. Su estructura varía en relación con la línea arqueada o línea semicircular de Douglas, una estructura tendinosa ubicada en la cara posterior de la vaina que discurre transversalmente y típicamente se ubica en un punto medio entre el ombligo y el pubis. En dirección cefálica a este punto de reparo, la aponeurosis del oblicuo externo y la hoja anterior de la aponeurosis del oblicuo interno discurren por delante de los músculos rectos abdominales. Al mismo tiempo, la hoja posterior de la aponeurosis de los músculos oblicuo interno y transverso se localiza por detrás de los rectos abdominales.[1]

En dirección caudal al arco de Douglas, la aponeurosis del transverso se fusiona con la del oblicuo interno y discurre por delante de los rectos abdominales al igual que la aponeurosis del oblicuo externo. Dado lo anterior, durante un procedimiento quirúrgico que incluya una incisión transversa baja (p. ej., incisión de Pfannestiel) se podrá visualizar únicamente la fascia por delante de los rectos abdominales.

La fascia *transversalis* es una estructura fibrosa delgada que discurre entre la capa interna del músculo transverso abdominal y el peritoneo parietal y tapiza todas las paredes abdominales. Esta estructura puede visualizarse cuando se realiza una disección roma o cortante sobre la cara anterior de la vejiga. Finalmente, el denominado peritoneo parietal recubre la cara interna de la pared abdominal y presenta elevaciones o pliegues

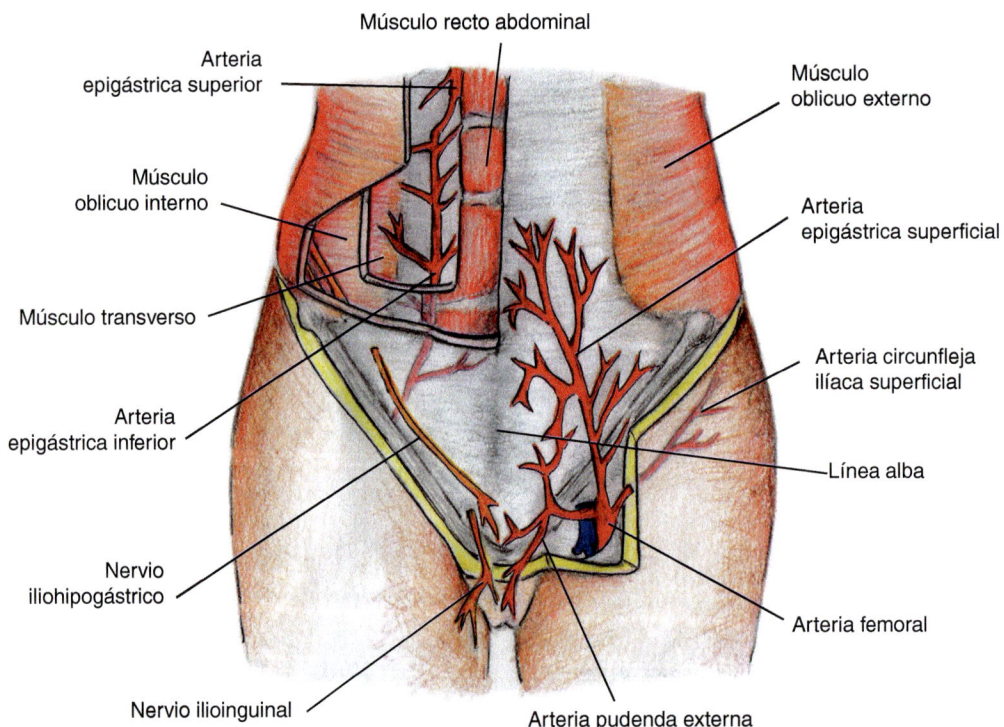

Fig. 1-1. Representación esquemática de las estructuras musculares y neurovasculares de la pared abdominal anterior.

Cuadro 1-1. Sitios de origen e inserción de los músculos de la pared abdominal anterior

Músculo	Origen	Inserción
Recto abdominal	Cartílago de la quinta, sexta y séptima costillas, apéndice xifoides	Pubis
Piramidal	Línea alba	Pubis
Oblicuo externo	Seis últimas costillas (anterior), cresta ilíaca	Ligamento inguinal, pubis, línea alba
Oblicuo interno	Tercio externo del ligamento inguinal, cresta ilíaca, quinta apófisis transversa	Pubis, línea alba, tres últimas costillas (anterior)
Transverso	Tercio externo del ligamento inguinal, cresta ilíaca, apófisis transversas lumbares, seis últimas costillas (posterior)	Pubis, línea alba

al discurrir sobre cinco estructuras que convergen en el ombligo y se denominan ligamentos umbilicales. De lateral a medial se identifican dos arterias epigástricas inferiores y dos remanentes de las arterias umbilicales (una a cada lado) y en el centro un único ligamento umbilical que corresponde al uraco, un remanente embriológico de la alantoides.[1] Las relaciones anatómicas entre las estructuras que discurren de forma caudal o cefálica al arco de Douglas se representan en la **figura 1-2**.

Irrigación e inervación

La irrigación de la pared abdominal anterior está suministrada por ramas de las arterias ilíaca externa, femoral y torácica interna, como se describe en el **cuadro 1-2**.

La inervación de la pared abdominal anterior es suministrada por ramas ventrales de los nervios espinales torácicos T7 a T11 (intercostales) y T12 (subcostal) y nervios espinales lumbares L1 (iliohipogástrico e ilioinguinal).[2]

 Durante un procedimiento quirúrgico, en especial cuando se realizan incisiones transversales que se elongan más allá de los bordes laterales de los rectos abdominales, tanto los vasos epigástricos como las ramas terminales de los nervios iliohipogástrico e ilioinguinales pueden ser lesionados.

VULVA

Es el conjunto de las estructuras que conforman los genitales externos femeninos. Se encuentra delimitada hacia delante por el monte del pubis, hacia atrás por el cuerpo perineal y lateralmente por el borde externo de los labios mayores. En su

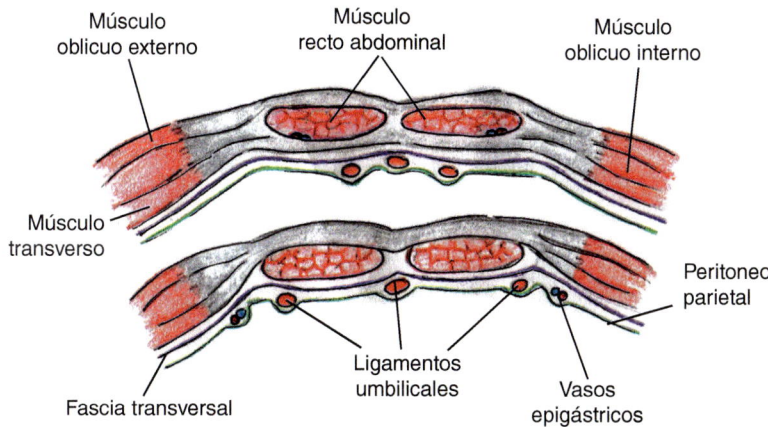

Músculo oblicuo externo

Músculo recto abdominal

Músculo oblicuo interno

Músculo transverso

Peritoneo parietal

Ligamentos umbilicales

Vasos epigástricos

Fascia transversal

Fig. 1-2. Representación esquemática de un corte axial de la vaina de los rectos sobre y por abajo del arco de Douglas, respectivamente.

Cuadro 1-2. Irrigación de la pared abdominal anterior		
Arteria principal	**Ramas**	**Zona de irrigación**
Femoral	Epigástrica superficial Circunfleja ilíaca superficial Pudenda externa	Piel Tejido celular subcutáneo
Ilíaca externa	Epigástrica inferior Circunfleja ilíaca profunda	Músculos piramidales, rectos, oblicuos y transversos
Torácica interna	Epigástrica superior	

contenido se encuentran los labios mayores y los labios menores, el clítoris, el vestíbulo, las glándulas vestibulares mayores (de Bartholin) y menores, las glándulas parauretrales y de Skene, el meato uretral y la apertura vaginal.[3] La distribución de las estructuras vulvares se observa en la **figura 1-3**.

Monte del pubis y labios

El monte del pubis, también denominado monte de Venus, corresponde a un cúmulo de tejido adiposo que cubre la sínfisis del pubis.

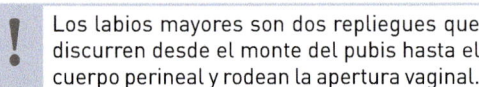

Los labios mayores son dos repliegues que discurren desde el monte del pubis hasta el cuerpo perineal y rodean la apertura vaginal.

Están formados por tejido adiposo, escasas fibras musculares, abundantes fibras elásticas y un gran plexo venoso. Además, en su interior se encuentran los canales de Nuck, que corresponden a repliegues peritoneales que acompañan a los ligamentos redondos uterinos hasta su inserción después de atravesar el canal inguinal. La región superficial lateral de los labios mayores posee una gran

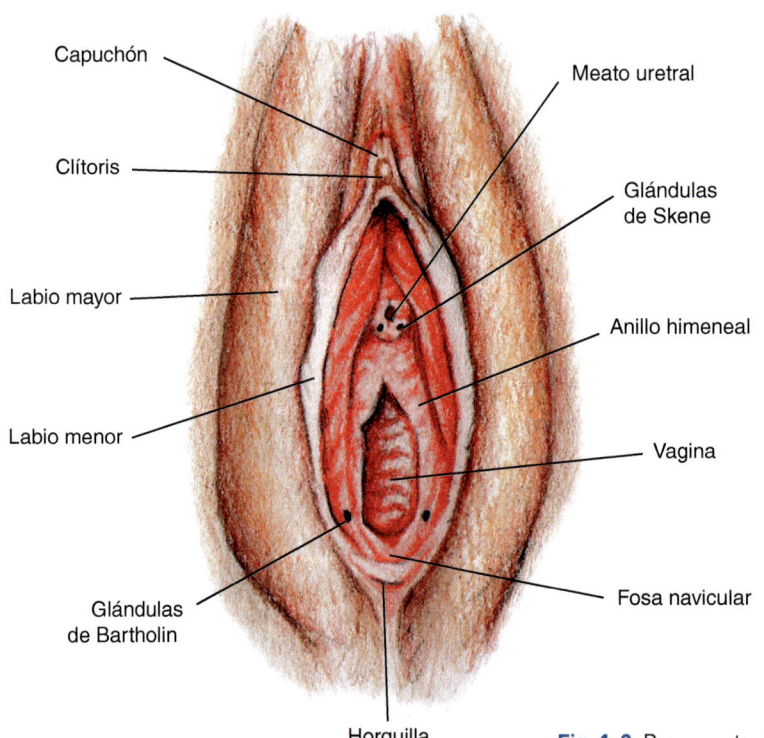

Fig. 1-3. Representación esquemática de la vulva.

cantidad de folículos pilosos, glándulas apocrinas, ecrinas y sebáceas. Por su parte, la región superficial medial carece de folículos pilosos. En estas estructuras, el tejido celular subcutáneo corresponde a la continuación de la fascia de Camper.

> ❗ Los labios menores son dos repliegues cutáneos desprovistos de folículos pilosos que se extienden desde el clítoris hasta la horquilla vulvar.

Carecen de glándulas ecrinas y apocrinas, pero conservan glándulas sebáceas. Histológicamente, su superficie se divide en dos zonas separadas por la línea de Hart. La cara externa se encuentra recubierta por epitelio escamoso estratificado queratinizado, mientras que la cara interna posee epitelio escamoso estratificado no queratinizado. Se caracterizan por presentar una abundante inervación sensitiva.[3]

Clítoris

Es el principal órgano erógeno de la mujer y la contraparte femenina del pene. Está constituido por un glande, un cuerpo y dos pilares. El glande no suele superar los 0,5 cm de diámetro y posee una importante inervación sensitiva. El cuerpo posee dos cuerpos cavernosos que se extienden hasta los pilares, los cuales discurren por la cara inferior de las ramas isquiopúbicas, profundo a los músculos isquiocavernosos.

Vestíbulo

Es una zona que se encuentra entre la línea de Hart y el himen, y en su porción superior delimita con el frenillo del clítoris y en su extremo inferior con la horquilla vulvar. En esta zona se distinguen seis orificios mayores que corresponden al meato uretral, la apertura de las glándulas de Skene, la apertura vaginal y la apertura de las glándulas de Bartholin. En el extremo posterior del vestíbulo, entre la horquilla y el himen se distingue la fosa navicular, especialmente visible en mujeres nulíparas.

Bulbos vestibulares

Son dos masas eréctiles con abundante irrigación sanguínea que rodean la apertura vaginal. En su extremo proximal están en contacto con el clítoris y en su extremo distal, con las glándulas de Bartholin. Sus caras anteriores limitan con los músculos bulboesponjosos (anteriormente llamados bulbocavernosos) y sus caras posteriores, con la membrana perineal. Clínicamente presentan relevancia, ya que tienen un potencial de sangrado importante cuando se realiza un procedimiento que involucra a la glándula de Bartholin, dada la cercanía de esas estructuras.

Irrigación e inervación

La irrigación de la vulva está suministrada por ramas de la arteria femoral y de la arteria hipogástrica (ilíaca interna), como se muestra y describe en la **figura 1-4** y el **cuadro 1-3**.[1,2]

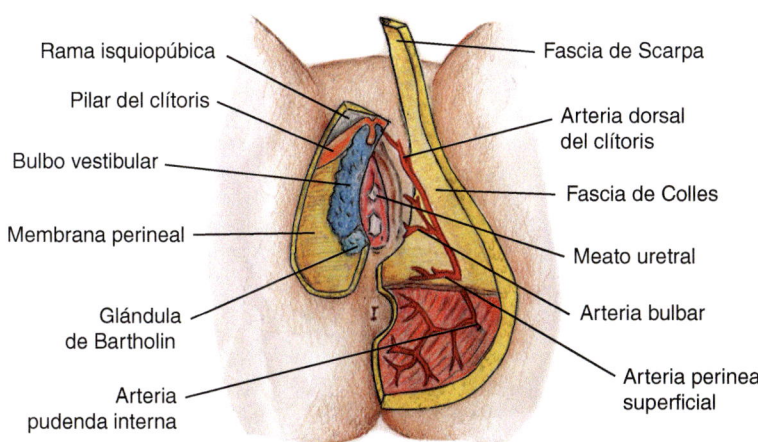

Rama isquiopúbica
Pilar del clítoris
Bulbo vestibular
Membrana perineal
Glándula de Bartholin
Arteria pudenda interna

Fascia de Scarpa
Arteria dorsal del clítoris
Fascia de Colles
Meato uretral
Arteria bulbar
Arteria perineal superficial

Fig. 1-4. Representación esquemática de las estructuras del triángulo urogenital superficial.

Cuadro 1-3. Irrigación de la vulva		
Arteria principal	**Ramas**	**Zona de irrigación**
Femoral	Pudenda externa superficial Pudenda externa profunda	Piel Labios mayores y menores
Pudenda interna (rama de la arteria hipogástrica)	Perineal superficial Bulbar Bulbouretral Cavernosa Dorsal del clítoris	Piel Músculos del periné Clítoris Vestíbulo

La inervación de la vulva está suministrada por ramas del nervio ilioinguinal provenientes del nervio espinal lumbar L1 y por ramas del nervio pudendo que provienen del plexo sacro, ramas S2 y S3.

REGIÓN PERINEAL

> **!** Es un área en forma de rombo que delimita en su extremo anterior con el pubis, en los bordes anterolaterales con las tuberosidades isquiáticas y ramas isquiopúbicas, en los bordes posterolaterales con ligamentos sacro-tuberosos y en el extremo posterior con el coxis.

Una línea imaginaria transversal que une las dos tuberosidades isquiáticas delimita un triángulo anterior o urogenital y un triángulo posterior o anal, como se muestra en la **figura 1-5**.

Cuerpo perineal

También se conoce como tendón conjunto del periné y es una masa fibromuscular ubicada entre la cara posterior del tercio distal de la vagina y el ano. Esta estructura provee un importante punto de anclaje para estructuras superficiales (músculo bulboesponjoso, músculo transverso superficial del periné y esfínter anal externo) y profundas (membrana perineal, músculos del esfínter uretrovaginal y porciones del músculo pubococcígeo). En condiciones normales tiene un diámetro de 3 a 4 cm y su integridad puede estar comprometida cuando se realiza una episiotomía o se presenta un desgarro grado II-IV durante el trabajo de parto.[1,3]

Triángulo urogenital o anterior

El triángulo urogenital delimita superficialmente con la fascia de Colles y profundamente con la

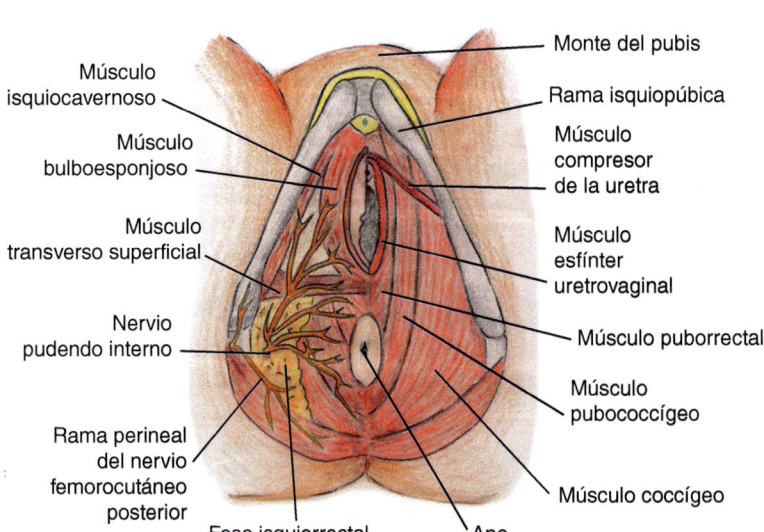

Fig. 1-5. Representación esquemática de las estructuras de los triángulos urogenital profundo y anal.

Músculo isquiocavernoso
Músculo bulboesponjoso
Músculo transverso superficial
Nervio pudendo interno
Rama perineal del nervio femorocutáneo posterior
Fosa isquiorrectal
Monte del pubis
Rama isquiopúbica
Músculo compresor de la uretra
Músculo esfínter uretrovaginal
Músculo puborrectal
Músculo pubococcígeo
Músculo coccígeo
Ano

fascia del músculo elevador del ano. A su vez, se divide en un área superficial y otra profunda que se encuentran separadas por la membrana perineal. En cada región se pueden identificar estructuras, como se describe en el **cuadro 1-4** y se observa en la **figura 1-4**.

Triángulo anal o posterior

Este espacio está delimitado superficialmente por la piel y el tejido celular subcutáneo, profundamente por la fascia del músculo elevador del ano y lateralmente con la fascia del músculo obturador interno. En su interior se encuentra la fosa isquioanal (previamente llamada fosa isquiorrectal), el canal anal, el complejo del esfínter anal y ramas de los vasos y nervio pudendos.

Diafragma pélvico

Está ubicado profundo en relación al triángulo perineal anterior y posterior. Ofrece el principal soporte para las vísceras pélvicas y abdominales, y está formado por los músculos elevador del ano y coccígeo. El primero, a su vez, se subdivide en dos porciones principales denominadas según su sitio de inserción: músculo pubococcígeo o pubovisceral y músculo puborrectal. El músculo pubovisceral presenta regiones con distintos nombres según la víscera a la cual converge de anterior a posterior: la porción pubovaginal, la porción puboperineal y la porción puboanal, como se muestra en la **figura 1-5**.

> ! Esta estructura (diafragma pélvico) es de vital importancia debido al riesgo de lesión durante el trabajo de parto (principalmente el músculo elevador del ano) y su relación con una mayor tasa de prolapso de órganos pélvicos.

ÚTERO Y VAGINA

Útero

> ! Tiene su origen embriológico en los conductos paramesonéfricos. En mujeres no grávidas es un órgano pélvico situado entre el recto y la vejiga que está conectado con la porción superior de la vagina.

Macroscópicamente tiene forma de pera y está conformado por dos porciones conocidas como cuerpo y cérvix, que se unen en un área denominada istmo. Esta última tiene especial importancia, dado que en el útero grávido se transforma en el segmento. A su vez, en el cuerpo uterino se identifican dos regiones adicionales: la primera denominada fondo, que corresponde a la porción uterina que se encuentra por encima de la zona de inserción de las trompas uterinas, la segunda y de forma bilateral ubicada en los extremos superolaterales, que son los cuernos desde donde emergen las trompas uterinas.[1,4,5]

El cuerpo uterino posee un espacio central en forma de triángulo invertido, denominado cavidad endometrial, que está recubierto por epitelio glandular cilíndrico especializado (endometrio) sensible al estímulo hormonal caracterizado por un comportamiento cíclico de crecimiento y descamación que da origen al sangrado menstrual. Durante la gestación y posterior al estímulo hormonal de la progesterona, este tejido se denomina decidua. Las paredes del cuerpo uterino están formadas por músculo liso (miometrio) dispuesto en capas que se entrelazan y unen los hemicuerpos. Por su parte, el cérvix presenta una apariencia cilíndrica con una porción supravaginal y otra infravaginal. En su extremo cefálico está delimitado por el orificio interno, que se elonga para dar paso a la cavidad endometrial, y en su extremo caudal, por el orificio externo que abre hacia la vagina. A diferencia del cuerpo uterino, el cérvix está formado

Plano	Estructura
Cuadro 1-4. Estructuras del triángulo urogenital	
Superficial	Músculo bulboesponjoso Músculo isquiocavernoso Músculo transverso superficial del periné
	Glándulas de Bartholin Bulbos vestibulares Cuerpo y pilares del clítoris Ramas de la arteria y nervio pudendo interno
Profundo	Músculo esfínter uretrovaginal Músculo compresor de la uretra Músculo esfínter uretral (porción distal) Músculo transverso profundo del periné
	Porciones de la uretra y vagina Ramas de los vasos y nervio pudendo interno

principalmente por tejido fibroconjuntivo con un baja cantidad de fibras musculares (alrededor del 10%).[1] En su interior está recubierto por epitelio cilíndrico productor de moco y en su porción externa, por epitelio escamoso.

El fondo, la pared posterior y parte de la pared anterior del útero están recubiertas por serosa (peritoneo visceral). La porción inferior de la pared anterior se conecta con la cúpula vesical y ambas estructuras se recubren con peritoneo denominado repliegue vesicouterino. Entre la vejiga y el útero se forma un espacio virtual denominado espacio vesicouterino/vesicocervical, el cual es incidido al acceder al segmento uterino durante la cesárea. En la mujer nulípara, el útero pesa aproximadamente 60-80 g y su diámetro longitudinal oscila entre los 6 y 8 cm. La proporción entre el cuerpo y el cérvix suele ser similar; sin embargo, en mujeres multíparas, el cuerpo uterino incrementa su porcentaje y llega a representar hasta el 60% de la longitud total del útero. Al mismo tiempo, posterior a una gestación, el útero incrementa su diámetro 1 a 2 cm y, por ende, su peso también aumenta.[1,4] Las relaciones anatómicas entre el útero y los anexos se representa en la **figura 1-6**.

Vagina

> ⚠ La vagina es un tubo músculo-membranoso que se extiende desde la vulva hasta el cuello uterino.

Embriológicamente se origina de dos estructuras, sus dos tercios distales derivan del seno urogenital, mientras que el tercio proximal proviene de los conductos paramesonéfricos. Delimita anteriormente con el espacio vesicovaginal y la uretra, posteriormente, en su tercio distal con el cuerpo perineal, en su tercio medio con el espacio rectovaginal y en su tercio proximal con el fondo de saco de Douglas.

En estado de reposo, las paredes vaginales contactan entre sí y permiten que los extremos laterales de su cavidad se mantengan permeables al flujo de secreciones fisiológicas. Su extremo distal se encuentra usualmente cerrado, soportado por el músculo pubovaginal y la membrana perineal a la altura del himen. Histológicamente, sus paredes se encuentran recubiertas por epitelio escamoso estratificado no queratinizado y carecen de glándulas. Su lubricación depende del trasudado proveniente de los vasos sanguíneos que discurren debajo de la lámina basal. Las estructuras vaginales se representan en la **figura 1-7**.

Irrigación e inervación

La irrigación del útero y la vagina está suministrada por ramas de las arterias ilíaca interna y aorta, como se muestra en el **cuadro 1-5**.

La inervación del útero proviene de los plexos úterovaginales (uno a cada lado) que suministran señales simpáticas y parasimpáticas hacia y desde el fondo/cuerpo uterino (T11-L1) y desde

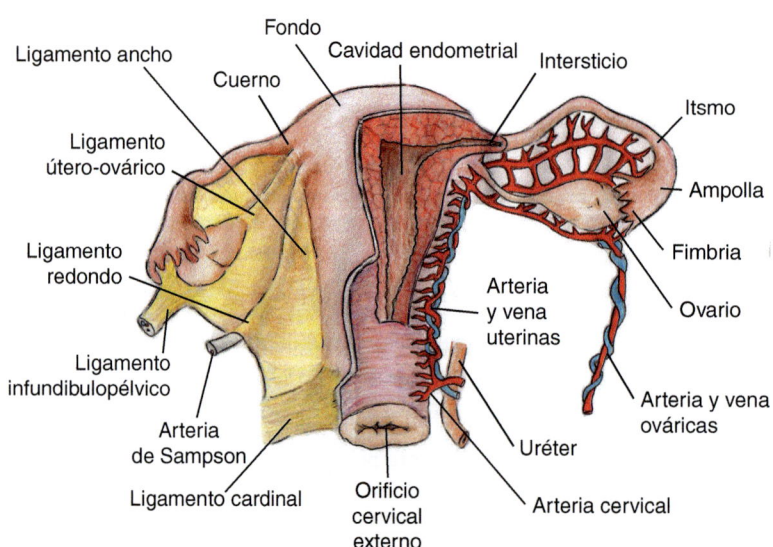

Fig. 1-6. Representación esquemática del útero y los anexos.

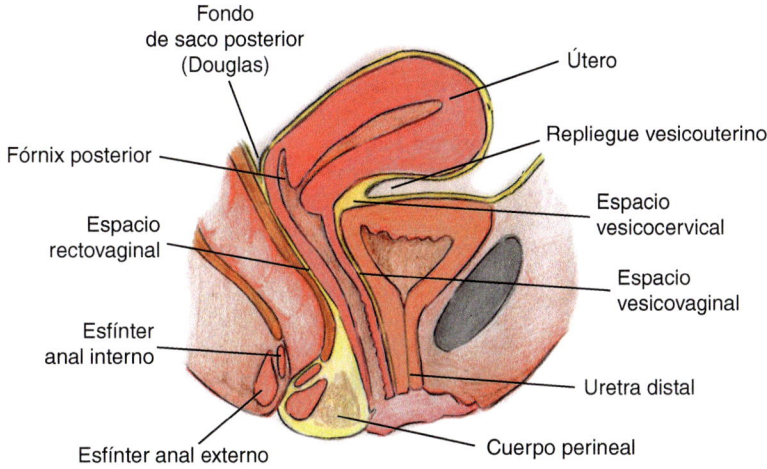

Fig. 1-7. Representación esquemática de un corte sagital de la vejiga, el útero, la vagina y el recto.

Cuadro 1-5. Irrigación del útero y la vagina		
Arteria principal	Ramas	Zona de irrigación
Ilíaca interna	Uterina	Útero
	Vaginal Rectal media Pudenda interna	Vagina
Aorta	Ramas uterinas	Útero

que atraviesa el miometrio; la segunda o porción ístmica con una luz estrecha y una capa muscular gruesa; la tercera o porción ampular con una luz más amplia y una mucosa más contorneada; y una cuarta porción denominada fimbria, ya que presenta proyecciones foliáceas encargadas de atrapar el óvulo posterior a la ovulación, lo que genera una mayor superficie de contacto. Cada trompa uterina posee dos capas de músculo liso (miosálpinx), una longitudinal o externa y otra circular o interna. Están recubiertas por una capa de mesotelio que funciona como peritoneo visceral.[2,4]

Ovarios

> ! Los ovarios son dos estructuras blanquecinas ovaladas que se sitúan adyacentes a los extremos distales de las trompas uterinas. Por lo general se ubican en dos depresiones óseas que se localizan entre las ramas interna y externa de las arterias ilíacas, denominadas fosas ováricas.

El polo medial de cada ovario se encuentra en contacto con las fimbrias, mientras que el polo lateral lo hace con el ligamento infundibulopélvico o ligamento suspensorio del ovario. Esta última estructura es de vital importancia, dado que en su interior discurren los vasos ováricos (arteria y vena ovárica), vasos linfáticos y plexos nerviosos.[3,4]

El ligamento útero-ovárico se origina en los cuernos uterinos, abajo y detrás de las trompas, y se inserta en el polo medial de cada ovario. Está

el cérvix (S2-S4). Además, el útero es sensible al estímulo hormonal mediado principalmente por la oxitocina. Al igual que el cérvix, la vagina recibe inervación a través del plexo útero-vaginal en sus ¾ proximales. El ¼ distal es inervado por el nervio pudendo proveniente del plexo sacro.

TROMPAS UTERINAS Y OVARIOS

Trompas uterinas

> ! También denominadas trompas de Falopio, tubas uterinas u oviductos, son estructuras tubulares que emergen de los cuernos uterinos y se dirigen hacia los ovarios.

Poseen cuatro porciones reconocibles. De medial a lateral, la primera o porción intersticial compuesto por músculo y tejido conjuntivo y se encuentra recubierto por peritoneo denominado mesovario. Histológicamente, cada ovario se divide en dos zonas principales: la médula que se conecta con el hilio por donde ingresa el pedículo vascular ovárico, y la corteza donde se distribuyen los folículos en desarrollo.

Irrigación e inervación

La irrigación de las trompas uterinas y los ovarios es suministrada por ramas de la arteria aorta (directamente) y la arteria hipogástrica, como se describe en el **cuadro 1-6**.

El drenaje venoso sigue el trayecto de las arterias homónimas. Cabe resaltar que la vena ovárica derecha drena directamente a la vena cava inferior, mientras que la vena ovárica izquierda lo hace a la vena renal homolateral.

La inervación de los ovarios y las trompas es suministrada por los plexos renal y aórtico en su mitad superior y por los plexos hipogástricos inferior y superior en su mitad inferior.[1,3]

LIGAMENTOS UTERINOS

Ligamentos redondos

Se originan en los extremos superolaterales del útero, por debajo y en localización anterior al origen de las trompas uterinas. Se dirigen hacia la pared pélvica anterior e ingresan al canal inguinal a través del anillo inguinal profundo y se insertan en el tercio superior de los labios mayores. Aunque no cumplen una clara función de soporte, su distribución contribuye a mantener la anteversoflexión. En úteros no grávidos, su diámetro oscila entre los 3 y 5 mm; sin embargo, al final de la gestación sus dimensiones incrementan considerablemente y ocasionan dolor o molestias frecuentes en la región inguinal.[3] Histológicamente, están compuestos por fibras de músculo liso que discurren a través de tabiques fibrosos. Su irrigación sanguínea está a cargo de las arterias de Sampson provenientes de las arterias uterinas.

Ligamentos anchos

Son dos estructuras aplanadas que se extienden desde las paredes laterales del útero hasta las paredes pélvicas. Están conformados por dos hojas de peritoneo (anterior y posterior) que al ser incididas permiten la visualización de los vasos uterinos y uréteres. De acuerdo con su localización, cada segmento recibe un nombre en particular. Así, al peritoneo que recubre las trompas uterinas se lo conoce como mesosálpinx, al que cubre a los ligamentos redondos se lo conoce como mesoteres y aquel que cubre los ligamentos útero-ováricos se denomina mesovario. De la misma manera, el peritoneo que se extiende desde el extremo distal de las trompas uterinas hacia la pared pélvica se denomina ligamento infundibulopélvico o ligamento suspensorio del ovario y es una estructura de vital importancia, dado que en su interior discurre el paquete vasculonervioso que irriga e inerva a los ovarios y parte de las trompas.[3]

Ligamentos cardinales

También se denominan ligamentos cervicales transversos o ligamentos de Mackenrodt y son estructuras densas y firmes formadas por tejido conjuntivo, que se localizan a la altura del orificio cervical interno y se dirigen hacia las paredes pélvicas posterolaterales. Discurren por debajo de los vasos sanguíneos que irrigan al útero y parte de la vagina.[3] Ofrecen una importante función de sostén y forman el anillo pericervical. Son el principal soporte del útero.

Ligamentos uterosacros

Son dos estructuras tubulares formadas por tejido conjuntivo, músculo liso, vasos sanguíneos y fibras nerviosas autonómicas, que se originan en la cara posterior del útero a la altura de la porción supravaginal del cérvix y se insertan en el sacro a la altura de la segunda y tercera vértebras sacras. En su recorrido delimitan de forma lateral con el fondo de saco posterior.[3]

Cuadro 1-6. Irrigación de las trompas uterinas y los ovarios

Arteria principal	Ramas	Zona de irrigación
Aorta	A. ovárica Ramas tubáricas	Ovarios Trompas uterinas
Uterina (rama de la arteria hipogástrica)	A. tubárica Ramas ováricas	Ovarios Trompas uterinas

SÍNTESIS CONCEPTUAL

- Cuando se deben llevar a cabo procedimientos médicos es fundamental conocer la anatomía normal para evitar errores prevenibles y lograr con éxito los objetivos planteados.
- Las incisiones realizadas de forma longitudinal, perpendiculares a las líneas de Langer, generan mayor tensión y riesgo de dehiscencia.
- El diafragma pélvico es la principal estructura que da soporte a las vísceras abdominopélvicas. Es una estructura que tiene gran riesgo de lesionarse durante el parto y se relaciona posteriormente con prolapso de órganos pélvicos.
- La irrigación de las trompas uterinas y los ovarios está suministrada directamente por ramas de las arterias aorta e hipogástrica.
- El ligamento infundibulopélvico contiene en su interior el paquete vasculonervioso que irriga e inerva a los ovarios y parte de las trompas

REFERENCIAS

1. Ullmann HF. Atlas de anatomía. Órganos, sistemas y estructuras. Elsevier GmbH München Ed; 2009.
2. Drake RL, Mitchell AMW, Vogl AW. Gray. Anatomía para estudiantes. 4.ª ed. Elsevier; 2020.
3. Jones H, Rock J. Te Linde's operative gynecology, eleventh edition, ectopic pregnancy. Lippincott Williams & Wilkins; 2015.
4. Yeomans ER, Hoffman BL, Gilstrap III L, Cet al. Cunningham and Gilstrap's Operative Obstetrics, 3.rd ed. McGraw Hill; 2017
5. Baskett TF, Calder AA, Arulkumaran S, et al. Munro Kerr's operative obstetrics. Edinburgo: Saunders/Elsevier; 2014.

? PREGUNTAS DE AUTOEVALUACIÓN

1-1. ¿Cuál o cuáles de las siguientes estructuras componen la vaina de los rectos?
A. Aponeurosis de los músculos rectos abdominales.
B. Aponeurosis de los músculos oblicuos y transversos abdominales.
C. Aponeurosis de los músculos rectos abdominales y fascia *transversalis*.
D. Fascia *transversalis* y peritoneo parietal.

1-2. Respecto de las líneas de Langer en la pared abdominal es falso, excepto que:
A. Simbolizan la distribución de las fibras de colágeno en la piel.
B. Se distribuyen de forma longitudinal desde el apéndice xifoides hasta el pubis.
C. Solo se distribuyen en los laterales.
D. Su distribución no tiene relación con las líneas de tensión en la piel.

1-3. ¿Cuál de las siguientes ramas arteriales se origina en la arteria femoral?
A. Arteria pudenda externa superficial.
B. Arteria perineal superficial.
C. Arteria dorsal del clítoris.
D. Arteria bulbar.

1-4. Los ovarios y trompas uterinas (de Falopio) se irrigan por medio de la o las siguientes arterias:
A. Arteria ovárica, rama de la arteria ilíaca interna.
B. Arteria ovárica, rama de la aorta.
C. Arteria ovárica y ramas tubáricas de la arteria uterina.
D. Arteria uterina, rama de la arteria ilíaca externa.

Véase **Resolución de casos clínicos y respuestas de las preguntas de autoevaluación**, al final del libro.

Suturas e instrumental quirúrgico

2

INTRODUCCIÓN

> ! Los instrumentos quirúrgicos son dispositivos diseñados para llevar a cabo una actividad específica durante una cirugía.

Desde la Antigüedad se han utilizado para facilitar los distintos procedimientos, e inicialmente eran fabricados con madera, bronce y plata. Sin embargo, con el avance del conocimiento, el descubrimiento de nuevos elementos y la aplicación de nuevas tecnologías ha sido posible fabricar instrumentos más fuertes y resistentes al desgaste y la corrosión. En la actualidad, la mayoría de estas herramientas se fabrica en acero inoxidable, un material que cumple con los requisitos anteriormente mencionados.

Posterior a la incisión inicial en la piel, sin importar el sitio anatómico abordado o el procedimiento realizado, en la cabeza del cirujano siempre estará presente la idea de cómo cerrar lo que ha sido abierto e intentar retornar a un estado anatómico y funcional. Es así como se han desarrollado materiales versátiles que permiten afrontar y asegurar los bordes de las heridas quirúrgicas.

A continuación, se abordarán los conceptos básicos acerca de los instrumentos y materiales de sutura utilizados en los procedimientos obstétricos, resaltando su función y aquellas características técnicas de mayor importancia.

INSTRUMENTAL QUIRÚRGICO

Partes de un instrumento

> ! Todos los instrumentos tienen un diseño básico que se modifica según el tipo y la función que estos realicen. Los componentes de este diseño estándar son los mangos, las ramas, la articulación, las mandíbulas o cuchillas y las puntas. La longitud de las ramas dependerá de la profundidad de tejido o material a intervenir.

En la **figura 2-1** se representan las partes básicas de un instrumento.

Clasificación

De acuerdo con su función, los instrumentos quirúrgicos se podrán clasificar en una de ocho categorías, como se describe en el **cuadro 2-1**.[1]

Descripción de los instrumentos

Accesorios

Electrobisturí. Instrumento desechable utilizado para coagular o cortar vasos sanguíneos u otros tejidos y ofrecer hemostasia al mismo tiempo. Requiere una fuente de energía monopolar y una

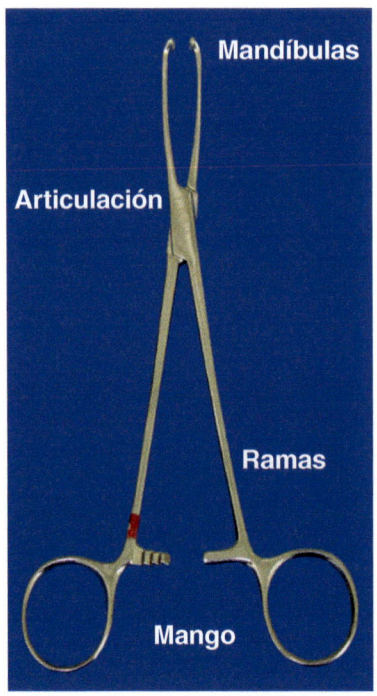

Mandíbulas

Articulación

Ramas

Mango

Fig. 2-1. Partes de un instrumento quirúrgico.

placa que se coloca sobre la piel, en un área cercana al sitio operatorio, para completar el circuito eléctrico y evitar quemaduras indeseables (**fig. 2-2**).

Sujeción y oclusión

Pinza de Heaney. Pinza con mandíbulas estriadas curvas que poseen uno o dos dientes para generar mayor capacidad de agarre. Se utiliza para ocluir el pedículo vascular uterino o sujetar el complejo úterosacro-cardinal durante la histerectomía previo al ligado y corte (**fig. 2-3**a).

Pinza de Kelly. Pinza con mandíbulas rectas o curvas que poseen estrías horizontales que cubren la mitad o toda la extensión interna de estas. Se utiliza para ocluir vasos sangrantes previo al ligado o cauterización (**fig. 2-3**b).

Pinza de Rochester-Péan. Tiene mayor tamaño que la pinza de Kelly, con mandíbulas rectas o curvas que poseen estrías horizontales que cubren toda la cara interna de estas. Se utiliza para ocluir vasos de gran tamaño previo al ligado o en tejidos voluminosos (**fig. 2-3**c).

Cuadro 2-1. Clasificación de los instrumentos según su función	
Categoría	**Función**
Accesoria	Instrumento que no pertenece a las otras categorías, pero que desempeña un papel importante en la cirugía (p. ej., electrobisturí)
Sujeción y oclusión	Instrumento utilizado para sujetar y ocluir, ya sea de manera parcial o total, una estructura tubular para impedir el paso de sangre u otros líquidos (p. ej., pinza de Kelly)
Corte y disección	Instrumento utilizado para incidir, disecar o cortar tejidos. Tiene cuchillas afiladas que pueden ser simples o dobles (p. ej., bisturí, cureta cortante, tijeras)
Sujeción y agarre	Instrumento utilizado para agarrar y manipular tejidos corporales. Puede tener una cremallera en el mango o no y sus puntas pueden ser lisas, aserradas o con dientes (p. ej., pinza rusa, pinza de Allis, tenáculo)
Sondeo y dilatación	Instrumentos tubulares utilizados para dilatar o agrandar gradualmente un orificio o estructura, para abrir una estenosis o introducir otro instrumento (p. ej., dilatadores de Hegar)
Retracción y exposición	Instrumentos utilizados para retener o tirar de los bordes de heridas, órganos, vasos, nervios y otros tejidos para acceder al sitio operatorio (p. ej., separador de Farabeuf)
Succión y aspiración	Instrumentos utilizados para extraer líquidos del sitio operatorio, como sangre u otras secreciones corporales, y permitir una mejor visualización y eliminación de elementos contaminantes (p. ej., Yankauer)
Sutura y grapado	Instrumentos utilizados para ligar, reparar y aproximar tejidos durante un procedimiento quirúrgico (p. ej., portaagujas, sutura mecánica)

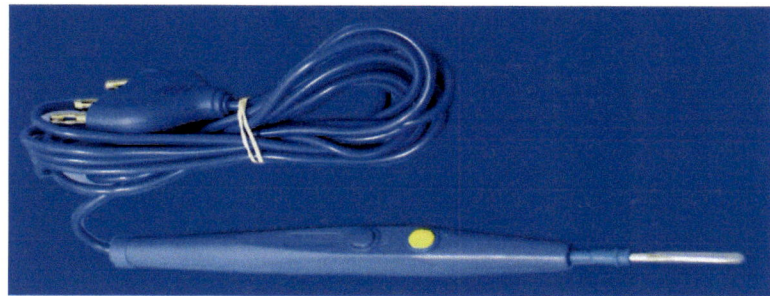

Fig. 2-2. Electrobisturí.

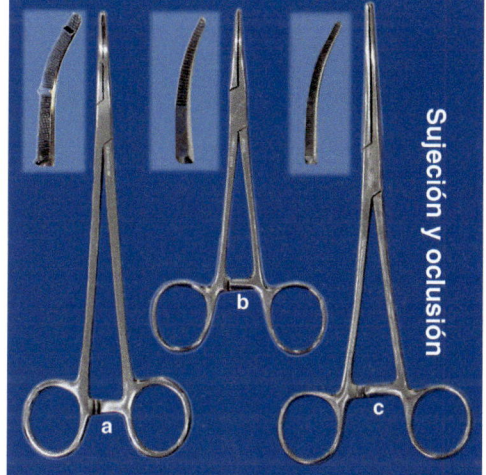

Fig. 2-3. Instrumentos de sujeción y oclusión. Pinza de Heaney (a), pinza de Kelly (b), pinza de Rochester-Péan (c).

Corte y disección

Tijeras de Mayo rectas. Tijeras de mandíbulas rectas utilizadas para cortar material de sutura. Previo al corte se debe realizar un giro leve de las hojas afiladas para definir con exactitud el punto de corte (**fig. 2-4**a).

Tijeras de Mayo curvas. Tijeras de mandíbulas curvas, con punta aguda o redondeada. Se utilizan para disecar o cortar tejidos con fibrosis marcada. Las tijeras de tejido no deben utilizarse para cortar otros tipos de materiales, dado que se puede perder el filo de sus hojas y, por ende, su función (**fig. 2-4**b).

Tijeras de Metzenbaum. Tijeras delgadas de mandíbulas curvas, con punta aguda o redondeada. Se utilizan para disecar o cortar tejidos delicados. Las tijeras de tejido no deben utilizarse para cortar otros tipos de materiales, dado que se puede perder el filo de sus hojas y, por ende, su función (**fig. 2-4**c).

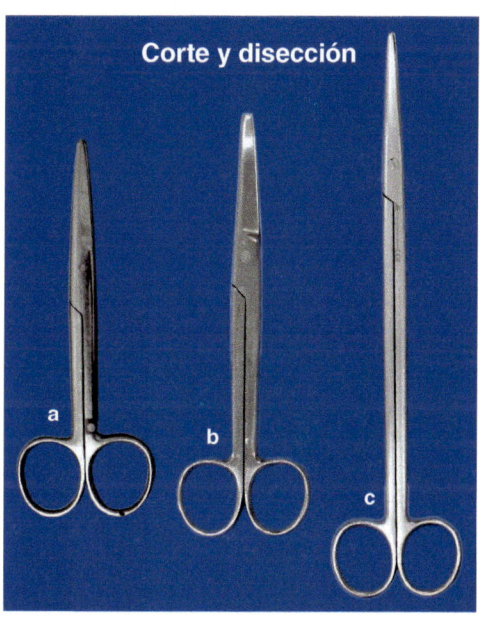

Fig. 2-4. Instrumentos de corte y disección. Tijeras de Mayo rectas (a), tijeras de Mayo curvas (b), tijeras de Metzenbaum (c).

Tijeras de Lister. Tijeras anguladas con punta roma, cuya mandíbula inferior es aplanada y de borde suave. Se utilizan para cortar vendajes u otros materiales sin lesionar al paciente. Se usan, además, para realizar histerotomías o episiotomías con el objetivo de evitar dañar al feto (**fig. 2-5**a).

Mango de bisturí. Instrumento utilizado para sujetar las hojas de bisturí y así formar un escalpelo. Se usa para realizar incisiones en la piel y cuando es necesario realizar cortes finos con precisión (**fig. 2-5**b).

Sujeción y agarre

Pinza rusa. Pinza de mandíbulas rectas con punta redondeada, que se caracteriza por presentar

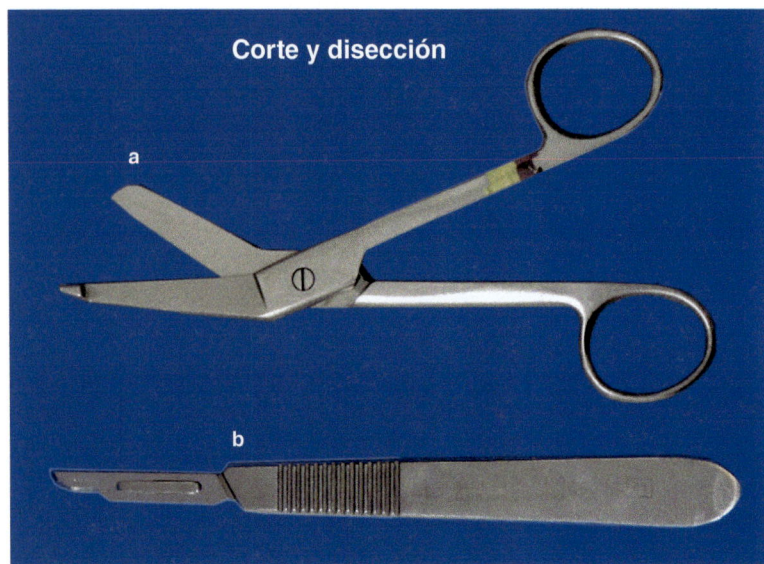

Fig. 2-5. Instrumentos de corte y disección. Tijeras de Lister (a), mango de bisturí (b).

estrías en patrón de estrella en sus puntas. Se utiliza para sujetar y traccionar tejidos de gran tamaño y en el cierre de heridas (**fig. 2-6**a).

Pinza de tejido sin garra. Pinza de mandíbulas estriadas rectas, no traumáticas, utilizadas para sujetar tejido o colocar apósitos. Se pueden encontrar en distintas presentaciones de grosor y longitud (**fig. 2-6**b).

Pinza de tejido con garra. Pinza de mandíbulas rectas con un diente o garra en sus puntas que se articulan entre sí cuando la pinza está cerrada. Se utiliza para sujetar y traccionar tejidos de mayor tamaño, como en el afrontamiento y el cierre de heridas. Se pueden encontrar en distintas presentaciones en cuanto a grosor y longitud (**fig. 2-6**c).

Pinza de Allis. Pinza de mandíbulas rectas o curvas, con pequeños dientes en sus puntas que se articulan cuando la pinza está cerrada. Se utiliza para sujetar y traccionar tejidos resbaladizos y reducir el daño en los tejidos (**fig. 2-7**a).

Pinza de Foerster. Pinza de mandíbulas rectas o curvas con punta estriada en anillo, no traumática. Se utiliza para sujetar tejidos, como el cérvix, o materiales, como una esponja, necesaria durante el lavado quirúrgico (**fig. 2-7**b).

Pinza de Bozeman. Pinza de mandíbulas largas, delgadas y con una ligera curvatura y estrías rectas que cubren el cuarto distal de su superficie interna. Se utiliza para realizar procedimientos, como hemostasia con gasa, extracción de cuerpos extraños, entre otros, en el canal vaginal (**fig. 2-7**c).

Pinza de Winter (**falsos gérmenes**). Pinza de mandíbulas largas con extremos en forma de cuchara, que poseen un mango con ojal. Se utiliza para sujetar, traccionar y extraer tejidos placentarios intrauterinos durante un legrado obstétrico (**fig. 2-8**a).

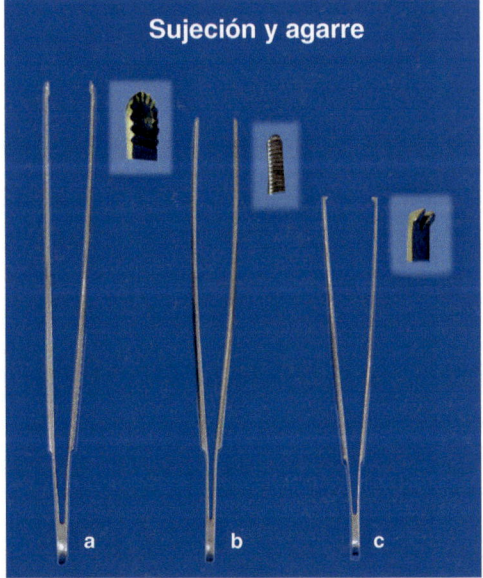

Fig. 2-6. Instrumentos de sujeción y agarre. Pinza rusa (a), pinza sin garra (b), pinza con garra (c).

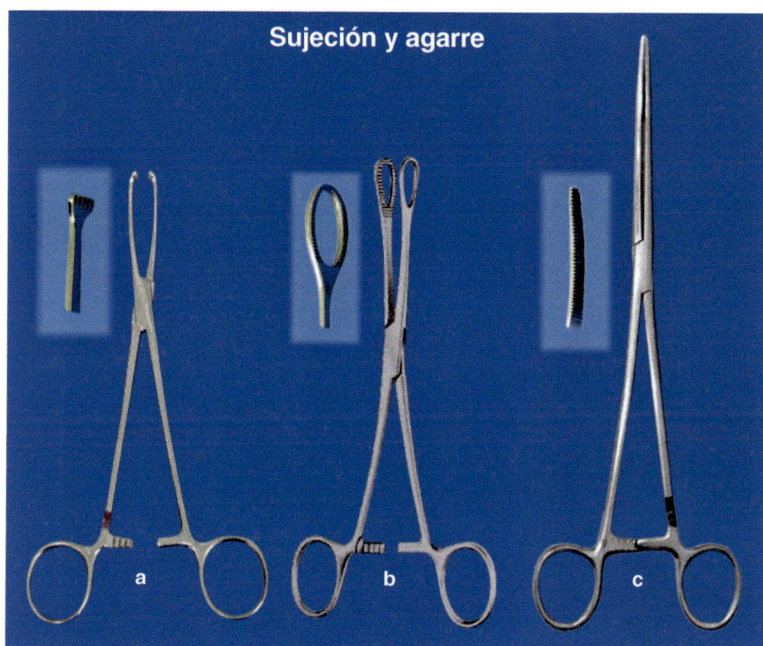

Fig. 2-7. Instrumentos de sujeción y agarre. Pinza de Allis (a), pinza de Foerster (b), pinza de Bozeman (c).

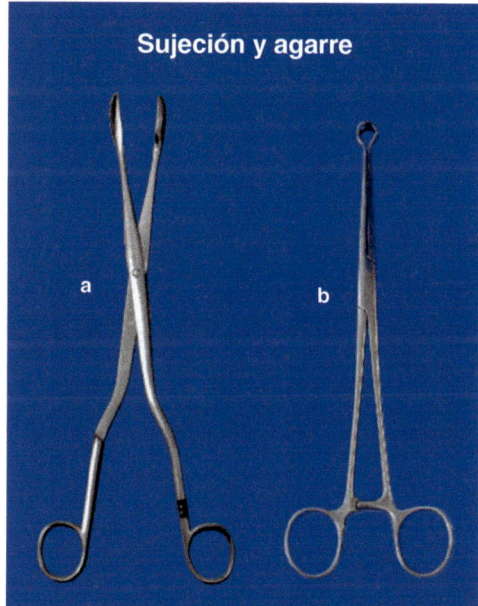

Fig. 2-8. Instrumentos de sujeción y agarre. Pinza de Winter (a), pinza de Babcock (b).

Pinza de Babcock. Pinza no traumática con un extremo abombado, redondeado y hueco con puntas lisas y aplanadas. Se utiliza para sujetar estructuras delicadas, como uréteres, trompas uterinas (de Falopio) y ovarios (**fig. 2-8**b).

Tenáculo. Pinza de mandíbulas largas con extremos en forma de garra cónica. Se utiliza para sujetar tejidos con firmeza y generar un solo punto de presión (p. ej., sujeción del cuello uterino durante un legrado) (**fig. 2-9**a).

Pinza de campo (Jones). Pinza de mandíbulas curvas oponibles afiladas, con una cremallera en el mango. Se utiliza para asegurar campos quirúrgicos o sujetar estructuras rígidas, como los miomas (**fig. 2-9**b).

Sondeo y dilatación

Dilatador de Hank. Instrumento tubular con doble extremo romo, que se utiliza en la dilatación cervical progresiva para el paso de otros instrumentos, como curetas o pinzas. Cuenta con un borde sobreelevado en cada extremo que evita el avance pronunciado del instrumento y disminuye el riesgo de perforación uterina. Su grosor varía según la necesidad desde 9 a 20 French (**fig. 2-10**a).

Dilatador de Hegar. Instrumento tubular con doble extremo romo, que se utiliza en la dilatación cervical progresiva para el paso de otros instrumentos, como curetas o pinzas. A diferencia del anterior, no cuenta con un borde sobreelevado en los extremos. Su grosor varía, según la necesidad, desde 2 a 18 mm (**fig. 2-10**b).

Histerómetro. Instrumento tubular con único extremo romo, y con marcación de medidas, que

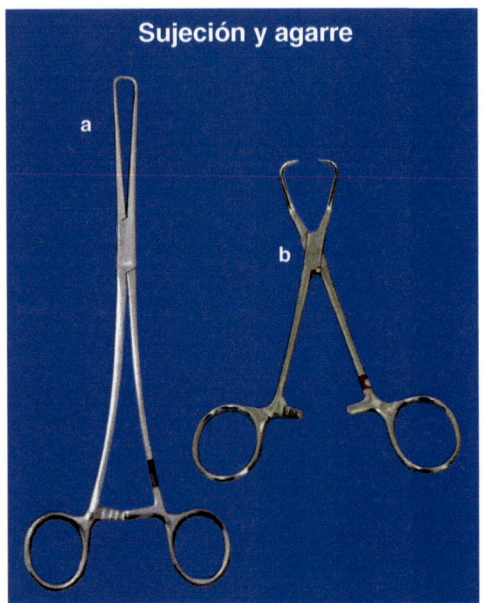

Fig. 2-9. Instrumentos de sujeción y agarre. Tenáculo (a), pinza de campo (de Jones) (b).

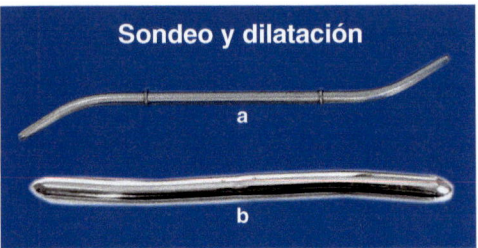

Fig. 2-10. Instrumentos de sondeo y dilatación. Dilatador de Hank (a), dilatador de Hegar (b).

se introduce por el cérvix para medir la distancia entre el orificio cervical externo hasta el fondo uterino.

Retracción y exposición

Separador de Farabeuf. Instrumento plano con doble extremo curvo romo utilizado para separar tejidos en heridas pequeñas o superficiales (**fig. 2-11**a).

Separador de Deaver. Instrumento plano que posee un extremo para ser sujetado y otro para retraer, separar o contener órganos y tejidos durante una cirugía. Tiene presentaciones en distintos tamaños según la necesidad (**fig. 2-11**b).

Valva maleable. Instrumento plano con bordes romos, que permite ser moldeado y ajustado según la necesidad. Se utiliza para separar, rechazar o contener órganos durante el procedimiento quirúrgico (**fig. 2-11**c).

Separador de Senn. Instrumento tubular que en uno de sus extremos posee tres dientes agudos curvos y en el otro, una pala curva roma. Se utiliza para separar y traccionar tejidos en heridas pequeñas y superficiales (**fig. 2-12**a).

Separador de Richardson. Instrumento que cuenta con un mango y un extremo plano curvo

con bordes en media luna que doblan lateralmente. Se utiliza para separar tejidos en heridas profundas (**fig. 2-12**b).

Separador abdominal de Mayo. Instrumento que posee un mango para ser sujetado y un extremo con una hoja curva en forma de copa con bordes curvos en forma de medialuna. Se utiliza para separar los bordes de la herida (**fig. 2-12**c).

Espéculo de Graves. Instrumento articulado con dos hojas planas y cóncavas que genera autorretención a través de tornillos con tuercas. Se utiliza para separar las paredes vaginales y permitir la visualización del cérvix (**fig. 2-13**).

Succión y aspiración

Cánula de Yankauer. Instrumento tubular hueco con un extremo distal ligeramente angulado y una punta redondeada con uno o varios orificios.

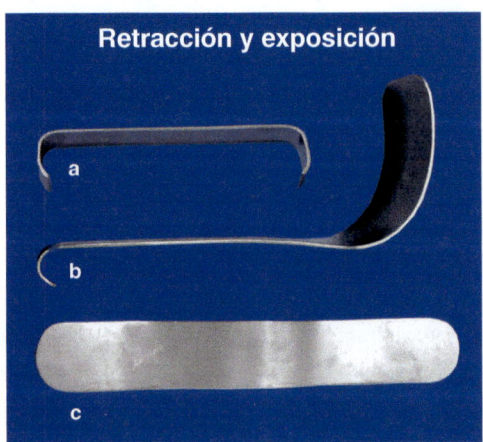

Fig. 2-11. Instrumentos de retracción y exposición. Separador de Farabeuf (a), separador de Deaver (b), valva maleable (c).

Se utiliza para succionar o aspirar todo tipo de líquidos en el sitio quirúrgico con el objetivo de evitar daños por succión en el tejido circundante (**fig. 2-14**a).

Jeringa (aspirador) y cánulas AMEU. Instrumento cilíndrico con un émbolo hermético que, cuando se retrae, genera un vacío que se transmite a la cánula (de distintos tamaños según la necesidad) para succionar o aspirar los restos ovulares presentes en la cavidad endometrial (**fig. 2-14**b).

Sutura y grapado

Portaagujas de Mayo-Hegar. Instrumento articulado con mandíbulas cortas que poseen estrías entrecruzadas y mangos con ojales. Se utiliza para sujetar, asegurar y manipular la aguja del material de sutura. La longitud y tamaño del instrumento dependen de la profundidad de la herida y del tamaño de la aguja de sutura (**fig. 2-15**).

SUTURAS

> **!** El término "sutura" hace referencia a una hebra de cualquier material que se utiliza para ligar vasos o afrontar tejidos.

Las suturas se pueden clasificar según el material utilizado para su fabricación, según la cantidad de fibras o filamentos y según su capacidad para ser degradados o no. A continuación, se exponen las características más importantes de las suturas utilizadas en obstetricia.

Retracción y exposición

Fig. 2-12. Instrumentos de retracción y exposición. Separador de Senn (a), separador de Richardson (b), separador abdominal de Mayo (c).

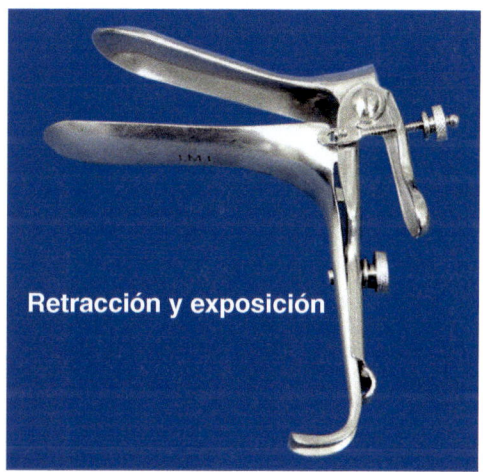

Retracción y exposición

Fig. 2-13. Instrumentos de retracción y exposición. Espéculo de Graves.

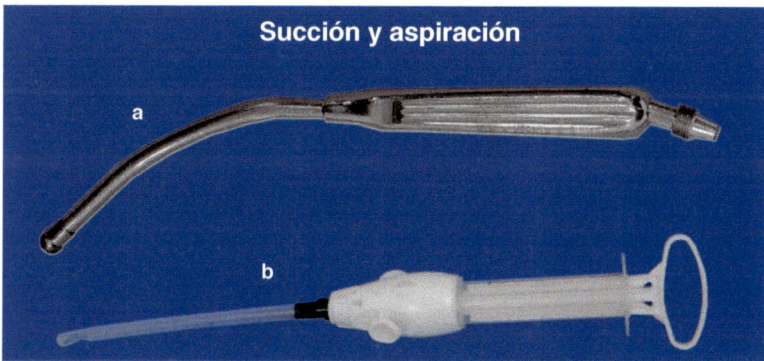

Succión y aspiración

Fig. 2-14. Instrumentos de succión y aspiración. Cánula de Yankauer (a), jeringa (aspirador) y cánula AMEU (aspiración manual endouterina) (b).

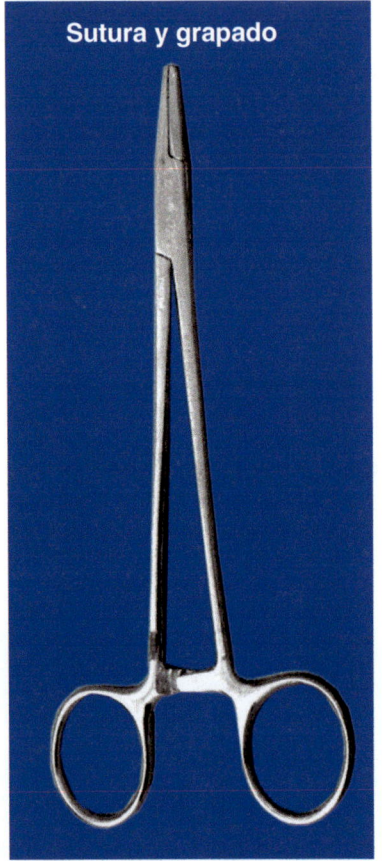

Sutura y grapado

Fig. 2-15. Instrumentos de sutura y grapado. Portaagujas de Mayo-Hegar.

Tamaño

 La práctica quirúrgica aceptada es utilizar la sutura de menor tamaño que sea capaz de sujetar el tejido lesionado con seguridad para permitir su correcta cicatrización.

Este concepto apoya el menor traumatismo y la menor cantidad de material extraño en el tejido. El tamaño de la sutura se expresa de forma numérica, según su diámetro. Su fuerza a la tracción es directamente proporcional al número después del cero e inversamente proporcional a la cantidad de ceros. De esta manera, una sutura 0000 (4-0) será más fuerte y gruesa que una 00000 (5-0) y una sutura 1 será menos fuerte y más delgada que una 2.[2]

Estructura

Las suturas pueden estar fabricadas con uno o varios filamentos o hebras (monofilamento y multifilamento). La primera se caracteriza por generar menor resistencia al atravesar los tejidos y por estar asociada a infecciones menos graves cuando se la compara con las de multifilamento,[2,3] que tienen mayor fuerza a la tracción, pero pueden generar más trauma al paso por los tejidos. Existen presentaciones de suturas de multifilamento cubiertas que buscan mitigar la fricción.[2]

Origen del material

De acuerdo con el origen del material utilizado, las suturas se pueden clasificar en naturales (seda, lino, intestino ovino o vacuno tratado) o sintéticas (nailon, poliéster, polipropileno, entre otras). Existen ciertas ventajas del material sintético sobre el natural, que se enumeran a continuación:[2,4]

- Mayor uniformidad.
- Mayor resistencia a la tracción.
- Mayor duración del soporte durante la cicatrización de heridas.
- Mayor seguridad de la herida.
- Menor respuesta inflamatoria.
- Menor riesgo teórico de transmisión de enfermedades en animales (p. ej., encefalopatía espongiforme bovina).

Tipo de material

Según el tipo de material, las suturas se pueden clasificar en reabsorbibles e irreabsorbibles. Su uso dependerá de situaciones específicas, como el cierre de la piel o la sutura de una incisión uterina. Actualmente se dispone de suturas tanto naturales como sintéticas que cumplen con esas características. Entre las fibras reabsorbibles, el proceso de degradación del material natural se produce por proteólisis, mientras que el sintético ocurre mediante hidrólisis. En el **cuadro 2-2** se mencionan las suturas más utilizadas y su respectiva duración de la fuerza de tracción.[2,5]

Cuadro 2-2. Materiales de sutura

Tipo	Nombre	Estructura y calibre	Retención de la fuerza tensil	Absorción completa
Reabsorbibles				
Naturales	Catgut simple	Monofilamento (6/0-2)	7-10 días	70 días
	Catgut cromado	Monofilamento (6/0-2)	21-28 días	90 días
Sintéticas	Poliglactina 910 (Vicryl®)	Multifilamento (8/0-1)	75% (2 semanas) 50% (3 semanas) 25% (4 semanas)	56-70 días
	Polidoxanona (PDS®)	Monofilamento (7/0-2)	70% (4 semanas) 60% (6 semanas)	128-238 días
	Poliglecaprona 25 (Monocryl®)	Monofilamento (6/0-1)	60% (1 semana) 30% (2 semanas)	91-119 días
Irreabsorbibles				
Naturales	Seda	Multifilamento (7/0-2,5)	Indefinida	No aplica
Sintéticas	Nailon (Ethilon®)	Monofilamento (11/0-2)	Indefinida	No aplica
	Polipropileno (Prolene®)	Monofilamento (10/0-2)	Indefinida	No aplica
	Poliéster (Ethibond®)	Trenzado (7/0- 2,5)	Indefinida	No aplica

 ## SÍNTESIS CONCEPTUAL

- Los instrumentos quirúrgicos son herramientas diseñadas para facilitar actividades específicas durante la realización de procedimientos.
- Los instrumentos están compuestos por mangos, ramas, articulación, mandíbulas o cuchillas y puntas.
- Los instrumentos se clasifican según su función en accesorios; sujeción y oclusión; corte y disección; sujeción y agarre; sondeo y dilatación; retracción y exposición; succión y aspiración; sutura y grapado.
- Las suturas son hebras que se utilizan para ligar vasos o afrontar tejidos.
- Las suturas se clasifican según el material, según la cantidad de fibras o filamentos y según su capacidad de ser degradadas o no.
- Se debe utilizar la sutura de menor tamaño que sea capaz de sujetar el tejido lesionado.
- Las suturas sintéticas ofrecen ventajas, como mayor resistencia a la tracción, menor respuesta inflamatoria, entre otras.

REFERENCIAS

1. Nemitz R. Surgical instrumentation. An interactive approach. 2.nd ed. Elsevier; 2014.
2. Ethicon Inc. Ethicon Wound Closure Manual [Internet]. Sommerville, NJ, Ethicon, Inc., 2005 [consultado: mayo de 2023]. Disponible en: https://anwresidency.com/simulation/guide/resources/Ethicon_Wound_Closure_manual.pdf
3. Alexander JW, Kaplan JZ, Altemeier WA. Role of suture materials in the development of wound infection. Ann Surg 1967;165(2):192-9.
4. Yaltirik M, Dedeoglu K, Bilgic B, et al. Comparison of four different suture materials in soft tissues of rats. Oral Dis 2003;9(6):284-6.
5. Ciencia del manejo de tejidos. Tabla de suturas [Internet]. Johnson & Johnson; 2017 [consultado: marzo de 2023]. Disponible en: https://www.jnjmedicaldevices.com/sites/default/files/user_uploaded_assets/pdf_assets/ 2018-10/067015-170208%20SUTURES%20CHART%20SPA_12.pdf

? PREGUNTAS DE AUTOEVALUACIÓN

2-1. Las partes básicas que componen un instrumento son:
A. Mangos y ramas.
B. Ramas, articulación, mandíbulas y cuchillas.
C. Mangos, ramas, articulación y mandíbulas o cuchillas.
D. Mangos y cuchillas.

2-2. Las pinzas que habitualmente se utilizan para sujetar el pedículo vascular uterino son:
A. Pinzas de Babcock.
B. Pinzas de Kelly.
C. Pinzas de Heaney.
D. Pinzas tenáculo.

2-3. ¿Cuál de los siguientes materiales es de origen natural?
A. Poliglactina 910.
B. Polipropileno.
C. Catgut.
D. Nailon.

2-4. ¿Cuál de los siguientes materiales tarda más tiempo en absorberse completamente?
A. Catgut cromado.
B. Poligalactina.
C. Poliglecaprona.
D. Polidoxanona.

Véase **Resolución de casos clínicos y respuestas de las preguntas de autoevaluación**, al final del libro.

Técnicas de entrada y cierre de la pared abdominal

3

OBJETIVOS DE APRENDIZAJE

- Aprender las diferentes técnicas de laparotomía usadas en la cirugía obstétrica.
- Conocer las ventajas y desventajas de los diferentes abordajes de la cavidad abdominal.
- Conocer las mejores técnicas de cierre de cada uno de los planos de la pared abdominal de acuerdo con la evidencia disponible.
- Conocer cuáles son los cuidados posoperatorios requeridos en una laparotomía.

INTRODUCCIÓN

Cuando se planifica un procedimiento quirúrgico, uno de los aspectos más importantes que se debe tener en cuenta para lograr el éxito de la intervención es la elección adecuada de la incisión de la pared abdominal.

De una correcta exposición de las estructuras abdominopélvicas que tenga en cuenta el hábito corporal, las cicatrices previas, el grado de urgencia, el objetivo de la cirugía, entre otras, dependerá la culminación exitosa de los distintos procedimientos. De igual manera, la técnica de cierre de la pared abdominal influirá en el riesgo de dehiscencia o de presencia de hernias incisionales, en el resultado cosmético, en el requerimiento de analgésicos y en la recuperación en el posoperatorio.

De forma general se han descrito técnicas tanto para las incisiones longitudinales como para las transversales y oblicuas. Cada una de ellas tienen riesgos y beneficios particulares y están indicadas para circunstancias específicas. La elección de la técnica depende de una mayor o menor incidencia de dolor o adherencias posoperatorias, del impacto en la recuperación o en la funcionalidad, o de la potencial necesidad de ampliar la herida quirúrgica por hallazgos intraoperatorios.

A continuación, se describirán los aspectos procedimentales tanto para las técnicas de entrada como de cierre de la pared abdominal, y se expondrán los riesgos, beneficios y posibles complicaciones asociadas a cada una de ellas.

CLASIFICACIÓN DE LAS TÉCNICAS DE ENTRADA

Como se mencionó anteriormente, existen técnicas de entrada abdominal con incisiones longitudinales, transversales y oblicuas. Estas últimas tienen poca utilidad en los procedimientos obstétricos, por lo tanto, no se utilizan de forma rutinaria. En este capítulo se exponen las características más importantes de cada una de las técnicas utilizadas en obstetricia (**fig. 3-1** y **cuadro 3-1**) y posteriormente se describirá el procedimiento paso a paso y el mayor beneficio según la evidencia disponible.[1]

ELECCIÓN DE LA TÉCNICA

Cada una de las técnicas de entrada al abdomen se asocia con riesgos y beneficios particulares que se deben tener en cuenta cuando se elige la forma en la que este se incidirá.

Aunque la evidencia no es conclusiva, la mayoría de los datos disponibles apoyan el concepto de que las incisiones transversales se asocian con menor dolor posoperatorio, menor afectación de la función pulmonar, menor riesgo de hernias incisionales y mejor resultado cosmético cuando se comparan con las incisiones longitudinales.[2-4] Por otro lado, las incisiones longitudinales conllevan menor riesgo de sangrado, mejor exposición de la cavidad abdominopélvica y menor tiempo de ingreso.[2,3]

Cuando se compararon las incisiones transversales entre sí, se evidenció que la incisión de Joel-Cohen (con disección roma del TSC) demostró ventajas sobre la incisión de Pfannenstiel y se asoció con menor incidencia de fiebre, dolor y requisitos analgésicos, menor pérdida de sangre, duración más corta de la cirugía y menor estadía en el hospital;[5] sin embargo, es menos estética.

Otro tipo de incisión transversa poco utilizada en la actualidad es la de Cherney. En ella se incide la piel 2 a 3 cm sobre la sínfisis del pubis, se disecan hasta abajo los músculos rectos abdominales y se realiza un corte de los tendones de los rectos de 2 cm por arriba de su inserción en la sínfisis púbica. Las incisiones de Maylard y Cherney tienen ventajas únicas: ambas proporcionan una mejor visualización de la pelvis superior en comparación con la de Pfannenstiel y ofrecen beneficios sobre la incisión longitudinal, como menor dolor posoperatorio y una mejor curación.[6]

Teniendo en cuenta lo anterior, y basados en el hecho de que la elección del tipo de incisión para realizar dependerá en gran medida de las características particulares de cada paciente, la decisión se deberá tomar antes del procedimiento y de forma individualizada.

DESCRIPCIÓN DEL PROCEDIMIENTO

Técnicas de entrada

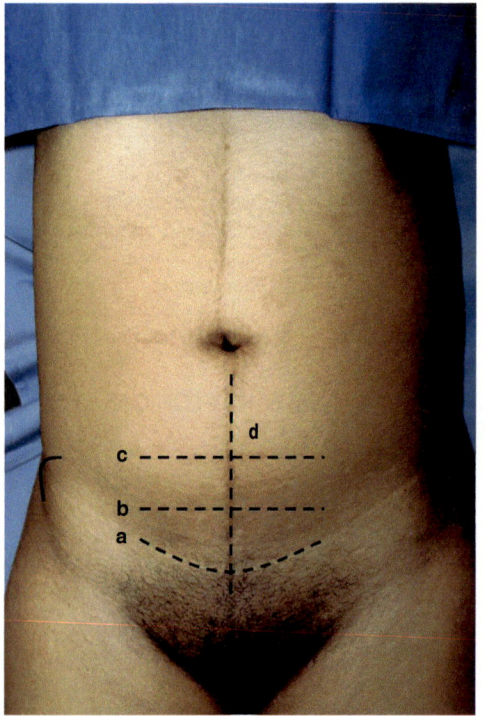

Fig. 3-1. Tipos de incisiones empleadas en obstetricia. Incisión de Pfannenstiel (a), incisión de Joel-Cohen (b), incisión de Maylard (c), incisión mediana longitudinal (d).

> **!** Al comparar la incisión en el tejido celular subcutáneo con electrobisturí en modo de corte frente al bisturí frío, se encontró que el primero se asocia con menor tiempo operatorio, menor sangrado y menor dolor posoperatorio.

Cuadro 3-1. Cuadro comparativo de las técnicas de entrada de la pared abdominal anterior

	Incisión mediana longitudinal	**Incisión de Pfannenstiel**	**Incisión de Joel-Cohen**	**Incisión de Maylard**
Ubicación	Mediana, infra o supraumbilical	Transversa curva 2 cm arriba de la sínfisis púbica	Transversa recta 3 cm debajo de las EIAS	Transversa recta a la altura de las EIAS
TCS	Disección roma o cortante	Disección cortante	Disección roma	Disección roma o cortante
Fascia	Apertura y extensión cortante	Apertura y extensión cortante	Apertura cortante, extensión roma	Apertura y extensión cortante
Músculos rectos	No se inciden	No se inciden	No se inciden	Se inciden transversalmente
Peritoneo	Apertura y extensión cortante	Apertura y extensión cortante	Apertura y extensión roma	Apertura y extensión cortante

EIAS: espinas ilíacas anterosuperiores; TSC: tejido celular subcutáneo.

La incisión de la piel se describe en el **cuadro 3-2** y el procedimiento se observa en la **figura 3-2**.

La apertura del tejido celular subcutáneo se describe en el **cuadro 3-3** y el procedimiento se observa en la **figura 3-3**.

La apertura de la fascia de los rectos se describe en el **cuadro 3-4** y se observa en la **figura 3-4A, B y C**.

> ❗ La incisión del peritoneo puede ser roma o cortante, siempre teniendo en cuenta que no se interponga un asa intestinal o la vejiga.

La apertura del peritoneo se describe en el **cuadro 3-5** y se observa en la **figura 3-5A y B**.

Técnicas de cierre

Para el cierre de la pared abdominal es preciso recordar que las incisiones longitudinales requieren, para su afrontamiento y cierre, aproximadamente 30 veces más fuerza que las incisiones transversales.[1] A pesar de los avances en medicina, la formación de una hernia incisional después de la laparotomía media aún ocurre entre el 10 y 40% de las veces. Los factores que aumentan esta complicación pueden ser tanto del paciente como de la técnica quirúrgica. Los factores del paciente son obesidad, tabaquismo, diabetes, inmunosupresión y uso de esteroides. Los factores controlados por el cirujano incluyen qué capa(s) de la pared abdominal se cierran, qué patrón de sutura se utiliza, qué tamaño de tejido se toma, la distancia entre los puntos y la distancia del borde del tejido al sitio donde se coloca el punto, y qué calibre de sutura y tamaño de aguja se utilizan en el cierre.[9]

> ❗ A pesar de los avances en medicina, la formación de hernia incisional aún ocurre entre el 10 % y el 40 % de las veces después de la laparotomía media.

Cuadro 3-2. Técnica de incisión de la piel	
Estructura	**Técnica (véase fig. 3-2)[7,8]**
Piel	Incisión: superficial con bisturí frío
	Profundización: corte con electrobisturí

Cuadro 3-3. Técnica de apertura del tejido celular subcutáneo	
Estructura	**Técnica (véase fig. 3-3)[5]**
Tejido celular subcutáneo	Forma: inicialmente cortante con electrobisturí
	Extensión: roma o cortante, según el tipo de incisión

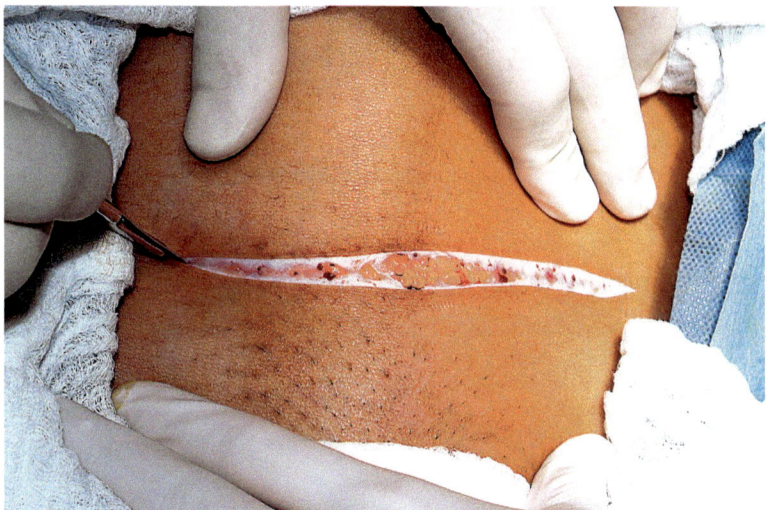

Fig. 3-2. Incisión en la piel.

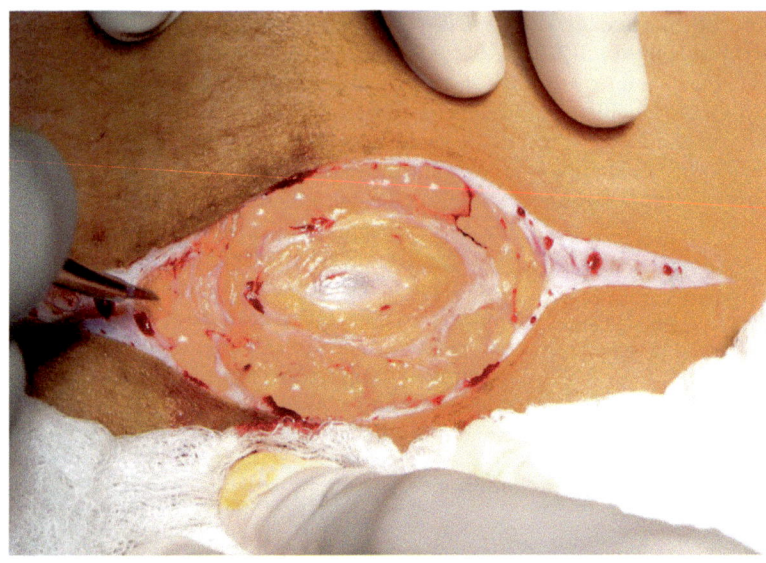

Fig. 3-3. Disección del tejido celular subcutáneo en el tercio medio de la incisión hasta llegar a la fascia.

Cuadro 3-4. Técnica de apertura de la fascia de los rectos abdominales	
Estructura	**Técnica (véase fig. 3-4A y B)[1,5]**
Fascia de los rectos abdominales	Forma: inicialmente cortante con electrobisturí en la línea media
	Extensión: cortante con tijera o electrobisturí o roma de forma digital hasta los ángulos de la incisión

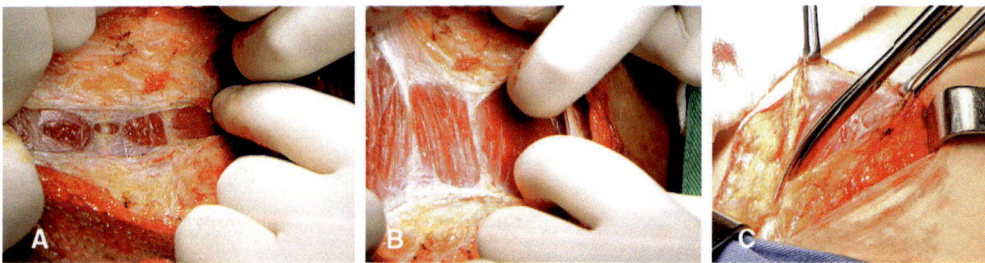

Fig. 3-4. La apertura de la fascia permite la visualización del músculo recto abdominal. **A.** Incisión con bisturí. **B.** Roma con los dedos. **C.** Cortante con tijera.

Cuadro 3-5. Técnica de apertura del peritoneo parietal	
Estructura	**Técnica (véase fig. 3-5A y B)[1,5]**
Peritoneo parietal	Forma: inicialmente cortante o roma (digital) en la línea media después de separar los músculos rectos abdominales. Se debe tener cuidado de que no se interponga un asa intestinal ni la vejiga
	Extensión: cortante o roma

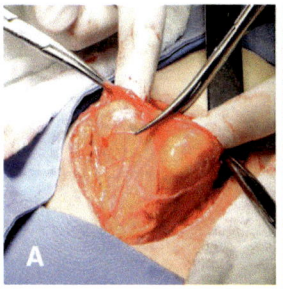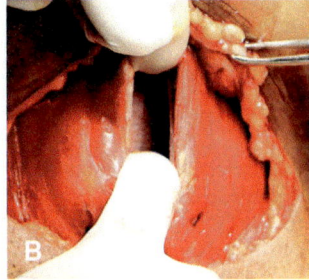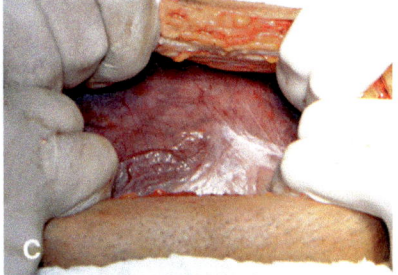

Fig. 3-5. Apertura del peritoneo parietal en la línea media entre los vientres del músculo recto abdominal. **A.** Apertura cortante; el peritoneo se extiende con tijeras para mejorar su visualización y se evita el compromiso de estructuras vasculares u órganos internos. **B.** Apertura roma, en la cual la incisión inicial se extiende con los dedos. **C.** Apertura total.

Cierre de incisiones longitudinales

Los tipos de cierre de la pared abdominal en incisiones de la línea media son:[7]

- Cierre masivo: incorporación de la capa muscular y las fascias de la pared abdominal en una sola capa.
- Cierre en capas: se cierran las capas de la pared (peritoneo, músculo y fascia) en secuencia.
- Cierre de una sola capa: la fascia anterior/aponeurosis se cierra idealmente sin incorporación de grasa o músculo.

La evaluación de la técnica de cierre masivo demostró un aumento en la tasa de infección del sitio quirúrgico (ISQ) y de presencia de hernia incisional. Se considera que esto se debe a una mayor necrosis de tejido en la incisión. Con base en la evidencia actual, la capa apropiada para cerrar una laparotomía de línea media es la aponeurosis solo con una incorporación mínima de músculo y tejido subcutáneo. Esta capa tiene la capacidad de resistir las fuerzas de tracción aplicadas después del cierre de la laparotomía.[9]

> **!** La evidencia disponible demuestra que el cierre del peritoneo parietal no ha demostrado ventajas a corto ni a largo plazo.

Por el contrario, se ha evidenciado que cuando se realiza el cierre del peritoneo, incrementa el tiempo operatorio, puede aumentar el riesgo de adherencias y hay mayor dolor posoperatorio.[10,11] Por lo anterior, no se recomienda realizar cierre de peritoneo.

Una técnica de sutura continua es el método más utilizado y efectivo para el cierre de la laparotomía en la línea media. Se ha demostrado que, para un cierre adecuado de la fascia, la longitud de la sutura debe ser cuatro veces la longitud de la herida quirúrgica. La distancia entre los puntos debe ser de entre 5 y 8 mm, así como también la distancia entre el borde de la fascia y el punto. Esto no solo aumenta la resistencia de la herida en el posoperatorio temprano, sino que también produce una reducción la tasa de hernias incisionales.[9]

Se recomienda utilizar una sutura de monofilamento de absorción lenta para el cierre de la laparotomía. Se prefiere una aguja de punta cónica. La aguja con arco de 20 mm minimiza el exceso de tejido susceptible de incorporarse al cierre.[9]

La técnica del cierre de la fascia y el músculo se describe en el **cuadro 3-6** y se observa en la **figura 3-6A y B.**

El cierre del tejido celular subcutáneo se describe en el **cuadro 3-7.**

Las suturas de retención en el tejido celular subcutáneo reducen la separación de la herida quirúrgica y acortan la estadía hospitalaria. Estas suturas deben ser consideradas en pacientes con laparotomías longitudinales en la línea media.[12]

El cierre de la piel se describe en el **cuadro 3-8** y se observa en la **figura 3-7.**

Cierre de las incisiones transversales

Las consideraciones para el cierre del peritoneo, el tejido celular subcutáneo y la piel son las mismas que se comentaron previamente para las incisiones

Cuadro 3-6. Incisión longitudinal. Técnica de cierre de la fascia y el músculo

Estructura	Técnica (véase fig. 3-6A y B)[9,11,13-16]
1. Fascia transversal 2. Vaina de rectos 3. Músculos rectos	Material de sutura: polidoxanona o poliglecaprona Calibre de la sutura: 1 o 2 Modo de sutura: cierre en bloque, que incluye las estructuras mencionadas con técnica de Smead-Jones o con técnica continua sin cruzar Cierre de una sola capa: la fascia anterior/aponeurosis se cierra idealmente sin incorporación de grasa o músculo

NOTA: con base en la evidencia actual, la capa apropiada para cerrar una laparotomía de línea media es la aponeurosis solo con una incorporación mínima de músculo y tejido subcutáneo

Las suturas sintéticas de absorción lenta han demostrado menor riesgo de hernia incisional cuando se compararon con las suturas irreabsorbibles y aquellas de absorción rápida. Aunque las suturas trenzadas ofrecen mayor fuerza en los nudos cuando se comparan con las de monofilamento, estas últimas se asocian con un menor riesgo de fístulas.

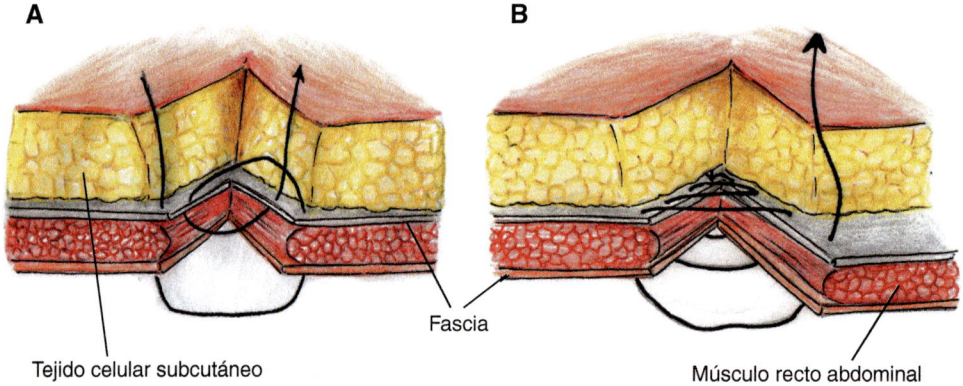

A

B

Fascia

Tejido celular subcutáneo

Músculo recto abdominal

Fig. 3-6. Representación esquemática del cierre en bloque de la pared abdominal anterior. **A.** Puntos de Smead-Jones. **B.** Puntos continuos sin cruzar.

Cuadro 3-7. Incisión longitudinal. Cierre del tejido celular subcutáneo

Estructura	Técnica[12]
Tejido celular subcutáneo	Material sutura: catgut o poliglactina 910
	Calibre de la sutura: 1 o 2
	Modo de sutura: puntos simples o continuos cuando el espesor del TCS es mayor de 2 cm

NOTA: posterior a la realización de cesárea, el cierre del TCS se ha asociado con menor riesgo de complicaciones de la herida quirúrgica (seroma, hematoma, ISO).

Cuadro 3-8. Técnica de cierre de la piel

Estructura	Técnica (véase fig. 3-7)[17,18]
Piel	Material de sutura: polipropileno
	Calibre de la sutura: 2-0
	Modo de sutura: puntos intradérmicos continuos

NOTA: al comparar la sutura intradérmica contra las grapas de acero inoxidable se ha evidenciado que la primera se asocia con menor riesgo de dehiscencia y mejor resultado cosmético. No se han encontrado diferencias significativas en cuanto a otras complicaciones de la herida quirúrgica, como hematoma, seroma e ISO.

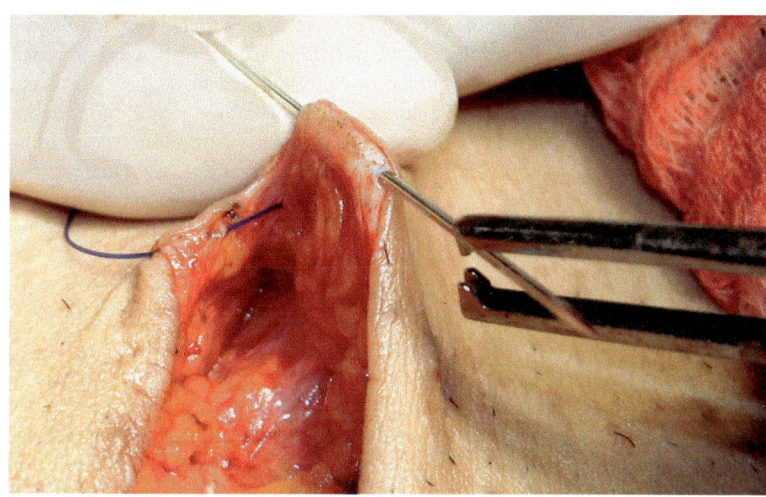

Fig. 3-7. Cierre de la piel con una sutura continua de puntos intradérmicos.

longitudinales. El cierre de la pared abdominal en las incisiones transversales se realiza por planos.

El cierre de la fascia se describe en el **cuadro 3-9** y se puede observar en la **figura 3-8**. Al finalizar la primera semana posterior al cierre de la pared abdominal solo se ha recuperado el 5% de la resistencia a la tracción,[1] por lo que de la correcta técnica de sutura dependerá que la herida permanezca afrontada y, por lo tanto, garantice un adecuado proceso de cicatrización.

Cuadro 3-9. Incisión transversa. Técnica de cierre de la fascia	
Estructura	**Técnica (véase fig. 3-8)[19]**
Fascia (vaina de los rectos)	Material de sutura: poliglactina 910 o polidoxanona
	Calibre de la sutura: 1 o 2
	Modo de sutura: puntos continuos sin cruzar (distancia borde de la fascia al punto 10 mm, distancia entre puntos 5 mm)

NOTA: cuando se comparó la sutura con distancia entre puntos corta (5 mm) contra larga (10 mm), se evidenció que estas últimas se asociaron con mayor riesgo de dehiscencia y hernias incisionales. Además, se recomienda que la longitud del hilo de sutura sea aproximadamente 4 veces mayor de la longitud de la incisión, dado que cuando se usan hilos más cortos incrementa el riesgo de hernia.

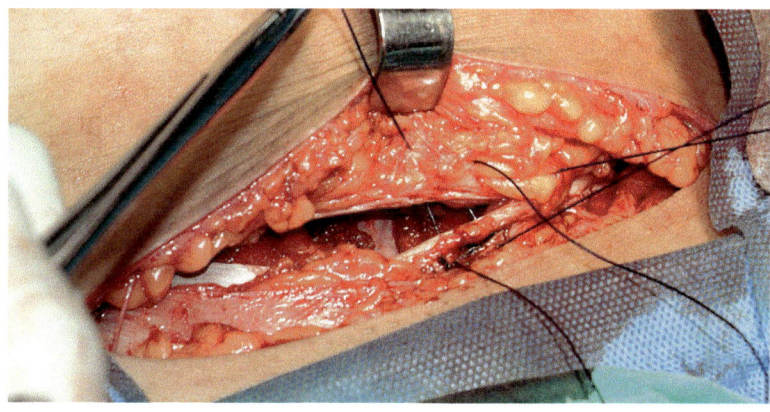

Fig. 3-8. Cierre de la fascia con puntos continuos sin cruzar.

De una técnica correcta de sutura dependerá que la herida permanezca afrontada y por lo tanto garantice un adecuado proceso de cicatrización.

CUIDADOS POSOPERATORIOS

Cubrimiento de la herida

Posterior al cierre primario de las heridas quirúrgicas, el uso de apósitos o adhesivos para el cubrimiento incisional puede brindar soporte mecánico a la herida, un método de barrera para disminuir la contaminación local o microtraumatismos, y un medio de absorción de las secreciones que pudiesen afectar de una u otra manera el proceso de cicatrización.

 El uso de apósitos o adhesivos para el cubrimiento incisional es necesario y aporta beneficios para la cicatrización de la herida quirúrgica.

Estos han sido evaluados en diferentes estudios. Cuando se comparan distintos tipos de apósitos entre sí, no se encuentran diferencias significativas en cuanto a una mayor o menor incidencia de ISO o dehiscencia de suturas.[20] De igual manera, al evaluar los efectos de retirar el cubrimiento de forma temprana frente a tardía (menor o mayor

de 48 horas, respectivamente), no se encontraron resultados perjudiciales asociados con esa práctica. Cabe señalar que estas apreciaciones han sido basadas en evidencia de baja calidad y, por ende, deben ser contempladas de forma cuidadosa e individualizadas en el contexto clínico de cada paciente.[21]

El uso de sistemas de presión negativa en la herida quirúrgica se ha comparado con los apósitos tradicionales en busca de diferencias en cuanto a efectos benéficos o perjudiciales. La evidencia disponible no ha encontrado diferencias significativas en la mayoría de los resultados evaluados. Únicamente se ha evidenciado una menor incidencia de ISO asociado al uso de sistemas de presión negativa; sin embargo, esa evidencia es de baja calidad y tiene un elevado riesgo de sesgos, que imposibilita la generación de recomendaciones de práctica clínica, por lo que es necesaria una mayor investigación en ese tema.[22]

Limpieza de la herida

No existe evidencia suficiente que permita afirmar que la limpieza de las heridas quirúrgicas por sí sola disminuye la incidencia de desenlaces adversos, como ISO o dehiscencia; sin embargo, tampoco existen datos que demuestren un efecto perjudicial. La limpieza puede realizarse con agua potable, agua hervida fría o solución salina sin encontrarse diferencias significativas en los resultados asociados a su uso.[23]

 ## SÍNTESIS CONCEPTUAL

- El tipo de entrada a la cavidad abdominal se escoge con el objetivo de obtener una adecuada exposición de las estructuras abdominopélvicas que van a intervenir en la operación.
- Se debe tener en cuenta el objetivo de la cirugía, el hábito corporal, las cicatrices previas y el grado de urgencia.
- Las incisiones más utilizadas en la cirugía obstétrica son la longitudinal, la de Pfannenstiel, la de Joel-Cohen y la de Maylard.
- En la descripción de las técnicas se explica la incisión de la piel, el tejido celular subcutáneo, la apertura de los músculos y del peritoneo.
- El cierre de las incisiones se hace por capas: la fascia se cierra con una sutura continua con material sintético de absorción lenta; el tejido subcutáneo se cierra cuando es mayor de 2 cm y para la piel se aconseja sutura intradérmica, con material sintético no absorbible.

REFERENCIAS

1. Yeomans ER, Hoffman BL, Gilstrap III LC, et al. Incisions and closures. En: Cunningham and Gilstrap's Operative Obstetrics. 3.ᵉʳᵃ ed. McGraw Hill; 2017.
2. Bickenbach KA, Karanicolas PJ, Ammori JB, et al. Up and down or side to side? A systematic review and meta-analysis examining the impact of incision on outcomes after abdominal surgery. Am J Surg 2013;206(3):400-9.
3. Brown SR, Goodfellow PB. Transverse verses midline incisions for abdominal surgery. Cochrane Database Syst Rev 2005;(4):CD005199.
4. Inaba T, Okinaga K, Fukushima R, et al. Prospective randomized study of two laparotomy incisions for gastrectomy: midline incision versus transverse incision. Gastric Cancer 2004;7(3):167-71.
5. Mathai M, Hofmeyr GJ, Mathai NE. Abdominal surgical incisions for caesarean section. Cochrane Database Syst Rev 2013;(5):CD004453
6. Skolnik E, Miazga E, Zakhari A, et al. Beyond the Pfannenstiel: Minimally invasive Laparotomy Incisions for Maximum Exposure. J Obstet Gynaecol Can 2021;43(3):368.
7. Ahmad NZ, Ahmed A. Meta-analysis of the effectiveness of surgical scalpel or diathermy in making abdominal skin incisions. Ann Surg 2011;253(1):8-13.
8. Ly J, Mittal A, Windsor J. Systematic review and meta-analysis of cutting diathermy versus scalpel for skin incision. Br J Surg 2012;99(5):613-20.
9. Horne C, Pauli E. What is the proper technique for primary laparotomy closure? Adv Surg 2021;55:197-214.
10. Gurusamy KS, Cassar Delia E, Davidson BR. Peritoneal closure versus no peritoneal closure for patients undergoing non-obstetric abdominal operations. Cochrane Database Syst Rev 2013 4;(7):CD010424.
11. CORONIS Collaborative Group, Abalos E, Addo V, et al. Caesarean section surgical techniques: 3 year follow-up of the CORONIS fractional, factorial, unmasked, randomised controlled trial. Lancet. 2016;388(10039):62-72.
12. Iltar E, Ureyen I, Toptas T, et al. Prophylactic subcutaneous retention sutures in the prevention of superficial wound separation of midline laparotomy. Int J Gynecol Cancer 2021;31(9):1260-7.
13. Diener MK, Voss S, Jensen K, et al. Elective midline laparotomy closure: the INLINE systematic review and meta-analysis. Ann Surg 2010;251(5):843-56.
14. Patel SV, Paskar DD, Nelson RL, et al. Closure methods for laparotomy incisions for preventing incisional hernias and other wound complications. Cochrane Database Syst Rev 2017;11:CD005661.
15. Ceydeli A, Rucinski J, Wise L. Finding the best abdominal closure: an evidence-based review of the literature. Curr Surg 2005;62(2):220-5.
16. Anderson ER, Gates S. Techniques and materials for closure of the abdominal wall in caesarean section. Cochrane Database Syst Rev 2004;(4):CD004663.
17. Wang H, Hong S, Teng H, et al. Subcuticular sutures versus staples for skin closure after cesarean delivery: a meta-analysis. J Matern Fetal Neonatal Med 2016;29(22):3705-11.
18. Mackeen AD, Schuster M, Berghella V. Suture versus staples for skin closure after cesarean: a metaanalysis. Am J Obstet Gynecol 2015;212(5):621.e1-10.
19. Muysoms FE, Antoniou SA, Bury K, et al. European Hernia Society guidelines on the closure of abdominal wall incisions. Hernia 2015;19(1):1-24.
20. Dumville JC, Gray TA, Walter CJ, et al. Dressings for the prevention of surgical site infection. Cochrane Database Syst Rev 2016;12:CD003091.
21. Toon CD, Lusuku C, Ramamoorthy R, et al. Early versus delayed dressing removal after primary closure of clean and clean-contaminated surgical wounds. Cochrane Database Syst Rev 2015;(9):CD010259.
22. Webster J, Liu Z, Norman G, et al. Negative pressure wound therapy for surgical wounds healing by primary closure. Cochrane Database Syst Rev 2019;3:CD009261.
23. Fernandez R, Griffiths R. Water for wound cleansing. Cochrane Database Syst Rev 2012 15;(2):CD003861.

? PREGUNTAS DE AUTOEVALUACIÓN

3-1. De las incisiones de laparotomía para procedimientos obstétricos disponibles, ¿cuál escogería si se necesitara un abordaje rápido de la cavidad abdominal y una muy buena exposición de la cavidad abdominopélvica?
A. Longitudinal.
B. Pfannenstiel.
C. Maylard.
D. Joel-Cohen.

3-2. Si usted necesitara realizar un abordaje a la cavidad pélvica que le permitiera una visualización adecuada de la pelvis superior y que tuviera una adecuada curación y menor dolor posoperatorio, ¿cuál escogería?
A. Longitudinal.
B. Pfannenstiel.
C. Maylard.
D. Joel-Cohen.

Continúa

? PREGUNTAS DE AUTOEVALUACIÓN *(CONT.)*

3-3. De los tipos de cierres de la pared abdominal en incisiones de la línea media, el más recomendado es:
A. Cierre masivo (músculo y aponeurosis).
B. Cierre en capas (peritoneo, músculo, aponeurosis).
C. Cierre de una sola capa (aponeurosis).
D. Se recomienda cualquier técnica.

3-4. Para el cierre de la aponeurosis, la distancia entre los puntos de una sutura continua debe ser:
A. Entre 1 y 4 mm.
B. Entre 5 y 8 mm.
C. Entre 7 y 10 mm.
D. Entre 9 y 12 mm.

3-5. El tipo de sutura más recomendado para el cierre de la aponeurosis es:
A. Sutura multifilamento de absorción rápida.
B. Sutura de monofilamento irreabsorbible.
C. Sutura de multifilamento irreabsorbible.
D. Sutura de monofilamento de absorción lenta.

Véase **Resolución de casos clínicos y respuestas de las preguntas de autoevaluación**, al final del libro.

Procedimientos no quirúrgicos

Amniocentesis diagnóstica

4

OBJETIVOS DE APRENDIZAJE

- Conocer qué es una amniocentesis.
- Conocer las indicaciones y contraindicaciones de este procedimiento.
- Aprender la técnica para realizar una amniocentesis de forma adecuada.
- Conocer los riesgos y las complicaciones del procedimiento.

INTRODUCCIÓN

> **!** La amniocentesis es un procedimiento invasivo que utiliza una aguja fina para extraer líquido amniótico en una cantidad variable (depende de la indicación) por vía transabdominal.

Esta técnica se utiliza principalmente con fines diagnósticos para evaluar el estado del feto y del medioambiente intrauterino. Sin embargo, también puede utilizarse como tratamiento de polihidramnios graves sintomáticos o como medida de preparación para la realización de un cerclaje cuando se evidencian membranas prolapsadas. En el presente capítulo se abordarán los procedimientos relacionados con la amniocentesis diagnóstica.

INDICACIONES

Como se mencionó previamente, la amniocentesis puede estar indicada en diversos escenarios clínicos para evaluar las condiciones de la gestación, del feto y del líquido amniótico.[1] Una de las principales indicaciones de la amniocentesis es la detección de aneuploidías fetales, pero en la actualidad el rápido progreso de las tecnologías moleculares, junto con el descubrimiento de DNA fetal libre de células en el plasma materno, ha permitido el desarrollo de pruebas de detección de DNA fetal en sangre materna, denominadas pruebas prenatales no invasivas (NIPT, por sus siglas en inglés). En muchos países, estas pruebas se están usando como primera opción para el diagnóstico prenatal.[2]

A continuación, se describen las principales indicaciones de este procedimiento:[1]

- Cribado de aneuploidía con riesgo ≥ 1/250 para trisomías.
- Anomalía cromosómica en gestación previa (sobre todo trisomías).
- Anomalía fetal ecográfica (detectada durante la ecografía morfológica).
- Confirmación de un resultado por DNA fetal libre.
- Confirmación de un resultado no conclusivo en vellosidad corial.
- Restricción de crecimiento fetal grave temprano (< 24 semanas).
- Sospecha de infección fetal con PCR disponible (citomegalovirus, toxoplasma, parvovirus-B19, varicela, rubéola, herpes 1-2, enterovirus, virus Zika).
- Sospecha de corioamnionitis.
- Polihidramnios.
- Estudio de anemia fetal (actualmente en desuso).
- Evaluación de madurez pulmonar fetal (actualmente en desuso).

En gestantes con sospecha de alteraciones genéticas por detección de malformaciones en la ecografía, actualmente se puede indicar una amniocentesis tardía (semanas 24 a 39) para realizar un análisis de microarreglos cromosómicos (CMA). Esta técnica aumentó las tasas de detección de anomalías fetales y tiene un tiempo de respuesta más corto en comparación con el análisis cromosómico tradicional.[3,4]

CONTRAINDICACIONES

Como en todo procedimiento, existen ciertas circunstancias que contraindican de forma relativa su realización, basado en un posible riesgo que supera el beneficio tanto para la madre como para el feto.

> ! Se contraindica la amniocentesis cuando su riesgo supera el beneficio.

A continuación, se establecen las principales condiciones que contraindican en forma total o parcial la realización de una amniocentesis, para tener en cuenta antes de realizar el procedimiento:[1,5]

- Edad gestacional < 15 semanas.
- Mujeres seropositivas para virus de la hepatitis B (HBV), virus de la hepatitis C (HCV) o virus de inmunodeficiencia humana (HIV) con carga viral alta.
- Isoinmunización Rh.
- Fiebre o infección materna activa (incluida la infección en la piel del sitio de punción).
- Hematoma intrauterino.
- Sangrado genital.
- Trastorno de la coagulación o manejo anticoagulante.

REQUISITOS PARA REALIZAR EL PROCEDIMIENTO

Definición de la edad gestacional

Aunque técnicamente la amniocentesis puede realizarse desde la semana 11 de gestación, la evidencia ha demostrado mayor riesgo de pérdida fetal y complicaciones, incluido el fallo en el cultivo celular, cuando se compara con los procedimientos que se realizan después de la semana 15 de embarazo.[6] La edad gestacional ideal para realizar la amniocentesis con fines de diagnóstico genético es entre las semanas 15 y 24, dado que, además de los riesgos mencionados previamente para los procedimientos tempranos, aquellas muestras de líquido amniótico tomadas de forma más tardía se asocian con una menor eficiencia de clonación en el cultivo celular y, por ende, mayor tasa de fracaso en los métodos diagnósticos.[6] Para el diagnóstico de infecciones intrauterinas, se puede realizar en cualquier momento de la gestación, cuando se considere necesario.

Profilaxis antibiótica

Aunque algunos estudios han evidenciado una disminución en la tasa de pérdidas fetales asociada al uso de antibiótico profiláctico previo al procedimiento,[7] esa evidencia no tiene la calidad suficiente para modificar la recomendación actual de no usar profilaxis. Los estudios de cohortes no han identificado diferencias significativas entre usar antibióticos y no.[8]

Preparación del sitio de punción

Se debe realizar la limpieza de la piel abdominal no solo en el sitio planificado para la punción, sino también en un área más grande, dado que esa ubicación puede variar por los movimientos fetales. Esta preparación se realiza con una solución antiséptica a base de clorhexidina.

Anestesia

Diferentes estudios han identificado que la amniocentesis es un procedimiento que genera dolor leve y que por lo general es bien tolerado por las pacientes. Se ha evaluado el uso de anestesia local para reducir la percepción de dolor; sin embargo, ningún estudio ha demostrado disminuir la sensación dolorosa.[9] Dado lo anterior, se recomienda que, previo al procedimiento, se explique ampliamente los aspectos procedimentales para disminuir la ansiedad y mejorar la tolerancia a la punción.

DESCRIPCIÓN DEL PROCEDIMIENTO

Selección del sitio de punción

> Posterior a la definición de la edad gestacional se deben evaluar la vitalidad y la posición fetal y placentaria.

Se recomienda identificar y garantizar que la membrana amniótica se encuentre adherida en su totalidad a la cavidad uterina para disminuir el riesgo de complicaciones (usualmente después de las 15 semanas). Aunque la evidencia no ha demostrado de forma consistente que haya un mayor riesgo de complicaciones cuando se realiza un abordaje transplacentario frente al transmembranoso, se recomienda en lo posible evitar introducir la aguja a través de la placenta para disminuir la cantidad de muestras sanguinolentas que puedan contener un mayor número de células maternas.[5] Un estudio de cohorte encontró que, en procedimientos con penetración placentaria, la tasa de pérdida fetal aumentó ligeramente, pero no fue estadísticamente significativa. Sin embargo, se observó un aumento leve, pero significativo, en las tasas de parto prematuro.[10]

Cuando se comparó a pacientes con placenta anterior y posterior, no se observaron diferencias significativas en los fracasos de los procedimientos ni en las complicaciones. Sí se encontró un mayor riesgo de fallos en presencia de miomas uterinos (*odds ratio* [*OR*] 11,92; IC 95%: 3,04-45,17).[11] Se debe evitar el abordaje transplacentario en pacientes Rh negativas para reducir el riesgo de aloinmunización.

Se debe realizar una visualización ecográfica de la cavidad uterina en un plano transverso con la sonda siempre perpendicular a la superficie abdominal hasta encontrar el mayor bolsillo de líquido amniótico que no contenga partes fetales ni segmentos del cordón umbilical, y evitar las ubicaciones muy periféricas, como los laterales y el fondo uterino. La piel del abdomen materno siempre debe visualizarse en la pantalla para planificar la entrada y el trayecto de la aguja a la cavidad uterina (para acercar la imagen realizar disminución de la profundidad y no realizar *zoom*) (**fig. 4-1A** y **B**).

Selección de la aguja

La extracción del líquido amniótico se debe realizar con una aguja espinal de calibre 20 o 22. Cuando se compararon estos calibres durante la ejecución de la amniocentesis se encontraron tasas similares de sangrado en un abordaje transmembranoso; sin embargo, cuando la punción de realiza a través de la placenta, la cantidad de sangrado tiende a ser menor para el calibre mayor, esto posiblemente esté relacionado con una menor cantidad de tiempo necesario para la obtención del líquido amniótico. Por otra parte, se ha informado una mayor percepción del dolor de forma inmediata al procedimiento para la aguja de calibre 20G, sin diferencias a los 30 minutos y a las dos semanas pospunción, cuando se compara con la aguja 22G.[12]

Punción y obtención de la muestra

El ingreso de la aguja en la pared abdominal materna se debe realizar en un eje de 45 grados respecto del plano sagital de la madre, con la sonda ecográfica alejada unos 3 cm del sitio de punción, angulada de tal manera que las ondas sonoras ingresen a 90 grados respecto del eje de la aguja para lograr la completa visualización de la aguja en un mismo corte y no solo su punta, lo que disminuye espacios "muertos" donde la aguja pudiese puncionar asas intestinales de forma inadvertida (**fig. 4-2A** y **B**).

 Todo el procedimiento de amniocentesis se debe realizar bajo visión ecográfica continua.

Después de que el útero se ha puncionado, la punta de la aguja debe atravesar la membrana amniótica de forma contundente para evitar su abombamiento (**fig. 4-3A** y **B**). Una vez hecho esto, se extraen 20 a 30 mL de líquido amniótico –dependiendo de la indicación y la edad gestacional– en forma automática con dispositivos de succión al vacío o en forma manual con una jeringa. Para reducir la contaminación de la muestra con células maternas se recomienda desechar los primeros 2 mL de líquido.[5,13]

 Se debe evitar el abombamiento de la membrana amniótica y el paso de la aguja debe ser en forma contundente.

Cuando no se obtiene líquido luego del retiro del estilete de la aguja, existe la posibilidad de que la membrana amniótica se haya abombado, pero no perforado. Este fenómeno ocurre con mayor frecuencia en gestaciones menores de 15 semanas, donde no hay adhesión completa de la membrana amniótica y el corion. En esos casos, se puede girar la aguja para redirigir el bisel e intentar nuevamente el ingreso a la cavidad amniótica o, de igual manera, es posible redireccionar la aguja para una nueva punción uterina, ya sea dentro de la cavidad abdominal o con una nueva aguja desde la superficie de la pared abdominal, siempre garantizando una guía ecográfica continua. Si después de realizar dos o tres intentos aún no se obtiene una muestra de líquido amniótico, se prefiere esperar una semana para realizar un nuevo intento, sin que esto signifique un mayor riesgo de pérdida fetal u otras complicaciones.[14]

Se han evaluado modificaciones a la técnica de amniocentesis, como la aplicación de progesterona intramuscular, la elección de puntos altos o bajos

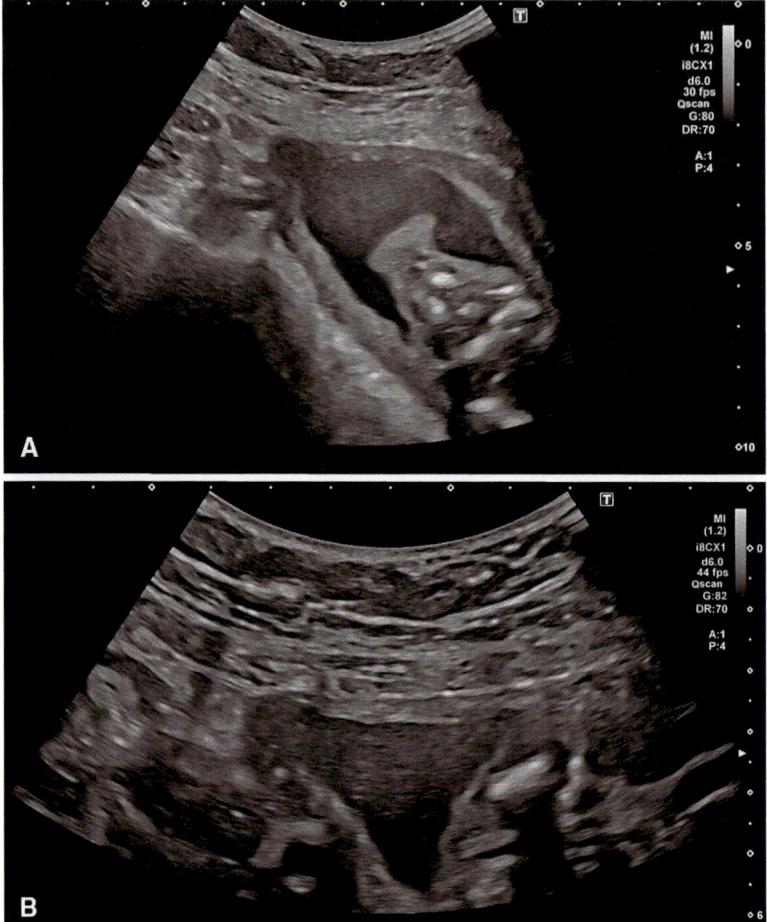

Fig. 4-1. A. Se observa el bolsillo de líquido amniótico, con aumento de la profundidad en la imagen. **B.** Se observa el bolsillo de líquido amniótico con *zoom* de la imagen.

para la punción y el uso de tocolisis con terbutalina, sin que ninguno de ellos haya demostrado diferencias significativas en los resultados.

CUIDADOS POSTERIORES

Posterior a la culminación del procedimiento, la vitalidad fetal debe confirmarse por medio de una evaluación ecográfica de la frecuencia cardíaca fetal. Se debe informar a la paciente sobre los síntomas y signos de alarma para consultar a urgencias. A las pacientes Rh negativas se les debe administrar 250-300 μg de inmunoglobulina anti-D para prevenir la aloinmunización.[16] Se recomienda indicar reposo relativo y evitar actividades que requieran esfuerzo físico. No hay evidencia que demuestre beneficios de ordenar reposo absoluto posterior al procedimiento.

COMPLICACIONES

Rotura de membranas

La amniocentesis diagnóstica se asocia con una fuga temporal de líquido amniótico en el 1,7% de los embarazos, esta es de pequeña cantidad y por lo general se autolimita al cabo de una semana.[17] La reacumulación y normalización del volumen de líquido amniótico suele ocurrir en un rango de 1 a 7 semanas, con un promedio de 3 semanas.[18]

En raras ocasiones la fuga de líquido amniótico se cronifica, y aún en estos casos tiene buen pronóstico perinatal. Cuando se comparan gestaciones con rotura prematura de membranas (RPM) espontánea contra RPM posterior a una amniocentesis, con edades gestacionales similares al momento del evento, la RPM secundaria al procedimiento

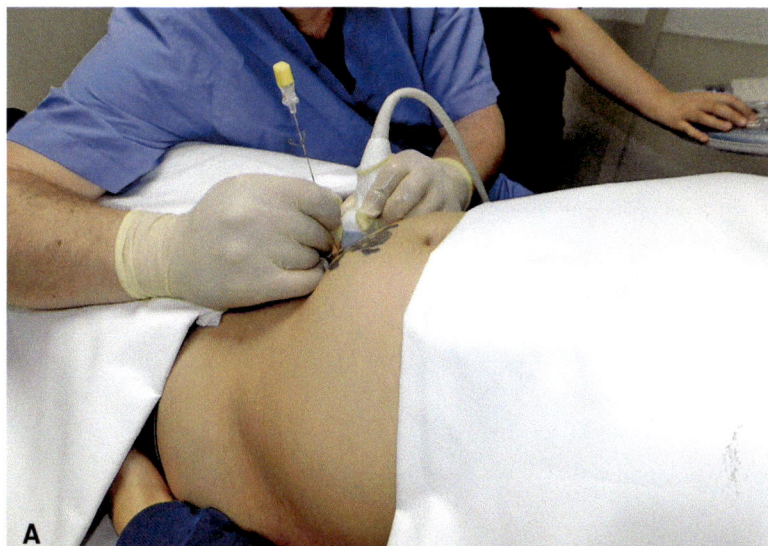

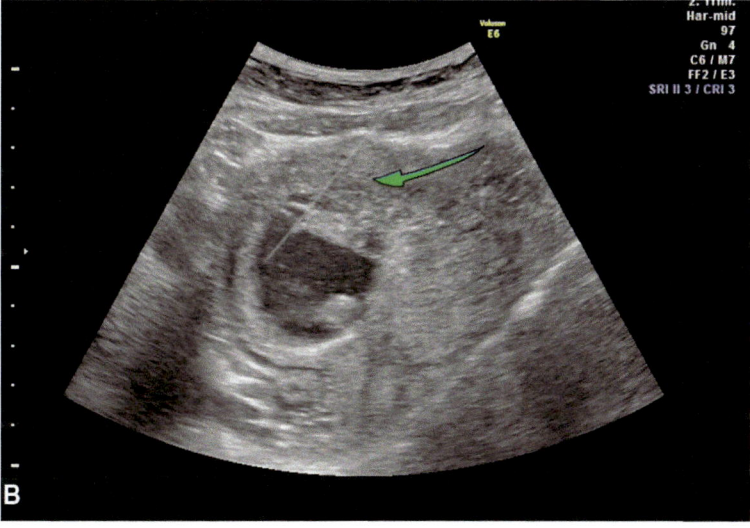

Fig. 4-2. A. Se observa la posición de la sonda ecográfica y de la aguja de amniocentesis. **B.** Se observa el ingreso de la aguja a la cavidad amniótica por ecografía. La flecha señala la aguja.

se asocia con una mayor edad gestacional al nacimiento (34,2 frente a 21,6 semanas) y a una mayor supervivencia perinatal (91% frente a 9%).[19]

Amnionitis

La infección amniótica es una complicación rara que se presenta en aproximadamente el 0,1% de los procedimientos. Su origen podría deberse a la inoculación de flora bacteriana de la piel materna o la punción inadvertida de asas intestinales. Los síntomas sugestivos, como fiebre, tienden a presentarse en las primeras 48 horas y tienen un inicio y compromiso agudos.[13]

Lesión fetal

 Las lesiones fetales directas producidas por la aguja durante la amniocentesis son muy raras cuando se utiliza guía ecográfica continua.

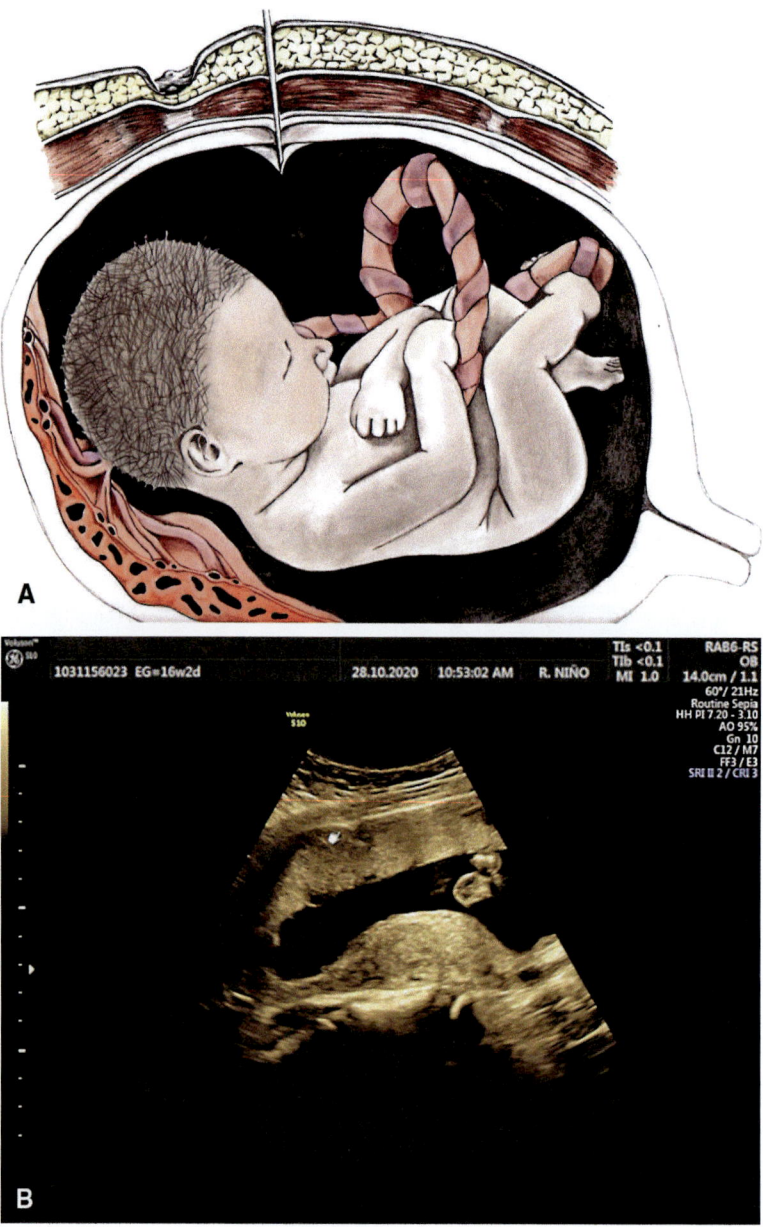

Fig. 4-3. A. Se observa la punta de la aguja que atraviesa la membrana amniótica. **B.** Punta de la aguja en la membrana; la mano señala la membrana.

Se han descrito varios casos de lesión fetal; sin embargo, su asociación solo ha sido circunstancial.[17,20]

Por otra parte, se ha informado una mayor incidencia de malformaciones ortopédicas transitorias (pie equino-varo y luxación de cadera) y problemas pulmonares (neumonía, atelectasia y taquipnea) en neonatos de madres a quienes se les realizó amniocentesis. Estas alteraciones se produjeron en mayor medida cuando el procedimiento se realizó en gestaciones tempranas de 14 a 15 semanas y en aquellos casos donde se extrajo mayor cantidad de líquido amniótico.[17,21] Sin embargo, cuando se evaluaron las secuelas a largo plazo, no se encontraron diferencias significativas en cuanto al desarrollo cognitivo, alteraciones visuales o de los miembros que conlleven a discapacidad permanente durante la infancia y la adolescencia.[22]

Muerte fetal

El riesgo de muerte fetal secundaria a una amniocentesis diagnóstica es bajo, con evidencia que informa tasas globales entre 0,3 y 1%.[23] Cuando este procedimiento es realizado por operadores expertos y bajo guía ecográfica continua, tiende a disminuir el riego, y se informa entre el 0,1 y 0,3%.[6]

⬧ SÍNTESIS CONCEPTUAL

- La amniocentesis es un procedimiento invasivo, cuyo objetivo es obtener líquido amniótico con fines diagnósticos o terapéuticos.
- Las principales indicaciones diagnósticas son para detectar anomalías genéticas, para la detección de infecciones perinatales o para confirmar coriomanionitis.
- La principal indicación de amniocentesis terapéutica es el polihidramnios.
- Se deben tener en cuenta las contraindicaciones, como infecciones virales maternas, infecciones en la piel del sitio de punción, hematomas intrauterinos y trastornos de la coagulación.
- La realización de una amniocentesis genética se aconseja entre las semanas 15 y 24 de gestación.
- Se debe realizar con visualización ecográfica, e identificar el feto y la placenta, y en un lago de líquido amniótico realizar la punción con aguja calibre 20 a 22G.
- Las complicaciones más frecuentes son la rotura de membranas, la amnionitis, la lesión fetal y, con menor frecuencia, la muerte fetal.

REFERENCIAS

1. Robert R, Charles JL. Creasy and Resnik's Maternal-Fetal Medicine: Principles and practice. 8th ed. Elsevier; 2019.
2. Pös O, Budiš J, Szemes T. Recent trends in prenatal genetic screening and testing. F1000Res 2019;8: F1000 Faculty Rev-764.
3. Daum H, Ben David A, Nadjari M, et al. Role of late amniocentesis in the era of modern genomic technologies. Ultrasound Obstet Gynecol 2019;53(5):676-85.
4. Li Y, Yan H, Chen J, et al. The application of late amniocentesis: a retrospective study in a tertiary fetal medicine center in China. BMC Pregnancy Childbirth 2021;21(1):266.
5. Cruz⊠Lemini M, Parra⊠Saavedra M, Borobio V, et al. How to perform an amniocentesis. Ultrasound in Obstetrics & Gynecology 2014;44(6):727-31.
6. Practice Bulletin No. 162: Prenatal diagnostic testing for genetic disorders. Obstet Gynecol 2016;127(5):e108-22.
7. Giorlandino C, Cignini P, Cini M, et al. Antibiotic Prophylaxis before second-trimester genetic amniocentesis (apga): a single-centre open randomised controlled trial. Prenat Diagn 2009; 29(6):606-12.
8. Gramellini D, Fieni S, Casilla G, et al. Mid-trimester amniocentesis and antibiotic prophylaxis. Prenat Diagn 2007;27(10):956-9.
9. Mujezinovic F, Alfirevic Z. Analgesia for amniocentesis or chorionic villus sampling. Cochrane Database Syst Rev 2011; (11):CD008580.
10. Chaksuwat P, Wanapirak C, Piyamongkol W, et al. Comparison of pregnancy outcomes after second-trimester amniocentesis between cases with penetration of the placenta and nonpenetration. J Matern Fetal Neonatal Med 2021;34(23):3883-8.
11. Goto M, Nakamura M, Takita H, et al. Study for risks of amniocentesis in anterior placenta compared to placenta of other locations. Taiwan J Obstet Gynecol 2021;60(4):690-4.
12. Athanasiadis AP, Pantazis K, Goulis DG, et al. Comparison between 20G and 22G needle for second trimester amniocentesis in terms of technical aspects and short-term complications. Prenat Diagn 2009;29(8):761-5.
13. Yeomans ER, Hoffman BL, Gilstrap III LC, et al. Invasive Prenatal Diagnostic Procedures. En: Yeomans ER, Hoffman BL, Gilstrap III LC, et al. (eds). Cunningham and Gilstrap's Operative Obstetrics. 3rd ed. McGraw Hill; 2017.
14. Kong CW, Leung TN, Leung TY, et al. Risk factors for procedure-related fetal losses after mid-trimester genetic amniocentesis. Prenat Diagn 2006;26(10):925-30.
15. Mujezinovic F, Alfirevic Z. Technique modifications for reducing the risks from amniocentesis or chorionic villus sampling. Cochrane Database Syst Rev 2012;(8):CD008678.
16. Practice Bulletin No. 181: Prevention of Rh D Alloimmunization. Obstet Gynecol 2017;130(2):e57-70.
17. Tabor A, Philip J, Madsen M, et al. Randomised controlled trial of genetic amniocentesis in 4606 low-risk women. Lancet 1986;1(8493):1287-93.
18. Gold RB, Goyert GL, Schwartz DB, et al. Conservative management of second-trimester post-amniocentesis fluid leakage. Obstet Gynecol 1989;74(5):745-7.
19. Borgida AF, Mills AA, Feldman DM, et al. Outcome of pregnancies complicated by ruptured membranes after genetic amniocentesis. Am J Obstet Gynecol 2000;183(4):937-9.
20. Seeds JW. Diagnostic mid trimester amniocentesis: how safe? Am J Obstet Gynecol 2004;191(2):607-15.
21. Cederholm M, Haglund B, Axelsson O. Infant morbidity following amniocentesis and chorionic villus sampling for prenatal karyotyping. BJOG 2005;112(4):394-402.
22. Baird PA, Yee IM, Sadovnick AD. Population-based study of long-term outcomes after amniocentesis. Lancet 1994; 344(8930):1134-6.
23. Salomon LJ, Sotiriadis A, Wulff CB, et al. Risk of miscarriage following amniocentesis or chorionic villus sampling: systematic review of literature and updated meta-analysis. Ultrasound Obstet Gynecol 2019;54(4):442-51.

CASOS CLÍNICOS

Caso clínico 4-1

Paciente de 32 años (G2P1) en semana 12 de gestación presenta alteraciones en la ecografía de tamizaje y le calculan un riesgo de cromosomopatías de 1 en 90.
¿Cuál es la conducta que se debe seguir?

Caso clínico 4-2

Una paciente de 24 años (G1P0) en semana 26 de gestación presenta una infección por virus de inmunodeficiencia humano (HIV), con carga viral de 80 000 copias. Consulta por amenaza de parto pretérmino. Para conocer la causa del parto pretérmino, un médico indica una amniocentesis.
¿Es correcto realizarla?

Caso clínico 4-3

Paciente en semana 18 de gestación, a quién se le realizó una amniocentesis diagnóstica debido a un alto riesgo de aneuploidías. En el primer día posterior al procedimiento se observó salida de líquido amniótico en escasa cantidad.
¿Cuál debería ser la conducta para seguir en este caso?

? PREGUNTAS DE AUTOEVALUACIÓN

4-1. Las siguientes son indicaciones para la realización de amniocentesis, EXCEPTO:
A. Gestante de 43 años.
B. Anomalía fetal en ecografía temprana.
C. Sospecha de infección fetal por citomegalovirus.
D. Sospecha de infección fetal por sífilis.

4-2. Es una contraindicación para la realización de la amniocentesis:
A. Edad gestacional de 28 semanas.
B. Infección materna por HIV.
C. Corioamnionitis.
D. Placenta anterior.

4-3. El uso de antibióticos profilácticos es necesario para la realización de la amniocentesis:
A. Verdadero.
B. Falso.

4-4. Las lesiones fetales en la amniocentesis son raras, se han descrito con mayor frecuencia en:
A. Edad gestacional menor de 15 semanas.
B. Extracción de menos de 20 mL de líquido amniótico.
C. Punción transplacentaria.
D. Feto en situación transversa.

Continúa

4-5. El riesgo de muerte posterior a una amniocentesis es de:
A. 0,1 a 1%.
B. 1 a 2%.
C. 2 a 4%.
D. 0,3 a 1%.

Véase **Resolución de casos clínicos y respuestas de las preguntas de autoevaluación**, al final del libro.

Parto normal

5

OBJETIVOS DE APRENDIZAJE

- Conocer las etapas del trabajo de parto.
- Conocer las intervenciones que tienen mejor evidencia para inducir y conducir el trabajo de parto.
- Conocer las intervenciones utilizadas con más frecuencia en la atención de un parto normal.
- Conocer las mejores técnicas para una adecuada atención del alumbramiento.

INTRODUCCIÓN

> ! El parto se define como la expulsión de un feto de la cavidad uterina, generalmente vivo con un peso mayor de 500 g o que tenga 22 semanas de gestación.

A través del tiempo, las mujeres han experimentado este acto solas o con algunos acompañantes, como brujos, hechiceros, parteras, curanderos, médicos, obstetras, etc., según la época y, en algunas ocasiones, según la voluntad de la mujer.

Es preciso recordar a Sorano de Éfeso, considerado el padre de la obstetricia y la ginecología, quién escribió una gran obra en la que relataba "las enfermedades de las mujeres" y hablaba sobre la atención de parto, las maniobras para cambiar la posición del feto antes de la expulsión, las intervenciones para la expulsión de los hombros y la protección del periné. Además, escribió sobre algunos instrumentos para destruir y extraer fetos muertos de la cavidad uterina. Posteriormente, Eucharius Röslin en un nuevo libro describió el arte de atender partos. Autores de diferentes lugares del mundo han contribuido al conocimiento y desarrollo de mejores técnicas para tener la mejor praxis en este acto cotidiano, pero transcendental para cada mujer.[1]

EPIDEMIOLOGÍA

> ! A nivel mundial, la tasa de natalidad ha disminuido de 36:1000 personas en 1963 a 17:1000 en 2020.

Actualmente, en el mundo nacen aproximadamente 372 960 personas cada día. En Colombia, la tasa de natalidad para el año 2020 fue de 14:1000 personas (https://datos.bancomundial.org/indicator/SP.DYN.CBRT.IN).[2] Durante ese año se produjeron 629 402 nacimientos, de los cuales, el 54,5% fueron partos vaginales y el 45,6%, cesáreas. En Bogotá, el total de nacimientos para ese mismo año fue de 79 322, con una proporción muy similar a la general del país respecto de los partos vaginales y cesáreas.[3]

Es relevante precisar que la OMS, dentro de sus recomendaciones, considera que la tasa de cesárea debe oscilar entre el 10 y 15% de todos los nacimientos y que las estadísticas actuales, tanto en el mundo como en Colombia, realmente no son alentadoras.[4]

> ! El parto vaginal continúa siendo la mejor vía para el nacimiento del fruto de la gestación, con mayores beneficios tanto para el feto como para la madre.[2]

PARTO NORMAL

En este capítulo desarrollaremos estrategias para poder acompañar y ayudar a las mujeres en la atención de un parto espontáneo, en el cual no hay necesidad de realizar intervenciones, como el uso de instrumentos mecánicos, ni maniobras para la extracción del feto de la cavidad uterina.

Existen ciertas condiciones que deben cumplir el feto y la madre para poder tener un parto espontáneo, las cuales se mencionan a continuación:

Actitud fetal: es la relación que guardan entre sí las partes fetales (extremidades) con el eje longitudinal del feto. Lo normal es que el feto se encuentre en flexión completa: la cabeza en flexión sobre el tórax, los muslos sobre el abdomen y las piernas sobre los muslos[5] (**fig. 5-1**).

Situación fetal: es la relación que existe entre el eje longitudinal del feto con el eje longitudinal de la madre. Lo normal es la situación longitudinal: los dos ejes son paralelos o coinciden[5] (véase **fig. 5-1**). Existe también la situación transversa y la oblicua, que es transitoria.

Presentación: es el polo fetal que se pone en contacto con el estrecho superior de la pelvis, lo ocupa completamente y sigue un mecanismo definido de trabajo de parto. La presentación más fisiológica para tener un parto espontáneo es la cefálica[5] (véase **fig. 5-1**). La otra presentación es la de pelvis, que puede ser completa o incompleta. En nuestro medio esta presentación es indicación de cesárea, sin embargo, la paciente podría tener un parto vaginal.

Modalidad de la presentación: son las variantes que se pueden obtener según el tipo de presentación. En el examen obstétrico se identifica palpando el punto más avanzado de la presentación, denominado punto de reparo. Para la presentación cefálica, la más frecuente y fisiológica es la modalidad de vértice, donde se palpará la fontanela anterior.[5]

Además, el feto debe tener el tamaño apropiado y no existir sospecha ni diagnóstico de macrosomía.

Por su lado, la madre debe tener una pelvis apta para el proceso del parto. Aunque no existe suficiente evidencia sobre la pelvimetría, clínicamente se debe sospechar de una pelvis no apta cuando exista un diámetro conjugado obstétrico menor de 10,5 cm, ángulo subpúbico < 90°, espinas ciáticas muy prominentes o diámetro interespinoso < 9 cm, inclinación del sacro hacia anterior y paredes laterales de la pelvis convergentes.[5]

PERÍODOS DEL TRABAJO DE PARTO

El parto normal tiene diferentes períodos:

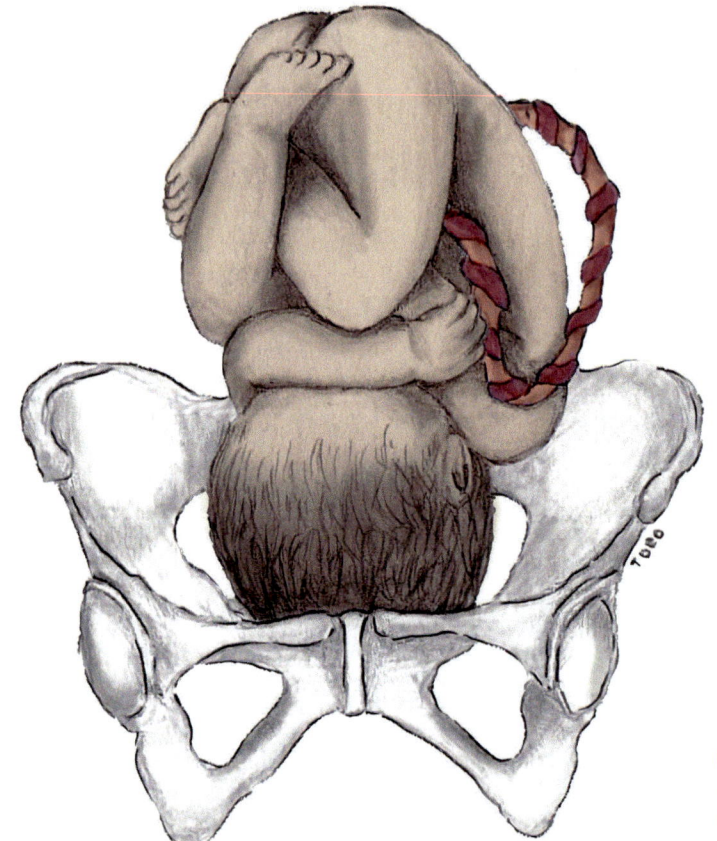

Fig. 5-1. En esta ilustración se observa la actitud en flexión del feto, situación longitudinal y presentación cefálica.

- El primer período del trabajo de parto es el de dilatación y borramiento. Se caracteriza por la presencia de contracciones uterinas regulares y va desde el inicio del trabajo de parto hasta el borramiento del cérvix del 100% y una dilatación de 10 cm. A su vez, se divide en dos:
  - Fase latente: inicia desde la dilatación cervical mayor de 2 cm y finaliza con una dilatación < 6 cm en nulíparas y < 5 cm en multíparas.
  - Fase activa: inicia una vez finalizada la fase latente hasta alcanzar una dilatación de 10 cm.[6,7]

- El segundo período del trabajo de parto es el expulsivo. Inicia cuando el cérvix tiene un borramiento del 100% y una dilatación de 10 cm, y finaliza con la expulsión del feto. Se divide en dos fases:[6,7]
  - Expulsivo pasivo: inicia con la dilatación completa; la paciente presenta contracciones involuntarias, pero sin deseo de pujo.
  - Expulsivo activo: la paciente presenta contracciones involuntarias y deseo de pujo, y el feto es visible en el periné. Se recomienda dejar que la paciente puje únicamente cuando tenga la necesidad de hacerlo y se encuentre en el período expulsivo del trabajo de parto.[8,9]

- El tercero y último período del trabajo de parto es el alumbramiento. Inicia con la expulsión fetal y finaliza con la expulsión de la placenta y las membranas ovulares[6,7] (**fig. 5-2**).

INDUCCIÓN DEL TRABAJO DE PARTO

> **!** La inducción del trabajo de parto es el proceso por el cual se induce el borramiento, la dilatación del cérvix y las contracciones uterinas con el uso de medicamentos o instrumentos mecánicos.

Es una práctica que se debe realizar únicamente con indicaciones específicas, dado que si no se tiene una indicación clara y se realiza en un momento o en una paciente inadecuada puede generar un aumento en la tasa de cesáreas, partos distócicos y mayor morbimortalidad tanto materna como fetal.[10,11]

Para poder realizar la inducción de trabajo de parto se debe conocer con certeza la edad gestacional, evaluar las características de la pelvis materna y las condiciones mencionadas anteriormente.[10,11]

Indicaciones y contraindicaciones

Existen diferentes indicaciones para la inducción de trabajo de parto, que se pueden dividir entre maternas, fetales y ovulares, pero también contraindicaciones. Sin embargo, no hay que olvidar que el trabajo de parto es un proceso dinámico y las condiciones maternas o fetales pueden cambiar, por lo tanto, también debe cambiar la conducta médica[10,11] (**cuadro 5-1**).

Valoración del cuello uterino

Es ampliamente conocida la evaluación del índice de Bishop de la paciente para definir si requiere maduración cervical, o no, y conocer la probabilidad de éxito de la inducción del trabajo de parto. Un Bishop se considera favorable si tiene una puntuación mayor o igual a 8 y un Bishop desfavorable será aquel que tenga una puntación menor de 6[10,11] (**cuadro 5-2**).

Maduración cervical

En diferentes ensayos clínicos se ha evidenciado que iniciar la inducción con oxitocina sin tener un cérvix favorable aumenta el tiempo de trabajo de parto y la tasa de cesáreas.[10] Existen diferentes modos para realizar la maduración, que se dividen

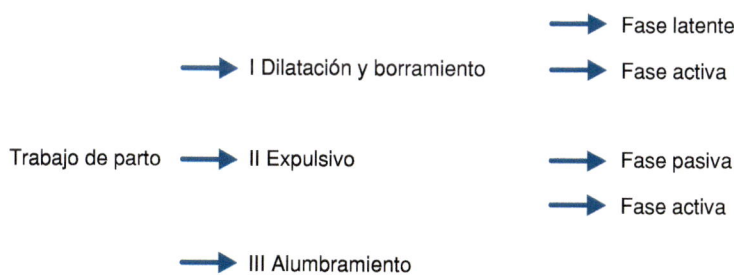

Fig. 5-2. Esquema de los períodos del trabajo de parto.

en dos grandes grupos: en el primer grupo la maduración se logra con fármacos y en el segundo grupo se utilizan diferentes instrumentos mecánicos.

> **!** No se ha encontrado ninguna diferencia entre usar uno u otro método; sin embargo, en la actualidad, no se utilizan instrumentos mecánicos de origen natural, dado su alto riesgo de infección materno-neonatal.[12]

Una vez que se ha calculado el índice del Bishop, según el resultado se procederá a la maduración del cérvix con el instrumento o medicamento que se encuentre disponible, o con el que se sienta más cómodo. Se debe tener en cuenta que el método farmacológico tiene mayor riesgo de causar hipersistolia, por lo cual, utilizar un método mecánico en mujeres con antecedente de cesárea sería una buena elección.[10,11] En el **cuadro 5-3** se detallan los diferentes métodos de maduración cervical y en la **figura 5-3A y B** se observa la maduración cervical con sonda de Foley.

No hay diferencias entre el uso de la sonda Foley y el de los análogos de la prostaglandina E1 (misoprostol) en cuanto a efectividad. Si la elección es el misoprostol, la paciente debe permanecer recostada durante 30 minutos luego de la administración de la pastilla. Cuando se realiza la inducción con oxitocina, es preferible iniciar con bajas dosis para evitar la taquisistolia.[10,11]

Durante todo el proceso de maduración cervical y luego de la inducción del trabajo de parto, se debe realizar una vigilancia materno-fetal estricta y verificar su bienestar cada 30 minutos a 2 horas.[10,11] Existen diferentes esquemas de manejo con los métodos farmacológicos que se exponen en el **cuadro 5-4**.[10,11]

Otra opción para la maduración cervical son las prostaglandinas E2. Existen diferentes formas de presentación, todas con igual eficacia y eficiencia. Sin embargo, se ha encontrado que tiene más efectos adversos gastrointestinales y no es superior a la oxitocina.[13]

Inducción del trabajo de parto

Una vez que se ha logrado la maduración cervical adecuada con un índice de Bishop satisfactorio o favorable, se iniciará la inducción del trabajo de parto con fármacos, principalmente el uso de oxitocina como primera línea y de misoprostol como segunda línea, con las mismas dosis expuestas en el **cuadro 5-4**.

Cuadro 5-1. Indicaciones y contraindicaciones de la inducción del trabajo de parto	
Indicaciones	**Contraindicaciones**
Enfermedades maternas (diabetes, trastornos hipertensivos del embarazo)	Sufrimiento fetal
Óbito-malformación incompatible con la vida	Distocia de la presentación
Gestación postérmino	Malformaciones fetales que impidan el parto vaginal (p. ej., macrocefalia, fetos siameses)
Restricción de crecimiento intrauterino	Hemorragias del tercer trimestre
Isoinmunización	Miomectomías-cesárea corporal
Rotura de membranas	Dos o más cesáreas anteriores
Infección intraamniótica	Alteración anatómica del canal del parto que impida la expulsión del feto

Cuadro 5-2. Índice de Bishop				
Puntuación	0	1	2	3
Dilatación	0	1-2	3-4	5-6
Borramiento	0-30%	40-50%	60-70%	80%
Consistencia del cuello	Firme	Intermedia	Blando	-
Posición del cérvix	Posterior	Central	Anterior	-
Altura de la presentación	–3	–2	–1	+1-+2

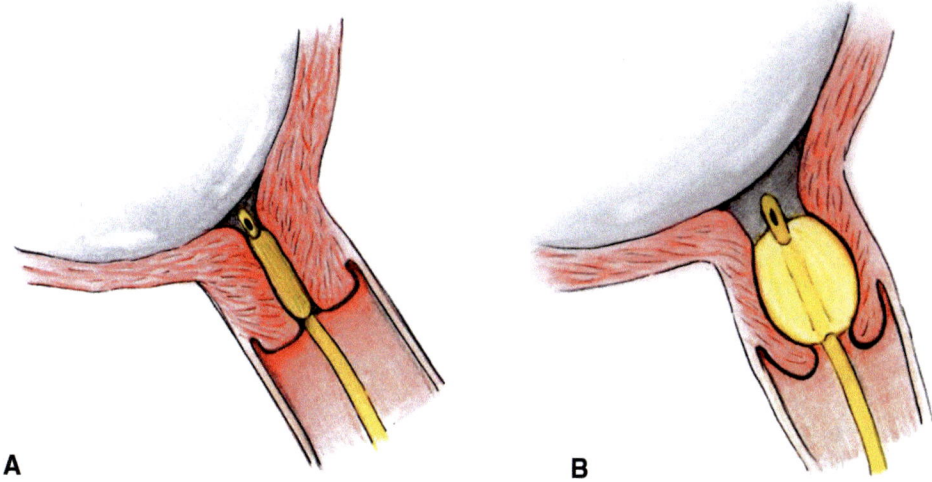

A   **B**

Fig. 5-3. A. Inserción de la sonda de Foley en el cérvix. **B.** Insuflación del balón de la sonda de Foley.

Cuadro 5-3. Métodos de maduración cervical, mecánicos y farmacológicos

Método	Tipo	Observación
Mecánico	Rígidos	
	Sonda Foley	Se inserta en el cérvix una sonda Foley con un balón de 40 mm³ y se introduce 10 mm de líquido en el balón cada 30 minutos hasta conseguir la maduración cervical
	Osmóticos	
	Natural (laminaria) Sintético (dilapan, lamicel)	Según su origen, pueden actuar de forma únicamente mecánica. Algunos actúan deshidratando el estroma y promoviendo la producción de prostaglandinas
Farmacológico	Análogos de la prostaglandina E1: misoprostol	Administración por vía oral o vaginal
	Prostaglandina E2: dinoprostona	Supositorios vaginales, bolsas o gel
	Oxitocina	Su uso en el cérvix no es favorable ni tiene adecuada efectividad

Cuadro 5-4. Esquemas y dosis de medicamentos para la maduración cervical

Opción	Dosis	Observación
Primera línea: misoprostol	Gestación < 28 semanas 200-400 µg vaginal	Repetir dosis cada 4-12 horas
	Gestación de término 25 µg vaginal	Repetir dosis cada 3-6 horas
Segunda línea: oxitocina	Bajas dosis: 0,5-2 MUI/min Altas dosis: 6 MUI/min	Aumento de 1-2 MUI/15-40 min Aumento de 3-6 MUI/15-40 min
Si hay disponibilidad: prostaglandina E2	Comprimidos de 20 mg	Repetir cada 3-5 horas
	Bolsa de 10 mg (similar a un tampón)	Se retira una vez que inicia la actividad uterina
	Gel 3 g	Dosis de 0,5 mg cada 6 horas. No más de 3 dosis/día

ATENCIÓN DEL PRIMER PERÍODO DEL TRABAJO DE PARTO

Durante este período, y en todo el trabajo de parto y el parto, es importante la atención humanizada de la paciente. Para ello, se deben tener en cuenta las condiciones adecuadas para la vigilancia de la gestante, tanto de la infraestructura como del equipo de salud. La paciente que consulta por síntomas de inicio de trabajo de parto (dolor cíclico en el abdomen, característico de las contracciones uterinas) debe ser atendida en admisiones, donde se revisa su historia clínica y los controles prenatales y de laboratorio, con el fin de identificar los factores de riesgo. Si la paciente los tiene, debe quedar hospitalizada. Si no presenta estos factores, los criterios de hospitalización son: contracciones uterinas regulares, borramiento mayor del 50%, dilatación cervical entre 3 y 4 cm o rotura de membranas o sangrado genital.[5]

Durante este primer período se han considerado varias intervenciones, las cuales se describen a continuación.

Rasurado perineal

Esta intervención se utilizaba de rutina en el siglo XX, pero la evidencia actual no ha encontrado beneficios en cuanto a su uso, no disminuye las infecciones perinatales ni mejora la cicatrización de la episiorrafia. Las guías de manejo de trabajo de parto no recomiendan su uso. En casos de abundante vello púbico se puede realizar un corte parcial del vello perineal.[14]

Enema

El enema al inicio del trabajo de parto se usaba para disminuir las deposiciones durante el parto. Las revisiones epidemiológicas no encontraron beneficios en la disminución de las infecciones maternas ni del recién nacido, por lo tanto, no se recomienda su práctica.[14]

Vigilancia materno-fetal

Durante el trabajo de parto, la paciente puede caminar o permanecer en la cama y tomar líquidos claros con contenido calórico para evitar la cetoacidosis. Se recomienda una vigilancia estricta de los signos vitales maternos y una monitorización de la frecuencia cardíaca fetal, que se puede realizar en forma episódica, ya que la monitorización continua solo se recomienda cuando se sospecha alteración del bienestar fetal. Se sugiere colocar un acceso venoso durante el trabajo de parto y el parto para administrar soluciones isotónicas y tener una vía de acceso en caso de necesitar reposición rápida de volumen intravascular.

Se debe diligenciar el partograma para visualizar el avance de la dilatación y el borramiento, detectar alteraciones que pudieran requerir refuerzo de la actividad uterina con oxitocina, o buscar el factor causal de la alteración para que el obstetra pueda realizar un manejo especializado de la situación.[5]

Amniotomía

 Es el proceso a través del cual se realiza la rotura artificial de las membranas ovulares.

La técnica inicialmente fue descrita por Thomas Denman.[15] En el **cuadro 5-5** se pueden encontrar indicaciones específicas del uso de la amniotomía.[16,17]

❗ Si bien algunos médicos utilizan la amniotomía de forma rutinaria con la intención de acortar la duración del trabajo de parto, no se recomienda su uso sistemático, ya que en los diferentes estudios realizados se ha comprobado que no disminuye significativamente el tiempo del trabajo de parto y, por el contrario, aumenta las complicaciones y la necesidad de requerir cesárea.[16,17]

Procedimiento: se debe realizar un tacto vaginal para identificar el cuello uterino y las membranas ovulares con el pulpejo de los dedos. Se constata que no haya presencia de vasos sanguíneos a través de las membranas y se descarta vasa previa u otra patología del cordón. Además, se confirma que la cabeza del feto esté bien posicionada en la pelvis. Una vez que se han identificado claramente las estructuras, se introduce el amniótomo Beacham con la mano no dominante, teniendo especial

Cuadro 5-5. Indicaciones de la amniotomía
Sospecha de estado fetal insatisfactorio
Observación de líquido amniótico
Prueba de encajamiento
Necesidad de monitorización fetal interna

cuidado en no lesionar las estructuras anatómicas circundantes ni la cabeza del feto. Con la punta del amniótomo se engancha o se realiza una punción de las membranas ovulares, lo que produce la rotura. Posteriormente se observan las características del líquido y se verifica la frecuencia cardíaca fetal (**fig. 5-4A** y **B**).[15]

Las anteriores intervenciones se complementan y resumen en el **cuadro 5-6**.

Analgesia

Para lograr una adecuada atención del parto es fundamental el control del dolor durante el trabajo de parto y el parto. Actualmente se conocen diferentes métodos analgésicos, entre ellos no farmacológicos, como el apoyo durante el parto, la inmersión en agua, la psicoprofilaxis, la hipnosis y acupuntura, que han tenido diferentes tasas de éxito en distintos estudios.[24] Por otro lado, están los métodos farmacológicos que se deben elegir según la predilección y condiciones médicas de la paciente[25,26] (**cuadro 5-7** y **fig. 5-5A** y **B**). La analgesia epidural o peridural es la de elección en el trabajo de parto, debe ser colocada por un anestesiólogo. La técnica del bloqueo pudendo se describe en el **cuadro 5-8**.

ATENCIÓN DEL SEGUNDO PERÍODO DEL TRABAJO DE PARTO

El período expulsivo puede llegar a durar hasta dos horas en multíparas sin analgesia peridural y hasta cuatro horas en nulíparas con analgésica peridural.[5]

La paciente se traslada a la cama o a la mesa de atención de parto cuando hay borramiento y

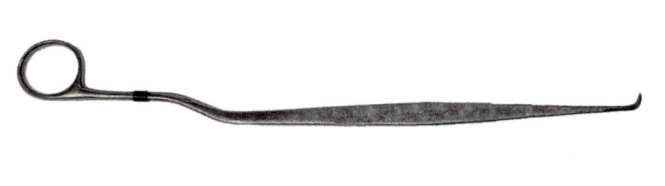
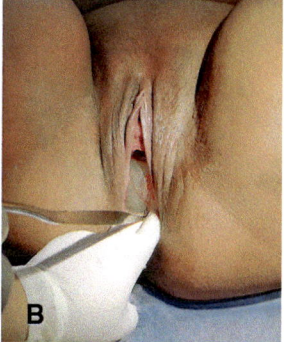

A **B**

Fig. 5-4. A. Amniótomo. **B.** Amniotomía.

Cuadro 5-6. Intervenciones durante el trabajo de parto	
Procedimiento	**Comentario**
Paraclínicos	Antes del ingreso de la paciente para iniciar el trabajo de parto, debe contar con: hemograma, hemoclasificación, prueba de detección de HIV y sífilis y antígeno de superficie de hepatitis B
Posición materna	Las mujeres en cualquier fase del trabajo de parto pueden adoptar la posición que consideren más cómoda, independientemente del uso de analgesia. En los ensayos clínicos no se han encontrado diferencias en cuanto al tiempo del trabajo de parto ni a la comorbilidad materno-fetal[5,18-20]
Rasurado	No está indicado en ningún caso esta práctica, dado que aumenta el riesgo de infección[14,21]
Antibiótico profiláctico	No está recomendado el uso rutinario de antibiótico profiláctico en la atención del parto. Los ensayos clínicos realizados no son concluyentes en cuanto a una reducción del riesgo de infección materna ni fetal[22,23]
Enema	No se recomienda su uso rutinario. No se ha encontrado beneficios en el trabajo de parto[14,21]

Cuadro 5-7. Analgesia durante el trabajo de parto y el parto

Tipo	Medicamento	Comentario
Inhalatoria	Óxido nitroso	Seguridad materna y fetal; poco uso en nuestro medio
Parenteral IV-IM	Opioides	Poca efectividad; efectos secundarios maternos y fetales importantes, como sedación, depresión respiratoria, disminución del vaciamiento gástrico, náuseas y vómito (en el feto puede producir sedación fetal)
Bloqueos locales	Bloqueo paracervical	Útil en el período de dilatación y borramiento
	Bloqueo pudendo	Útil en el período expulsivo (véase **fig. 5-5A** y **B**)
Espinal	Epidural	Es la analgesia de elección con control del dolor adecuado y pocos efectos adversos para la madre, como hipotensión, bloqueo raquídeo alto, cefalea raquídea, convulsiones, disfunción vesical, hipertensión, aracnoiditis y meningitis

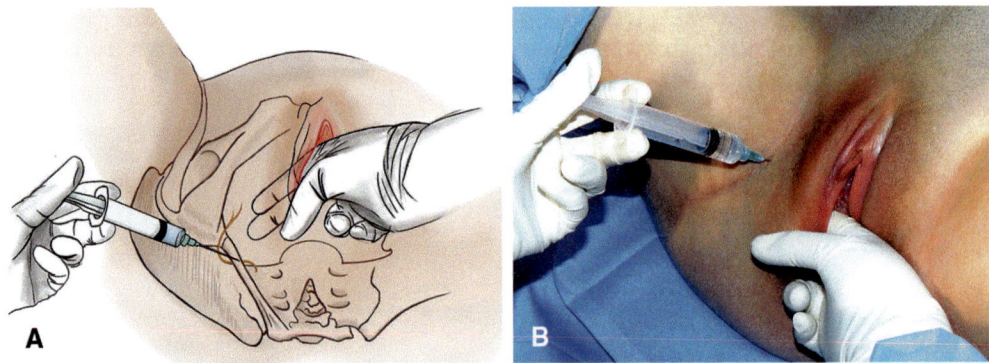

Fig. 5-5. A. Esquema del bloqueo pudendo. **B.** Procedimiento del bloqueo pudendo.

Cuadro 5-8. Bloqueo del nervio pudendo

Estructura	Técnica
Periné Nervio pudendo	Modo: con la paciente en posición de litotomía, se introduce el dedo índice sobre la mucosa vaginal, por debajo de la espina ciática, para dirigir la aguja. Posteriormente se ingresa la aguja desde la piel, dirigida con los dedos, en dirección lateral y ligeramente media y posterior a la espina ciática, con apoyo en el ligamento supraespinoso. La aguja se introduce hasta el choque o lo más cerca del hueso, se aspira para descartar la punción de vasos pudendos y posteriormente se infiltra el anestésico. Se realiza en forma bilateral Anestésico: lidocaína 1-2%. Cantidad: 10-20 mL (dosis máxima 4,5 mg/kg de lidocaína al 1%)

dilatación completos y el feto se encuentra en una estación de +2 o +3. En este momento el equipo de salud se prepara para atender el parto.

Asepsia y antisepsia

No es necesario realizar un lavado quirúrgico de la zona perineal. El lavado con agua y jabón antiséptico es suficiente debido a que no hay diferencias en el riesgo de infección materna ni neonatal.[27,28]

Episiotomía

 La episiotomía es el corte que se realiza en el periné para poder aumentar el espacio de salida del feto.

Fue descrita por primera vez por Sir Fielding Ould. Existen diferentes tipos que se mencionarán a continuación[29,30] (**fig. 5-6**). Para la realización de este procedimiento se puede usar un bloqueo

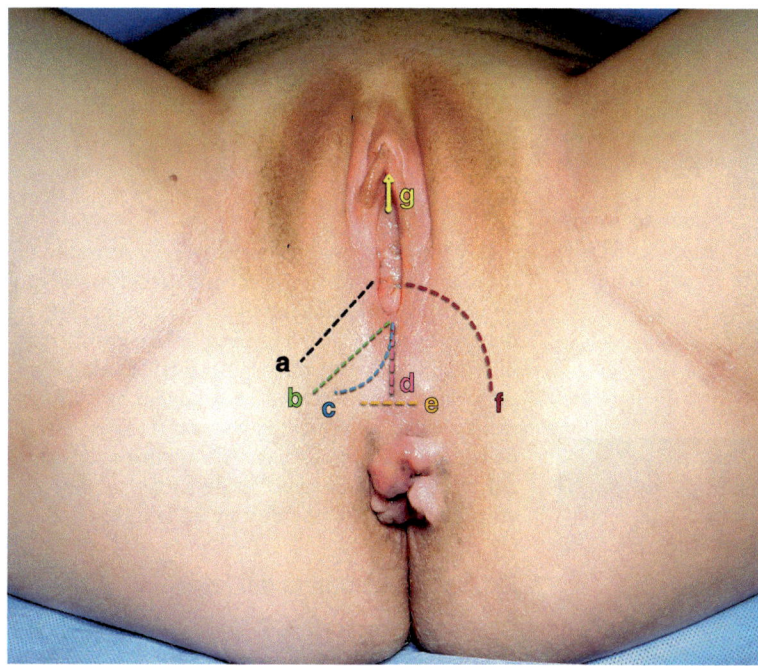

Fig. 5-6. Episiotomía lateral (a), medio lateral (b); en forma de "J" (c), mediana (d), mediana modificada (e), lateral radical (f), anterior (g).

pudendo o anestesia local, como se describió anteriormente. La técnica del bloqueo pudendo se describe en el **cuadro 5-8**.

Mediana

Inicia en el punto más posterior del introito vaginal y sigue una línea recta hacia el cuerpo perineal en un ángulo de 0°.

Mediana modificada

Se realiza el mismo procedimiento anterior y, una vez terminada la incisión, se adicionan dos incisiones trasversales opuestas hacia la derecha e izquierda.

Forma de J

Inicia en el punto más posterior del introito vaginal y sigue una línea recta hacia el cuerpo perineal. Se lateraliza la incisión hacia la tuberosidad isquiática para evitar la proximidad con el esfínter anal.

Medio lateral

La incisión se realiza desde el introito, en su parte más posterior, y se continúa en dirección a la tuberosidad isquiática, en un ángulo de 60°.

Lateral

La incisión se realiza desde el introito vaginal y se lateraliza hacia la derecha en dirección a la tuberosidad isquiática.

Anterior

La incisión se realiza desde el introito vaginal, en su parte más anterior. Era usada en mujeres que sufrieron mutilación. Actualmente no se usa.

Es de juicio clínico la elección del tipo de episiotomía que se realizará. Sin embargo, el *Royal College of Obstetricians & Gynaecologists* y el *American College of Obstetricians and Gynecologists* y diferentes autores recomiendan el uso de la episiotomía medio lateral por su menor riesgo de lesiones obstétricas del esfínter anal (OASIS por sus siglas en inglés).[31]

> **!** La episiotomía es un procedimiento que no se debe realizar de rutina en la atención del parto, ya que en los últimos años se ha evidenciado que sus efectos adversos superan los beneficios.

Sus principales complicaciones son: extensión de desgarros perianales con lesión del OASIS, hemorragia posparto, aumento el riesgo de infección y dehiscencia, alteración de la anatomía normal de la mujer, dispareunia y aumento del riesgo de desgarros en partos posteriores.[32,33]

Sin embargo, con la indicación adecuada, es un procedimiento útil en muchos momentos. Es una opción en pacientes con prolongación de la segunda fase del período de parto secundaria a una pobre distensibilidad del periné y cuando se sospecha que se deben realizar maniobras especiales o utilizar instrumentación para la expulsión del feto[31,34,35] (**cuadro 5-9**).

La episiotomía medio lateral es la que se realiza con mayor frecuencia debido al menor riesgo de lesiones del esfínter anal. La técnica para realizarla se describe en el **cuadro 5-10** y se observa en la **figura 5-7A** y **B**.

Protección del periné

Los estudios no son concluyentes respecto de tener una posición activa o pasiva en el momento de la expulsión fetal durante el segundo período del trabajo de parto y tampoco se han encontrado diferencias respecto de la protección de desgarros perineales. Sin embargo, sí se tiene un mayor control en cuanto a velocidad y fuerza de la expulsión de la presentación cuando se realiza una protección del periné.[36-38] La maniobra de Ritgen se describe en el **cuadro 5-11** y se observa en la **figura 5-8**.

Extracción completa del feto

La atención de la extracción completa del feto se describe en el **cuadro 5-12** y se observa en la **figura 5-9**.

Cuadro 5-9. Indicaciones de la episiotomía
Indicaciones
Estrechez o pobre distensibilidad del periné
Parto vaginal instrumentado
Parto vaginal distócico
Historia de amputación femenina

Cuadro 5-10. Técnica de la episiotomía medio lateral	
Estructura	**Técnica**
Periné	Modo: con la paciente en posición de litotomía, se realiza una incisión con tijera o bisturí frío en el punto más posterior del introito vaginal con una lateralización hacia la derecha en un ángulo de 60° y una longitud entre 3 a 5 cm. Se incide la piel, la mucosa vaginal, los músculos perineales y bulbocavernosos Anestésico: lidocaína 1-2% o bloqueo pudendo Cantidad: 10-20 mL (dosis máxima 4,5 mg/kg de lidocaína al 1%) Anotación: véase bloqueo pudendo en este mismo capítulo

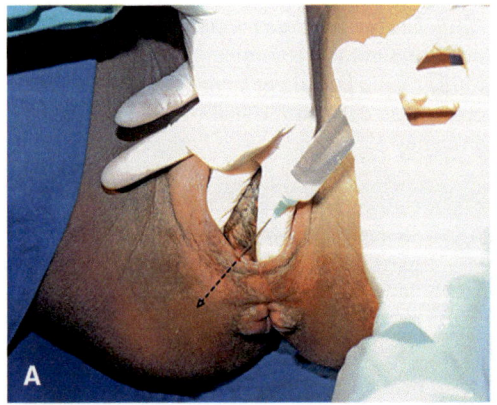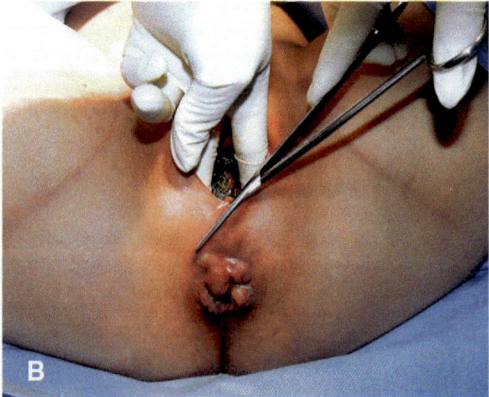

Fig. 5-7. A. Aplicación de un anestésico local. **B.** Episiotomía medio lateral.

Cuadro 5-11. Maniobra de Ritgen

Estructura	Técnica
Periné	Modo: una vez que la cabeza del feto se encuentre expuesta, se debe colocar una mano con una compresa sobre el periné para protegerlo de la sobredistención y hacer que la fuerza que ejerce la cabeza presione de manera uniforme el orificio vulvoperineal, mientras que con la otra mano se presiona suavemente el vértice de la cabeza para evitar la expulsión demasiado rápida. Una vez que sale la cabeza, se le indica a la paciente que deje el pujo, se realiza la limpieza de la cara del neonato y posteriormente se facilita la rotación externa según la variedad de posición. Se realiza el desprendimiento (liberación) del hombro anterior y luego del posterior, siempre protegiendo el periné Anestésico: revisar el apartado de analgesia

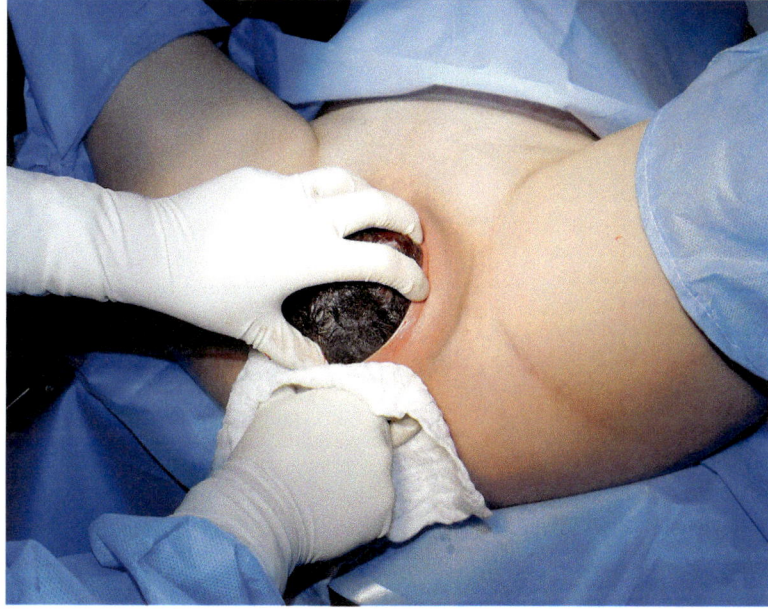

Fig. 5-8. Maniobra de Ritgen.

Cuadro 5-12. Extracción completa del feto

Estructura	Técnica
Feto	Modo: una vez que ha ocurrido el desprendimiento del hombro posterior, se observa si hay circular del cordón. En caso de estar presente, se debe disminuir la tensión en cuanto sea posible. Posteriormente se retira la protección del periné y, tomando al neonato del dorso, se permite la salida espontánea del resto del cuerpo y se lo coloca sobre el abdomen de la madre Anestésico: revisar el apartado de analgesia

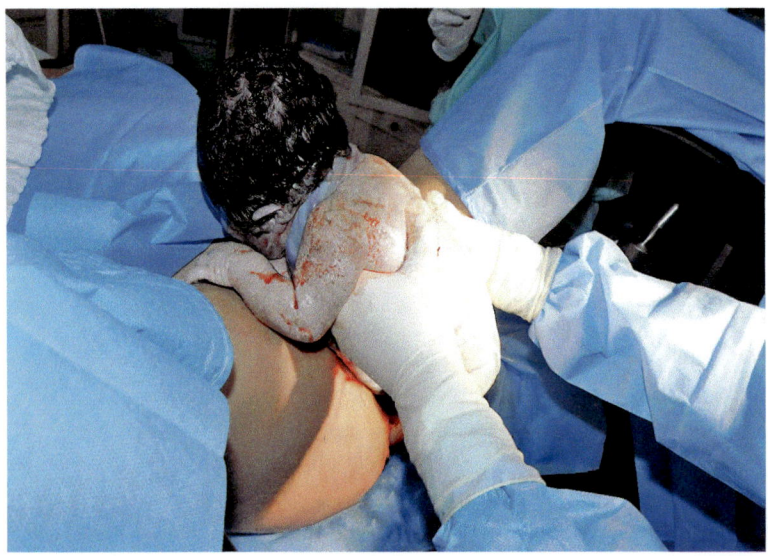

Fig. 5-9. Extracción completa del feto.

PINZAMIENTO DEL CORDÓN

> ! El momento del pinzamiento del cordón se define por diferentes variables, que incluyen el bienestar fetal, la condición materna y la decisión del encargado de la adaptación neonatal.

De acuerdo con las condiciones maternas y fetales, el pinzamiento puede ser inmediato, temprano, habitual o diferido.[5] Sin embargo, diferentes sociedades de obstetricia y pediatría han respaldado la práctica de realizar el pinzamiento habitual del cordón a los 2 a 3 minutos del nacimiento, hasta que no pulse y se observe exangüe. Esto se debe a los beneficios para el recién nacido, como una mejor adaptación neonatal y menor riesgo de anemia y mayor almacenamiento de hierro.[39,40] El procedimiento se describe en el **cuadro 5-13** y se observa en la **figura 5-10**.

ALUMBRAMIENTO

Es el tercer período del trabajo de parto y comprende desde la expulsión completa del feto hasta la expulsión de la placenta.

> ! Para el alumbramiento se debe realizar un manejo activo, que incluye la tracción controlada del cordón adicional a la administración de un fármaco uterotónico, como oxitocina a dosis de 10 UI, por las vías intravenosa o intramuscular. Este manejo reduce significativamente la hemorragia posparto.[41,42]

Existen dos maniobras para la extracción de la placenta: la de Brandt-Andrews y la de Crede. Sin embargo, la maniobra de elección es la de Brandt-Andrews, ya que tiene menor riesgo de retención de placenta[41,42] (**cuadro 5-14** y **fig. 5-11A y B**).

Cuadro 5-13. Pinzamiento del cordón umbilical	
Estructura	**Técnica**
Cordón umbilical	Modo: el primer pinzamiento se realiza con una pinza Rochester a 3-5 cm de la inserción del cordón en el abdomen fetal. En caso de requerir una muestra de sangre arterial del cordón, se deja un espacio de aproximadamente 10 a 20 cm y se realiza un segundo pinzamiento con otra pinza Rochester. Finalmente se posiciona una tercera pinza a aproximadamente 2 cm de la primera y entre estas dos últimas se realiza el corte. Del tramo de cordón que queda entre la segunda y la tercera pinza se realiza el drenaje o la punción de la sangre del cordón para laboratorios o la recolección de células madre

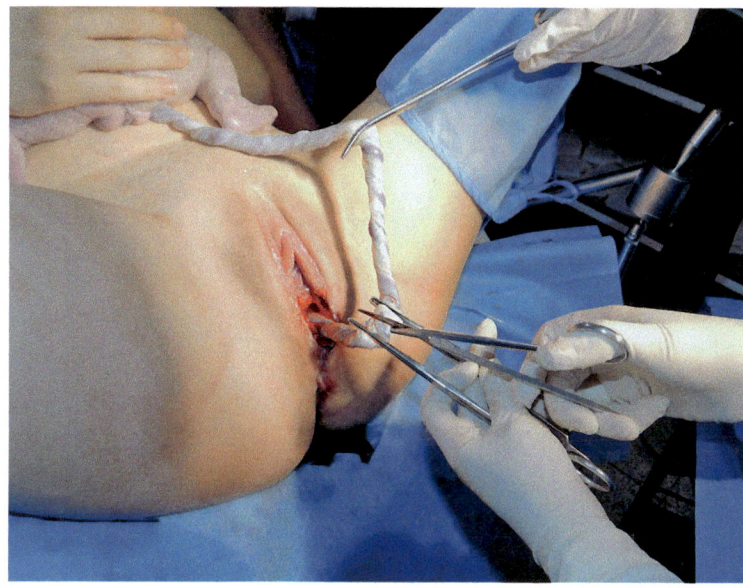

Fig. 5-10. Triple pinzamiento del cordón umbilical.

Cuadro 5-14. Maniobras utilizadas en el alumbramiento	
Estructura	**Técnica**
Placenta	**Maniobra Brandt-Andrews:** con una mano se tracciona la pinza que sujeta el cordón y con la otra se presiona el abdomen a la altura del segmento uterino, tratando de llevar el fondo uterino en dirección cefálica. Cuando se visualiza la placenta, se la toma con las dos manos y se le imprime un movimiento de rotación para enrollar las membranas y favorecer que salgan íntegras. Posteriormente, se verifica la integridad de la placenta y las membranas ovulares **Maniobra de Crede:** se realiza una presión en la pared abdominal con el pulgar sobre la superficie anterior del fondo útero y la palma de la mano sobre la superficie posterior, aplicando presión hacia la vía vaginal

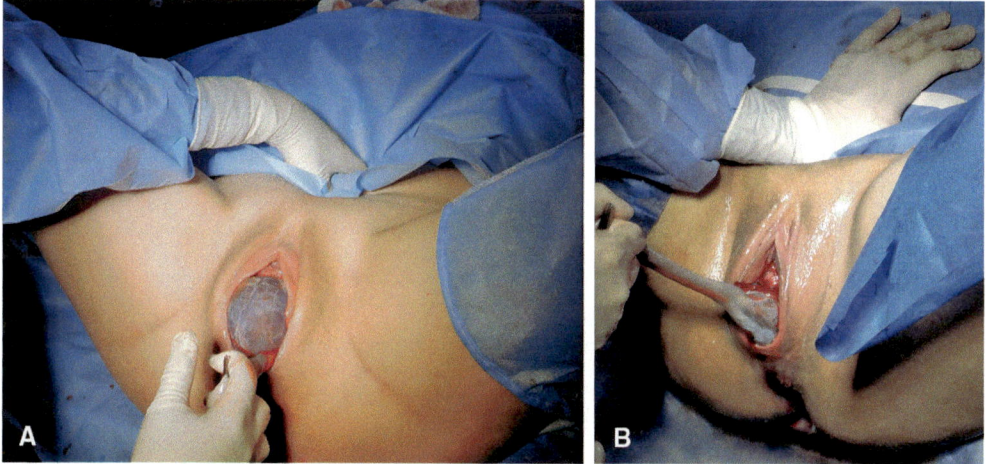

Fig. 5-11. Atención del alumbramiento. **A.** Maniobra de Crede. **B.** Maniobra de Brandt-Andrews.

CUIDADOS POSOPERATORIOS

Es importante la vigilancia de la madre durante las primeras 24 horas del puerperio, principalmente en la primera hora, evaluar los signos vitales y el sangrado genital, verificar la tonicidad uterina, la diuresis y su estado de ánimo. Además, se debe garantizar una adecuada analgesia para promover la deambulación y el inicio de la lactancia materna. Se recomienda la ingesta de líquidos y alimentos blandos durante todo el trabajo de parto y en el puerperio, cuando lo desee la paciente.[43]

SÍNTESIS CONCEPTUAL

- El parto se define como la expulsión de un feto desde la cavidad uterina, con un peso mayor de 500 g o que tenga más de 22 semanas de gestación.
- El parto vaginal es la mejor vía de finalización de la gestación.
- El trabajo de parto se divide en tres períodos: el primero, donde ocurre la dilatación y el borramiento; el segundo que, a su vez se divide, en expulsivo activo y pasivo; y finalmente el tercero, donde ocurre el alumbramiento.
- La inducción del trabajo de parto es el proceso que da inicio al trabajo de parto con ayuda de mecanismos externos y se debe realizar solo en condiciones específicas.
- La amniotomía y la episiotomía son procedimientos que no se deben realizar de forma rutinaria.
- La vigilancia posparto es importante para identificar las posibles complicaciones maternas e intervenir oportunamente.

REFERENCIAS

1. Sedano M, Sedano C, Sedano R. Reseña histórica e hitos de la obstetricia. Rev Médica Clínica Las Condes 2014;25(6):866-73.
2. Banco mundial Datos demográficos. [Consultado: 20 de abril de 2022]. Disponible en: https://datos.bancomundial.org/indicator/SP.DYN.CBRT.IN.
3. Estadísticas Vitales (EEVV). Nacimientos en Colombia. Boletín técnico 28 de junio de 2022. Bogotá DC: Estadísticas Vitales (EEVV); 2022 [Consultado: 1 de agosto de 2022]. Disponible en: https://www.dane.gov.co/files/investigaciones/poblacion/bt_estadisticasvitales_nacimientos_Itrim_2022pr.pdf.
4. Wagman H. Caesarean section rates. Lancet 1993;342(8885): 1490.
5. Ruiz-Parra A, Rubio-Romero JA. Nomenclatura obstétrica y parto eutócico. En: Angel-Müller E, Parra MO, Bautista AA. Obstetricia Integral Siglo XXI. 2° ed. Bogotá: Facultad de Medicina, sede Bogotá. Universidad Nacional de Colombia; 2022.
6. Zhang J, Landy HJ, Ware Branch D, et al. Contemporary patterns of spontaneous labor with normal neonatal outcomes. Obstet Gynecol 2010;116(6):1281-7.
7. Zhang J, Troendle J, Mikolajczyk R, et al. The normal first stage of labor. Obstet Gynecol 2010;115(4):705-10.
8. Lemos A, Amorim MM, Dornelas de Andrade A, et al. Pushing/bearing down methods for the second stage of labour (Review). Cochrane database Syst Rev 2017;(3):CD009124.
9. Prins M, Boxem J, Lucas C, et al. Effect of spontaneous pushing versus Valsalva pushing in the second stage of labour on mother and fetus: A systematic review of randomised trials. BJOG An Int J Obstet Gynaecol 2011;118(6):662-70.
10. World Health Organization. WHO recommendations: induction of labour at or beyond term. Geneva: World Health Organization; 2018 [consultado: 8 de agosto de 2022]. Disponible en: https://www.who.int/publications/i/item/9789241550413.
11. Shields LE, Goffman D, Caughey AB. ACOG practice bulletin: Clinical management guidelines for obstetrician-gynecologists. Obstet Gynecol 2017;130(4):e168-86.
12. Summers L. Methods of cervical ripening and labor induction. J Nurse Midwifery 1997;42(2):71-85.
13. Thomas J, Fairclough A, Kavanagh J, et al. Vaginal prostaglandin (PGE2 and PGF2a) for induction of labour at term. Cochrane Database Syst Rev 2014;2014(6):CD003101.
14. Alarcón MA. Vigilancia humanizada de la fase activa del trabajo de parto. En: Federación Colombiana de Obstetricia y Ginecología. Tratado de obstetricia y ginecología. 3era ed. Bogotá: Ed. Amolca. Pp. 131-44.
15. Mahdy H, Glowacki C, Eruo FU. Amniotomy [Internet]. StatPearls Treasure Island (FL): StatPearls Publishing; 2022 [consultado: 14 de abril de 2022]. Disponible en: https://www.ncbi.nlm.nih.gov/books/NBK470167/
16. Bricker L, Luckas M. Amniotomy alone for induction of labour. Cochrane Database Syst Rev 2000;(4):CD002862.
17. Smyth RMD, Alldred SK, Markham C. Amniotomy for shortening spontaneous labour. Cochrane Database Syst Rev 2013;2013(1):CD006167.
18. Kibuka M, Thornton JG. Position in the second stage of labour for women with epidural anaesthesia. Cochrane Database Syst Rev 2017;2017(2):CD008070.
19. Walker KF, Kibuka M, Thornton JG, et al. Maternal position in the second stage of labour for women with epidural anaesthesia. Cochrane Database Syst Rev 2018;2018(11):CD008070.
20. Lawrence A, Lewis L, Hofmeyr GJ, et al. Maternal positions and mobility during first stage labour. Cochrane Database Syst Rev 2013;2013(10):CD003934.
21. Suárez-Cortés M, Armero-Barranco D, Canteras-Jordana M, et al. Uso e influência dos Planos de Parto e Nascimento

no processo de parto humanizado. Rev Lat Am Enfermagem 2015;23(3):520-6.

22. Bonet M, Ota E, Chibueze CE, et al. Reducing maternal infectious morbidity (Review). Cochrane Database Syst Rev 2017;(11):CD012137.

23. Oluwalana C, Camara B, Bottomley C, et al. Azithromycin in labor lowers clinical infections in mothers and newborns: A double-blind trial. Pediatrics 2017;139(2):e20162281.

24. Huntley AL, Coon JT, Ernst E. Complementary and alternative medicine for labor pain: A systematic review. Am J Obstet Gynecol 2004;191(1):36-44.

25. ACOG Practice Bulletins. Clinical Management Guidelines for Obstetrician – Gynecologists. Obstetrics Gynecol 2020;133(76):168-86.

26. Curran MJA. Epidural analgesia for labor and delivery. Anesthesiol Clin North America 1990;8(1):55-75.

27. Lumbiganon P, Thinkhamrop J, Thinkhamrop B, et al. Vaginal chlorhexidine during labour for preventing maternal and neonatal infections (excluding Group B Streptococcal and HIV). Cochrane Database Syst Rev 2014;2014(9):CD004070.

28. Côrtes CT, de Oliveira SMJV, dos Santos RCS, et al. Implementação das práticas baseadas em evidências na assistência ao parto normal. Rev Lat Am Enfermagem 2018;26:e2988.

29. Corrêa Junior M, Passini Júnior R. Selective episiotomy: indications, techinique, and association with severe perineal lacerations. Rev Bras Ginecol e Obs / RBGO Gynecol Obstet 2016;38(06):301-7.

30. World Health Organization. WHO Recommendation on Episiotomy Policy [Internet]. Geneva: WHO Reprod Heal Libr; 2018 [consultado: marzo de 2023]:1-10. Disponible en: https://extranet.who.int/rhl/topics/preconception-pregnancy-childbirth-and-postpartum-care/care-during-childbirth/care-during-labour-2nd-stage/who-recommendation-episiotomy-policy-0

31. Royal College of Obstetricians Gynaecologists. Operative Vaginal Delivery - Green-top Guideline No. 26 [Internet]. 2011[consultado: marzo de 2023];(26):19. Disponible en: https://www.rcog.org.uk/globalassets/documents/guidelines/gtg_26.pdf

32. Pergialiotis V, Bellos I, Fanaki M, et al. Risk factors for severe perineal trauma during childbirth: An updated meta-analysis. Eur J Obstet Gynecol Reprod Biol 2020;247:94-100.

33. Alperin M, Krohn MA, Parviainen K. Episiotomy and increase in the risk of obstetric laceration in a subsequent vaginal delivery. Obstet Gynecol 2008;111(6):1274-8.

34. Marty N, Verspyck E. Perineal tears and episiotomy: Surgical procedure – CNGOF perineal prevention and protection in obstetrics guidelines. Gynecol Obstet Fertil Senol 2018;46(12):948-67.

35. Macleod M, Strachan B, Bahl R, et al. A prospective cohort study of maternal and neonatal morbidity in relation to use of episiotomy at operative vaginal delivery. BJOG 2008;115(13):1688-94.

36. Jönsson ER, Elfaghi I, Rydhström H, et al. Modified Ritgen's maneuver for anal sphincter injury at delivery. Obstet Gynecol 2008;112(2, Part 1):212-7.

37. Laine K, Pirhonen T, Rolland R, et al. Decreasing the incidence of anal sphincter tears during delivery. Obstet Gynecol 2008;111(5):1053-7.

38. Mayerhofer K, Bodner-Adler B, Bodner K, et al. Traditional care of the perineum during birth: A prospective, randomized, multicenter study of 1,076 women. J Reprod Med Obstet Gynecol 2002;47(6):477-82.

39. ACOG. Delayed Umbilical Cord Clamping After Birth. Committee Opinion. Number 814. December 2020. [citado: 8 agosto de 2022]. Disponible en: https://www.acog.org/-/media/project/acog/acogorg/clinical/files/committee-opinion/articles/2020/12/delayed-umbilical-cord-clamping-after-birth.pdf.

40. Nicolaides KH. Committee opinion. Am Coll Obstet Gynecol 2017;701(698):1-4.

41. Mshweshwe NT, Hofmeyr GJ, Gülmezoglu AM. Controlled cord traction for the third stage of labour. Cochrane Database Syst Rev 2009;(4):CD008020.

42. Du Y, Ye M, Zheng F. Active management of the third stage of labor with and without controlled cord traction: A systematic review and meta-analysis of randomized controlled trials. Acta Obstet Gynecol Scand 2014;93(7):626-33.

43. OMS. Recomendaciones de la OMS. Para los cuidados durante el parto. Transformar la atención a mujeres y neonatos para una experiencia de parto positiva. Dep Salud Reprod e Investig Conex Organ Mund la Salud [Internet]. 2018; WHO-RHR-18(8):1-8. Disponible en: https://apps.who.int/iris/bitstream/handle/10665/272435/WHO-RHR-18.12-spa.pdf?ua=1%20Accessed%205%20julio%202021

 ## CASOS CLÍNICOS

Caso clínico 5-1

Paciente en semana 37 de gestación que ingresa a urgencias por cefalea. Se observa: PA 150/95; FC 68/min; FCF: 148/min. Altura uterina: 30 cm. Feto longitudinal cefálico. TV: pelvis ginecoide, cérvix posterior, blando, largo, cerrado. Feto en vértex, estación −2.
¿Cuál es el diagnóstico? ¿En cuánto calcula el Bishop? ¿Cuál es el manejo más apropiado?

Continúa

CASOS CLÍNICOS (CONT.)

Caso clínico 5-2

Paciente con gestación de 39 semanas y 2 días, con control prenatal y laboratorios dentro de lo normal, que ingresa por contracciones uterinas 1 cada 10 minutos. Al examen presenta signos vitales normales. Altura uterina 32 cm. Feto longitudinal cefálico. TV: pelvis ginecoide, cérvix central, blando, borrado 40% y dilatación de 2 cm.
¿Cuál es el diagnóstico? ¿Cuál es el manejo más apropiado?

Caso clínico 5-3

Paciente en semana 40 de gestación (G2P1) en trabajo de parto, con partograma dentro de las líneas de alerta, signos maternos y fetales normales y anestesia epidural. Presenta contracciones de 3 en 10 minutos. Se realiza tacto vaginal y se encuentra borramiento de 100% y dilatación de 10 cm, feto en occipito izquierdo anterior, estación de 0. Sin deseos de pujar.
¿Cuál es el diagnóstico? ¿Cuál es el manejo más apropiado?

? PREGUNTAS DE AUTOEVALUACIÓN

5-1. Una contraindicación para realizar la inducción del trabajo de parto es la presencia de:
A. Diabetes materna.
B. Distocias de la presentación.
C. Rotura de membranas.
D. Restricción del crecimiento intrauterino.

5-2. De los métodos usados para la maduración cervical, el menos efectivo es:
A. La dilatación cervical con sonda de Foley.
B. La dilatación con métodos mecánicos osmóticos.
C. El uso de oxitocina.
D. El uso de prostaglandina E2.

5-3. La amniotomía es un procedimiento que tiene algunas indicaciones en el trabajo de parto. ¿Cuál de los siguientes NO es una indicación de amniotomía?
A. Reforzar el trabajo de parto en la fase latente.
B. Observación del líquido amniótico.
C. Sospecha de estado fetal insatisfactorio.
D. Prueba de encajamiento.

5-4. Las intervenciones que se recomiendan durante un trabajo de parto sin alteraciones son:
A. Revisión de paraclínicos, rasurado perineal y dejar que la paciente camine
B. Dejar que la paciente camine, enema rectal y antibiótico profiláctico
C. Colocación de acceso venoso, rasurado perineal y dejar que la paciente se acueste
D. Revisión de paraclínicos, ingesta de líquidos y dejar que la paciente camine

Continúa

5-5. Una indicación para realizar la episiotomía es:
A. Paciente nulípara.
B. Paciente con estrechez del periné.
C. Paciente con desgarros en el parto anterior.
D. Feto con restricción del crecimiento intrauterino.

Véase **Resolución de casos clínicos y respuestas de las preguntas de autoevaluación**, al final del libro.

Parto distócico

6

INTRODUCCIÓN

El término distocia proviene del griego *dis* = malo-difícil y *tocos* = parto. Los partos distócicos son aquellos que presentan una dificultad, complicación o impedimento para culminar un parto vaginal normal.[1] Existen diferentes causas por las cuales se genera un parto distócico, las cuales pueden ser originarias de la madre o el feto.[1] Las distocias se pueden clasificar según su origen (**cuadro 6-1**).

 Los partos distócicos son aquellos que presentan una dificultad, complicación o impedimento para culminar un parto vaginal normal.

La gran mayoría de distocias se resuelven con una operación cesárea. En este capítulo se hablará de las distocias de origen fetal, en las que se pueden realizar procedimientos y maniobras obstétricas para poder culminar un parto normal. A continuación, se presentarán por separado las distocias de origen fetal, como la distocia de hombros y la presentación de pelvis.

DISTOCIA DE HOMBROS

 Es una complicación del parto vaginal que ocurre en el segundo período del trabajo de parto, luego de la expulsión de la cabeza, con la retención de uno o ambos hombros.

Puede estar generada por la obstrucción del hombro anterior en la sínfisis del pubis, la impactación del hombro posterior en el promontorio sacro y, en raras ocasiones, ante la persistencia de la postura anteroposterior de los hombros entre las alas de la pelvis[2,3] (**fig. 6-1**). Los predictores más importantes son: la macrosomía fetal, ser hijo de madre diabética y el antecedente de macrosomía en gestaciones previas.[4] Se han realizado diferentes estudios para tratar de encontrar hallazgos clínicos y paraclínicos a fin de poder predecir la distocia de hombros, aunque no han tenido mucho éxito.[3] Se han realizado mediciones del diámetro biacromial, de la relación del diámetro biacromial/circunferencia de la cabeza fetal o del diámetro biacromial/diámetro biparietal y también de la relación del diámetro biparietal con el diámetro abdominal. La longitud de la clavícula fetal es un componente importante del diámetro biacromial: un estudio encontró relación entre la longitud de la clavícula fetal en el tercer trimestre con la distocia de hombros. Se encontró un punto de corte de longitud de clavícula de 41,35 mm para predecir esta distocia.[5]

Epidemiología

La incidencia de la distocia de hombros es difícil de determinar, dado que no es habitual realizar un informe de rutina de esta entidad y tampoco hay estudios clínicos recientes. Sin embargo, en la literatura científica su frecuencia es baja, y se calcula entre el 0,58-0,70% de todos los partos vaginales.[3]

Cuadro 6-1. Clasificación de las distocias según su origen	
Tipo	**Comentario**
Pélvicas óseas	Según el tipo de pelvis de la madre. Hay pelvis que no permiten el paso de la cabeza fetal debido a sus diámetros
Tejidos blandos	Alteraciones anatómicas que dependen del útero, cérvix y vagina
Fetales	Situación, presentación, posición y actitud fetal anormales, se incluyen también aquellas que corresponden a macrosomía total o parcial del feto y los partos múltiples
Anexos ovulares	Aquellas alteraciones del cordón o la placenta que impidan un parto normal
Dinámicas	Anormalidad en la dinámica uterina, ya sea porque se encuentra aumentada o con un patrón irregular
Otras	Algunas infecciones no controladas o activas, como herpes y virus de la inmunodeficiencia humana. Si bien permiten un parto vaginal, este tendría consecuencias para el recién nacido, por lo tanto, la indicación de una operación cesárea dependerá del estado de la infección

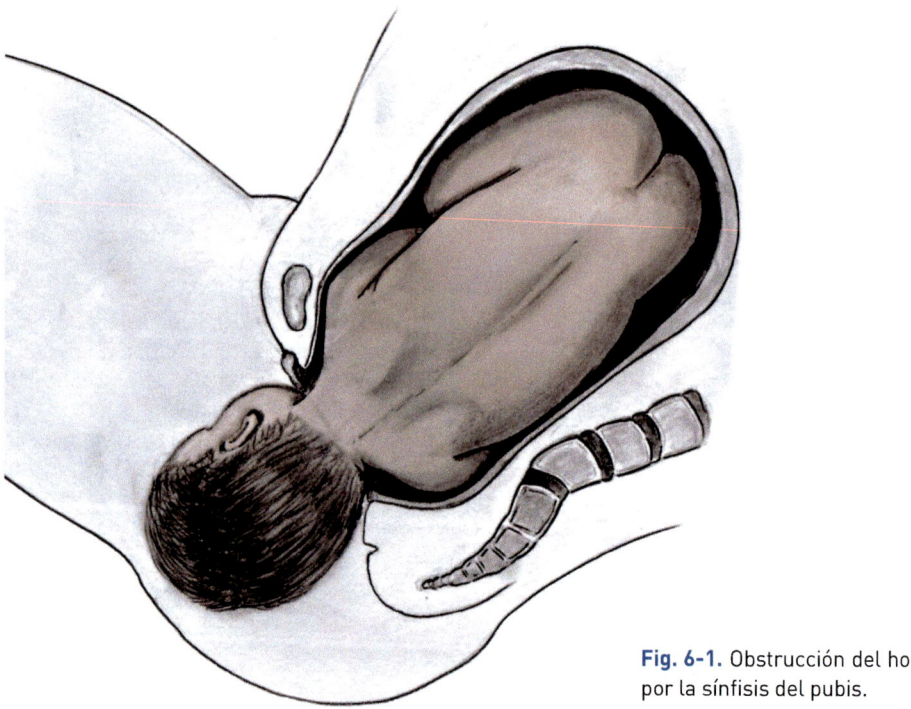

Fig. 6-1. Obstrucción del hombro anterior por la sínfisis del pubis.

! Se ha observado un aumento de la distocia de hombros en los últimos años, posiblemente como respuesta al aumento de la obesidad y diabetes mellitus en la población general.[6]

Diagnóstico

El diagnóstico de la distocia de hombros se realiza durante la atención del parto. Se debe sospechar toda vez que se realice una tracción suave de la cabeza fetal y hayan transcurrido más de

60 segundos sin que se presente un desprendimiento fácil de los hombros.[7]

> **!** Una vez que se expulsa la cabeza y no hay desprendimiento de los hombros comienza a aparecer el signo conocido como de "la tortuga", donde la cabeza permanece retraída y se genera un efecto compresivo en el periné[8] (**fig. 6-2**).

La cabeza retraída simultáneamente es traccionada por el hombro que aún no se ha liberado y queda en extensión desde la entrada hasta la salida de la pelvis. Esto se conoce como "signo del cuello de cisne".[9]

Maniobras

> **!** Una vez que se ha diagnosticado la distocia de hombros, se cuenta con cinco minutos de oro para disminuir el riesgo de lesiones maternas y fetales, especialmente la lesión por asfixia neonatal.

Uno de los marcadores más importantes para determinar la acidosis es el pH, que disminuye entre 0,01-0,04 por cada minuto luego de que ha ocurrido la retención de hombros.[10]

Se debe considerar la realización de una episiotomía medio lateral para llevar a cabo las maniobras que intentarán corregir la distocia de hombros. Es necesario tener en cuenta que la episiotomía por sí sola no es el tratamiento, sino que, según el tipo de pelvis de la madre, se puede beneficiar o no al obtener una mayor maniobrabilidad (véase la técnica en el **cap. 5, Parto normal**).

A continuación, se explicarán las maniobras que se deben realizar una vez que se ha presentado la distocia de hombros. Es necesario tener presente que, antes de iniciarlas, se debe pedir a la madre que evite pujar, no realizar una tracción exagerada de la cabeza fetal y cuello ni presión en el fondo uterino, ya que puede empeorar la distocia.

Maniobra de McRoberts

> **!** Es la principal maniobra utilizada para el manejo de la distocia de hombros, ya que resuelve aproximadamente el 40% de los casos.[11]

Su éxito se debe a que disminuye la lordosis lumbar, ya que bascula la base del sacro hacia adelante y hacia abajo y, de manera simultánea, el cóccix hacia arriba y hacia atrás, con lo cual se consigue desplazar el hombro hacia el pubis. Una de las complicaciones que puede causar en la madre es la neuropatía de los miembros inferiores debido a la presión sostenida del nervio femoral, otras poco frecuentes son la separación sinfisiaria y la luxación de la articulación sacroilíaca. Todas las complicaciones están relacionadas con la prolongación del tiempo de realización de la maniobra[12] (**cuadro 6-2** y **fig. 6-3**).

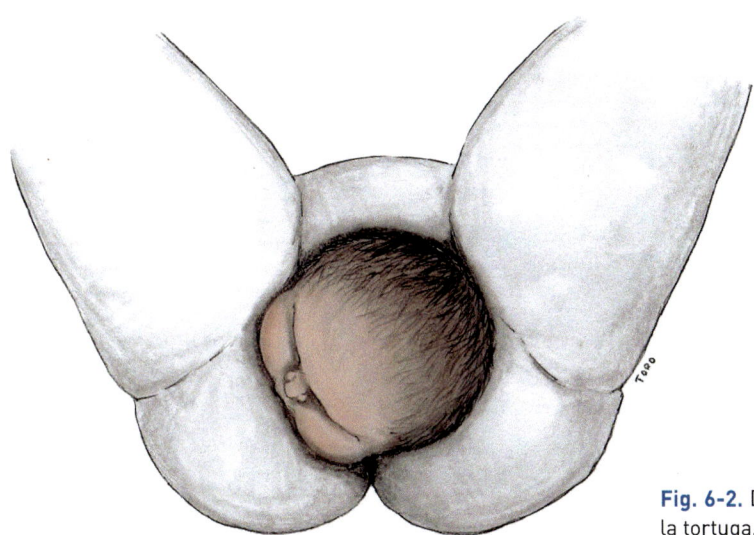

Fig. 6-2. Distocia de hombros, signo de la tortuga.

Cuadro 6-2. Distocia de hombros: maniobra de McRoberts	
Estructura	**Técnica (véase fig. 6-3)**
Cadera materna	Modo: con la paciente en posición de litotomía, se debe tomar cada pierna y realizar una hiperflexión sostenida hacia el abdomen. Al mismo tiempo se debe realizar una tracción suave sobre la cabeza fetal para lograr el desprendimiento del hombro Duración: 30 segundos Nota: se debe realizar con dos personas para que se pueda ejercer un mejor movimiento y presión en cada pierna por separado

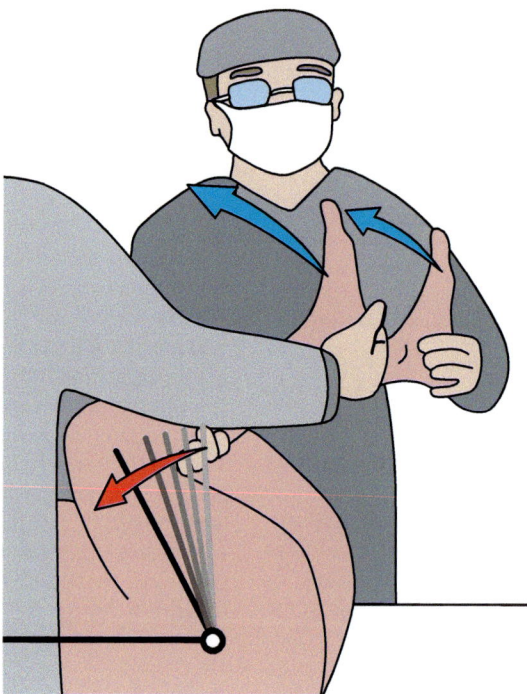

Fig. 6-3. Distocia de hombros: maniobra de McRoberts.

Presión suprapúbica

Es la segunda maniobra que se realiza y con ella se pretende aducir los hombros del feto o llevarlos a un plano oblicuo para lograr desimpactar el hombro anterior. Se debe realizar junto con la maniobra de McRoberts para tener mayor éxito (**fig. 6-4A** y **B**, y **cuadro 6-3**).

Las siguientes maniobras se consideran de segunda línea y pueden implementarse si las anteriores no resuelven la distocia. Sin embargo, no hay evidencia de superioridad entre ellas e incluso pueden llegar a ser complementarias. Es importante tener en cuenta que pueden generar lesiones en las estructuras óseas y nerviosas del feto, así como también lesiones en

los tejidos maternos. Es la decisión del médico, la experticia y la situación especial de cada paciente lo que indicará la pertinencia de realizarlas.

 Las maniobras de segunda línea para la distocia de hombros pueden generar lesiones en las estructuras óseas y nerviosas del feto, así como también lesiones en los tejidos maternos.

Extracción del brazo posterior

Esta maniobra es una de las primeras opciones cuando ha fallado la maniobra de McRoberts más

Cuadro 6-3. Distocia de hombros: presión suprapúbica

Estructura	Técnica (véase fig. 6-4A y B)
Hipogastrio materno	Modo: con la paciente en posición de litotomía y la maniobra de McRoberts realizada previamente, se ejerce una presión sostenida con el puño en la región suprapúbica Duración: 30 segundos Nota: la fuerza debe estar dirigida hacia abajo del pubis

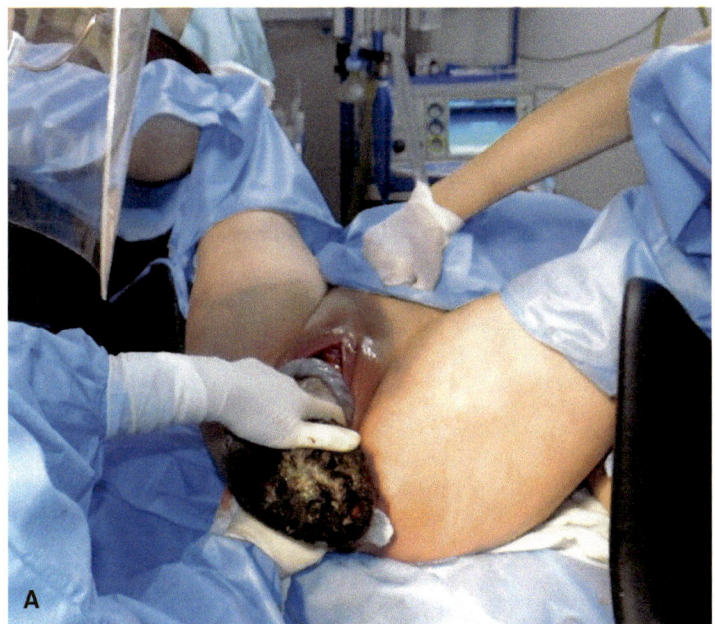

A

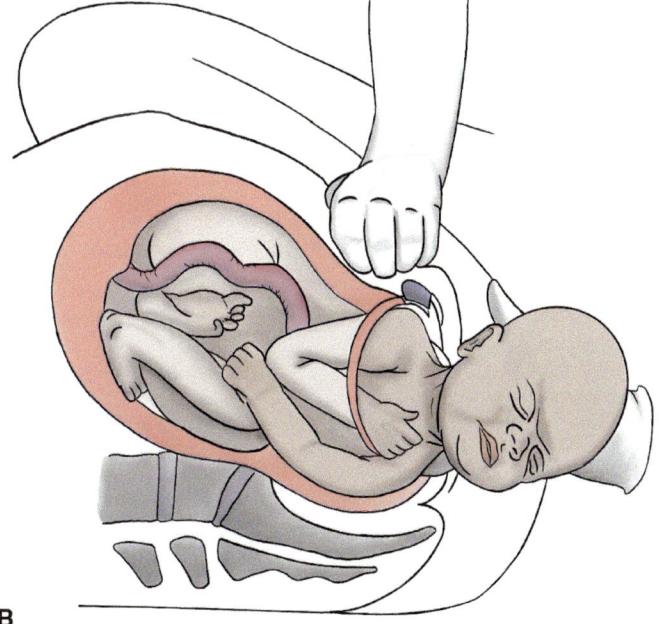

B

Fig. 6-4. A. Con la maniobra de McRoberts realizada previamente, se lleva a cabo la presión suprapúbica. **B.** Se observa la aducción del hombro anterior.

la presión suprapúbica. Tiene como objetivo extraer el miembro superior posterior, ya que disminuye 2 cm el diámetro biacromial y aproximadamente 2,5 cm el perímetro axilo-acromial y permite que haya más espacio para la extracción total del recién nacido. Tiene mayor riesgo de lesiones fetales en comparación con las maniobras de McRoberts y presión suprapúbica. La principal complicación que se puede mencionar es la fractura del húmero durante el procedimiento, la cual se calcula que puede llegar hasta el 30%; otra posible lesión que podría causar es la fractura de la clavícula (**cuadro 6-4** y **fig. 6-5**).

Maniobra de Woods

La maniobra de Woods se describe en el **cuadro 6-5** y se observa en la **figura 6-6**.

Maniobra de Rubin

La maniobra de Rubin se describe en el **cuadro 6-6** y se observa en la **figura 6-7**.

Maniobra de Gaskin

La maniobra de Gaskin se describe en el **cuadro 6-7** y se observa en la **figura 6-8**.

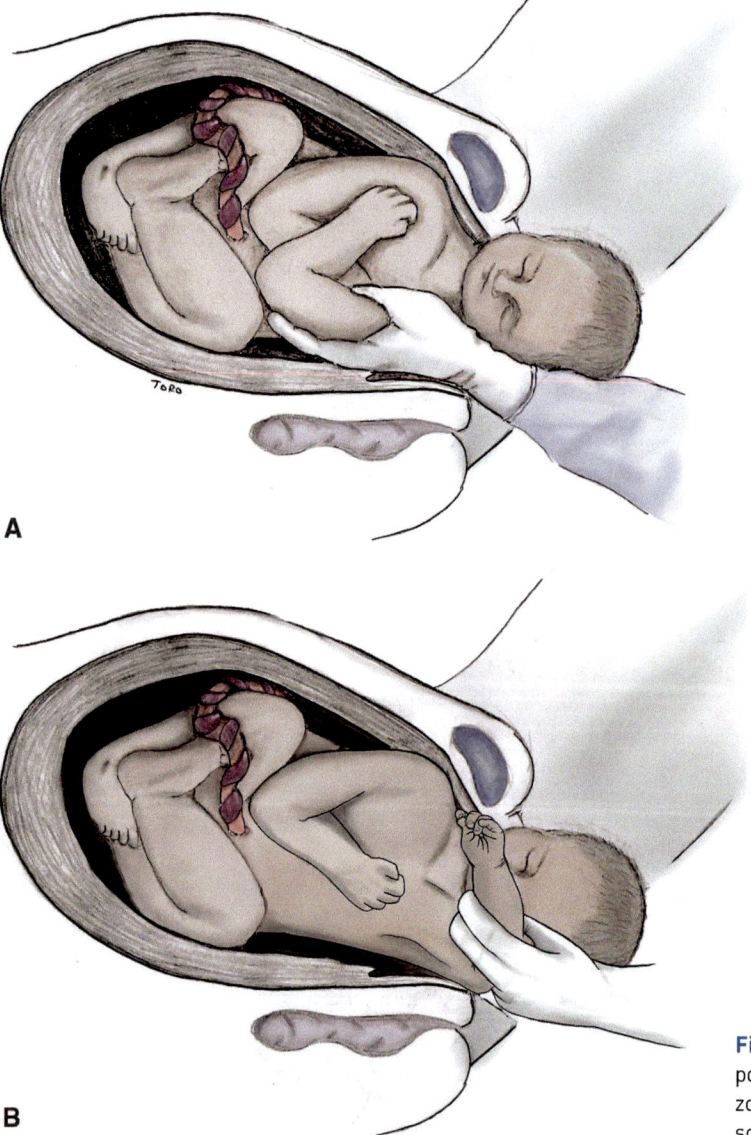

A

B

Fig. 6-5. Extracción del brazo posterior. **A.** Toma del antebrazo fetal. **B.** Extracción del brazo sobre la cara fetal.

Cuadro 6-4. Distocia de hombros: extracción del brazo posterior

Estructura	Técnica (véase fig. 6-5A y B)
Miembro superior posterior fetal	Modo: se introduce la mano a través de la concavidad del sacro materno hasta llegar al hombro posterior y se avanza lo más distal posible del miembro superior fetal. Se intenta tomar la mano o el antebrazo fetal para deslizarlo y hacerlo descender sobre la cara fetal hacia el exterior de la vulva Analgesia: se debe optar por una analgesia de acción rápida y efectiva, dada la emergencia de la situación (véase el apartado de analgesia obstétrica en el **cap. 5**, **Parto normal**) Duración: 30 segundos

Cuadro 6-5. Distocia de hombros: maniobra de Woods

Estructura	Técnica (véase fig. 6-6)
Miembro superior posterior fetal	Modo: se introduce la mano a través de la concavidad del sacro materno y se llega hasta el hombro posterior. Se posiciona un dedo en la axila y otro en la escápula, y se ejerce fuerza hacia la cara anterior del cuerpo fetal para girar el tronco del bebé[12] Duración: 30 segundos

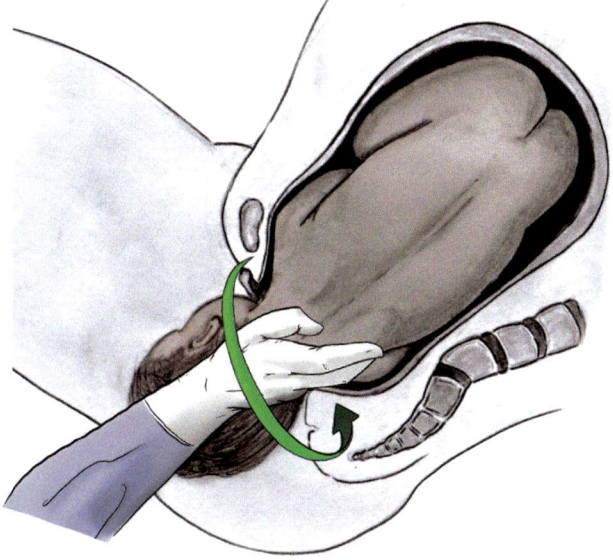

Fig. 6-6. Maniobra de Woods. Colocación de los dedos en la axila y la escápula, y rotación del tronco fetal 180°.

Cuadro 6-6. Distocia de hombros: maniobra de Rubin

Estructura	Técnica (véase fig. 6-7)
Miembro superior anterior fetal	Modo: se introduce la mano por la parte anterior de la vagina y se posiciona detrás del hombro anterior. Se ejerce fuerza para sacar el miembro superior de su posición bajo la sínfisis púbica. También puede utilizarse para el miembro superior posterior fetal[13] Duración: 30 segundos

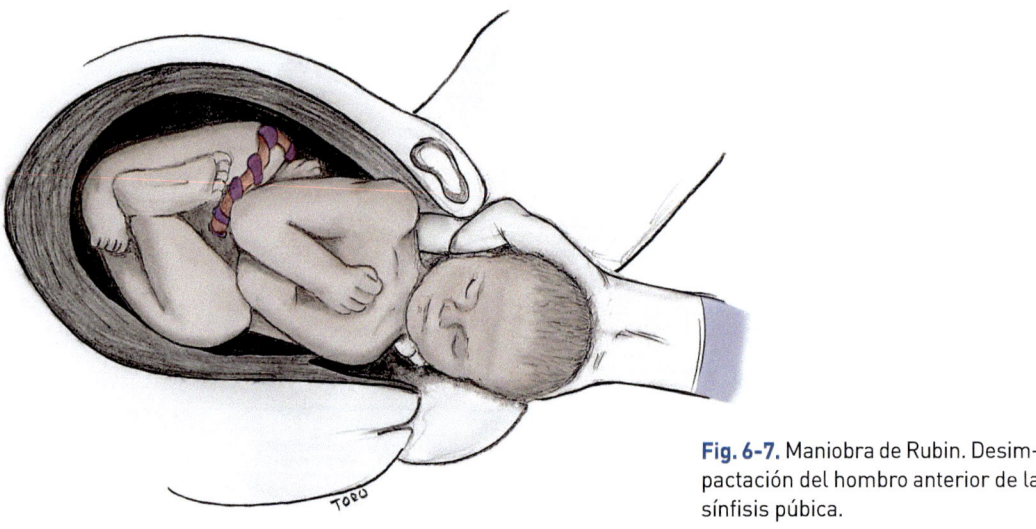

Fig. 6-7. Maniobra de Rubin. Desimpactación del hombro anterior de la sínfisis púbica.

Cuadro 6-7. Distocia de hombros: maniobra de Gaskin	
Estructura	**Técnica (véase fig. 6-8)**
Madre	Modo: se solicita a la madre que tome una posición de gateo, apoyando las dos manos y las dos rodillas en la camilla, mientras el examinador realiza una tracción suave y sostenida del bebé para intentar desimpactar los hombros[13]

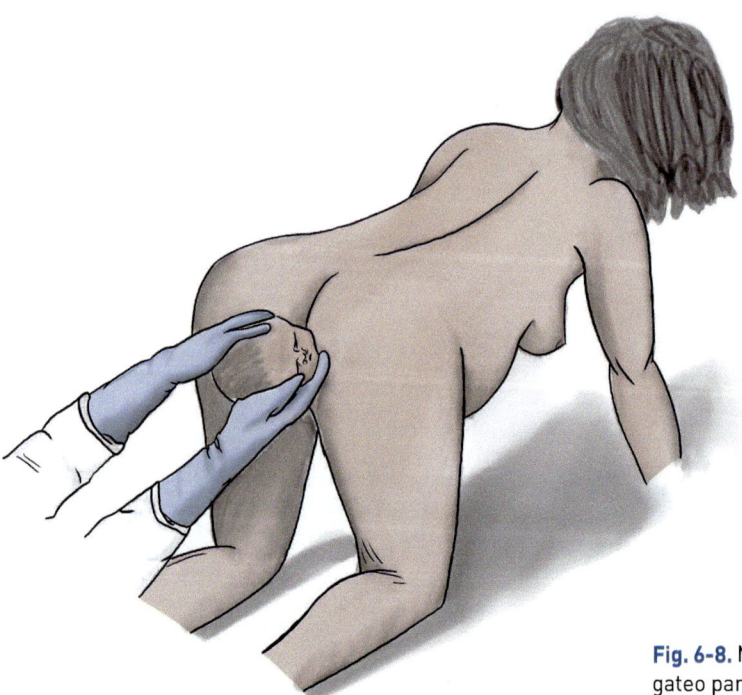

Fig. 6-8. Maniobra de Gaskin. Posición de gateo para desimpactar los hombros.

Por último, existen las maniobras de tercera línea que se usan de manera extraordinaria cuando no se ha logrado resolver la distocia. No hay evidencia suficiente para recomendarlas; sin embargo, se realizan como última medida para salvar las vidas fetal y materna.

Se mencionan a continuación.

Fractura de clavícula

Esta maniobra se describe en el **cuadro 6-8**.

Maniobra de Gunn-Zavanelli-O'Leary

Esta maniobra se describe en el **cuadro 6-9** y se observa en la **figura 6-9A** y **B**.

Sinfisiotomía

Este procedimiento ha recibido críticas por el riesgo de complicaciones, como la inestabilidad pélvica. Algunos estudios han observado un riesgo importante; sin embargo, revisiones observacionales y un metanálisis de siete estudios encontró que no hubo diferencias en morbilidad a largo plazo ni en mortalidad materna o fetal en comparación con la cesárea.[13]

Este procedimiento se describe en el **cuadro 6-10** y se observa en la **figura 6-10**.

Esquema de manejo

La forma de manejar la distocia de hombros y los pasos que se deben seguir con el orden de las maniobras para realizar se pueden observar en el **cuadro 6-11**.

Complicaciones

Fetales

Las complicaciones de los fetos que presentan distocia de hombros se han encontrado en un 10% de los casos. Es importante tener en cuenta que las lesiones pueden ocurrir así se realicen adecuadamente las maniobras para resolver las distocias de hombros.

 De las lesiones que afectan el plexo braquial se ha documentado que el 50% se genera por la atención del parto distócico y el 50% restante por otras razones, como la posición del feto en la vida intrauterina o malformaciones congénitas. La gran mayoría de las secuelas se resuelven en los primeros 12 meses de vida del recién nacido. Las más importantes se describen en el **cuadro 6-12**.[3,14]

Maternas

La morbilidad materna en gran medida es secundaria a la atonía uterina presentada, por lo tanto, la hemorragia posparto ocurre con mayor frecuencia en estas pacientes. También se observa lesión de los tejidos blandos de la madre, ya sea por la manipulación en las maniobras realizadas o por el paso de las estructuras fetales.

En una cohorte multicéntrica de 130 008 partos vaginales se encontró distocia de hombros en el 1,7% de los casos. La morbilidad materna más significativa fue el desgarro perineal de grados III y IV, con una frecuencia de 14,7% y un riesgo relativo comparado con pacientes sin distocia de 1,71 (IC 95%: 1,64-2,01), seguido por la hemorragia posparto en el 5% de las pacientes y con un riesgo relativo de 1,77 (IC 95%: 1,47-2,15). Además, se encontró un pequeño aumento del riesgo de corioamnionitis.[15]

 La morbilidad materna más significativa fue el desgarro perineal de grados III y IV.

De la vigilancia estricta de las pacientes y de la corrección oportuna de las lesiones depende el pronóstico de las complicaciones maternas (**cuadro 6-13**).[3]

Cuadro 6-8. Distocia de hombros: fractura de clavícula	
Estructura	**Técnica**
Feto	Modo: se busca el miembro superior fetal que esté más disponible y se realiza una presión sostenida sobre la clavícula fetal, desde adentro hacia afuera, hasta lograr su fractura, buscando reducir el diámetro biacromial[12]

Cuadro 6-9. Distocia de hombros: maniobra de Gunn-Zavanelli-O´Leary	
Estructura	**Técnica (véase fig. 6-9A y B)**
Feto	Modo: se toma la cabeza fetal con una mano y se gira hasta lograr una posición occipitoanterior. Posteriormente se flexiona la cabeza y se genera una fuerza firme hacia adentro de la pelvis, hasta lograr ascender o introducirla lo máximo posible. Inmediatamente se debe realizar la operación cesárea[14] Premedicación: Salbutamol: 50 µg en bolo; máximo 250 µg o Terbutalina: 0,25 mg SC o IV o Nitroglicerina: 50 µg IV cada minuto; máximo 250 µg

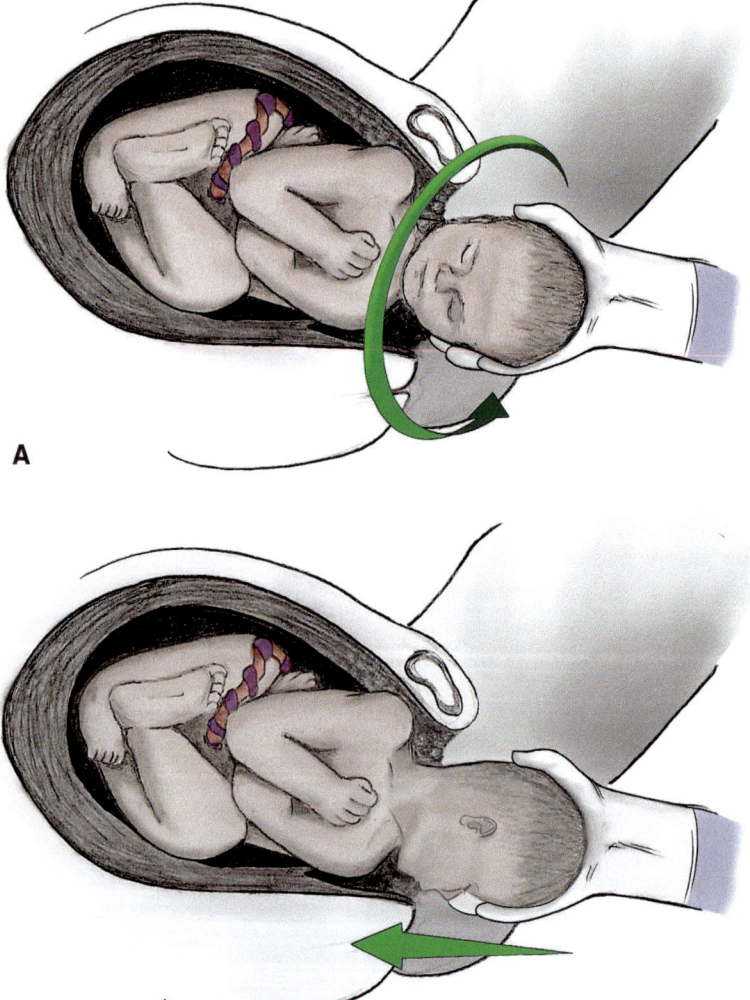

A

B

Fig. 6-9. Maniobra de Gunn-Zavanelli-O´Leary. **A.** Movimiento para girar la cabeza fetal. **B.** Fuerza ejercida para introducir la cabeza fetal.

Cuadro 6-10. Sinfisiotomía

Estructura	Técnica (véase fig. 6-10)
Feto	Modo: la uretra se desplaza lateralmente con los dedos índice y medio colocados contra la cara posterior de la sínfisis. Se realiza una incisión a través de la porción cartilaginosa de la sínfisis para conseguir la separación de los huesos púbicos[15] Anestésico: lidocaína 1-2%. Cantidad: 10-20 mL (dosis máxima 4,5 mg/kg de lidocaína al 1%) Complicaciones: lesiones de la vía urinaria y la vagina, incontinencia urinaria, fístula vesico-vaginal y dolor pélvico crónico

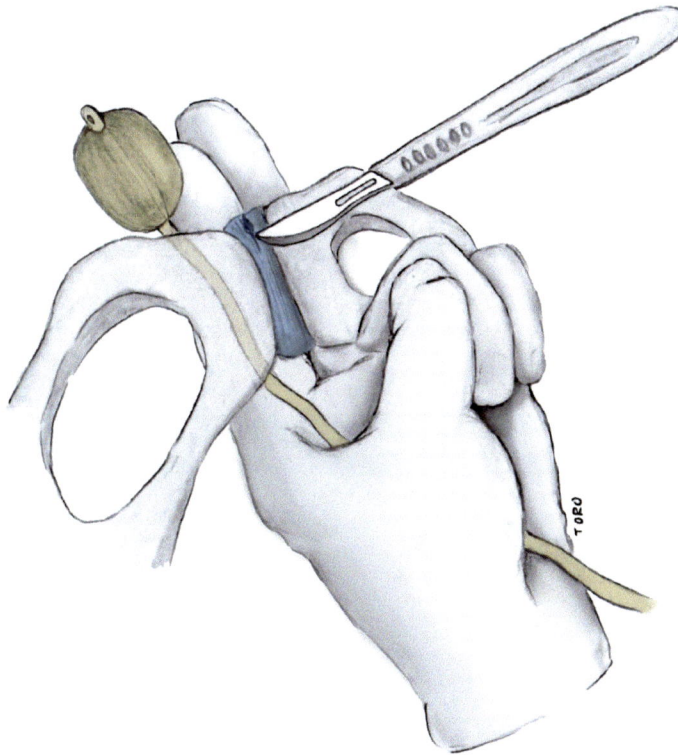

Fig. 6-10. Sinfisiotomía.

Cuadro 6-11. Esquema de manejo de la distocia de hombros

Esquema de manejo

Primero	Registrar	Una vez que hay nacimiento de la cabeza, se debe registrar la hora exacta
	Informar	Si hay sospecha de distocia de hombros, informar inmediatamente y solicitar la presencia de: Segundo médico obstetra Anestesiólogo Neonatólogo Terapeuta respiratorio
Segundo	Primera maniobra	Realizar la maniobra de McRoberts
	Segunda maniobra	Realizar presión suprapúbica constante
Tercero	Considerar la realización de una episiotomía	Extracción del brazo posterior
		Maniobra de Woods
		Maniobra de Rubin
		Maniobra de Gaskin
Cuarto	Maniobras extraordinarias	Cleidiotomía
		Maniobra de Zhavanelli
		Sinfisiotomía

Cuadro 6-12. Incidencia de lesiones fetales por distocia de hombros

Lesiones del plexo braquial	3-17% (en orden de frecuencia): Parálisis de Erbs; lesión de C5-C6 Parálisis de Klumpke; lesión de C8 y T1 Lesiones polimórficas de C5 a T1
Fractura clavicular	2-9%
Fractura de húmero	0,1-4%
Encefalopatía hipóxica-isquémica	1%
Muerte	1%

Cuadro 6-13. Incidencia de lesiones maternas por distocia de hombros

Hemorragia posparto	11%
Desgarros perineales de grados III y IV	3,8%
Laceraciones vaginales	19,3%
Desgarros cervicales	2%
Ruptura uterina	0,5%

DISTOCIA POR PRESENTACIÓN DE PELVIS

> **!** La presentación de pelvis ocurre cuando el feto tiene su polo pélvico en relación directa con el estrecho superior de la pelvis materna, lo ocupa en su totalidad y sigue un mecanismo de parto.

Hay tres modalidades de presentación de pelvis (**fig. 6-11A, B** y **C**):

- Pelvis completa: los muslos fetales se encuentran flexionados sobre el abdomen y, a su vez, las piernas están sobre ellos. La actitud fetal de flexión se mantiene en todos los polos del feto.[1,16]
- Franca de nalgas: los muslos fetales se encuentran flexionados sobre el abdomen y las piernas, extendidas.[1,16]
- Pelvis incompleta: uno o ambos pies se presentan como la parte más avanzada de la presentación.[1,16]

La presentación de pelvis se considera completamente normal hasta la semana 28, y se confirma una vez que la gestación esté a término. Existen factores de riesgo maternos y fetales para que ocurra este tipo de distocia, los cuales se describen en el **cuadro 6-14**.[1]

Epidemiología

 La presentación de pelvis se observa en el 20% de los fetos en la semana 28 de gestación. De estos, el 4% permanecerá en esta postura luego de la semana 36.[17]

Del total de partos en pelvis, solo el 10% se atiende por vía vaginal, en el 90% restante se realiza la operación cesárea.[18] Además, un estudio evidenció que solo el 15% de los obstetras se siente confiado en la atención del parto en pelvis por vía vaginal y tan solo el 32% se encuentra capacitado para resolver esta condición clínica.[16,19] Actualmente en nuestro medio la presentación de pelvis es una indicación de cesárea.

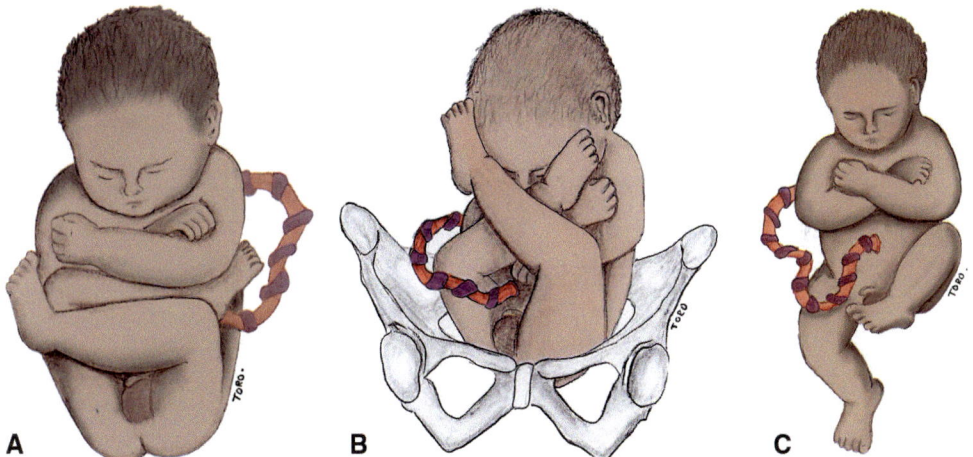

Fig. 6-11. Modalidades de presentación de pelvis. **A.** Presentación de pelvis completa. **B.** Presentación de nalgas franca. **C.** Presentación de pelvis incompleta.

Cuadro 6-14. Factores de riesgo para la presentación de pelvis	
Fetales-placentarios	**Maternos**
Feto de pretérmino	Antecedente de un parto en pelvis
Anomalías fetales (aneuploidías)	Anomalías uterinas (útero bicorne –tabicado– con presencia de miomas)
Ubicación de la placenta	Multiparidad
Oligohidramnios-polihidramnios	Pelvis materna estrecha
Sexo femenino	Primipaternidad
	Edad materna avanzada

Diagnóstico

Examen físico

Es fundamental para el diagnóstico de la presentación de pelvis. Encontrar la fetocardia en la parte superior del abdomen materno hace sospechar una presentación de pelvis.

Se deben realizar las maniobras de Leopold para poder identificar la presentación, posición y actitud fetal. En la parte inferior del útero se encontrará una masa blanda (nalgas del feto) y la ausencia del cráneo fetal.

Al realizar el tacto vaginal, el clínico debe identificar el punto de reparo de la presentación; según la dilatación se puede palpar una superficie irregular, blanca, acompañada de prominencias y depresiones. Una masa separada por un surco pronunciado (surco interglúteo) y en uno de los extremos de ese surco se puede identificar la presencia de una prominencia ósea triangular ligeramente flexible, el coxis y las prominencias óseas que corresponden a la cresta sacra. También se pueden identificar los pies, que se diferencian de la mano por la presencia de tres prominencias óseas: los dos maléolos y el talón, además de palpar el ángulo a la altura del calcáneo y los dedos cortos.[20,21]

Ultrasonografía

 La ultrasonografía es el método diagnóstico que ofrece mayor sensibilidad y especificidad y ubica correctamente la presentación fetal.

Sin embargo, no está disponible en todos los sitios de práctica clínica.[20,21]

Manejo médico

Versión cefálica externa

 Una alternativa que se puede ofrecer a las madres es la realización de una versión cefálica externa antes del inicio de trabajo de parto.

Consiste realizar una manipulación externa de los polos fetales que pretende desplazar la presentación pélvica del estrecho superior, dirigir la versión fetal y llevar el polo cefálico a ocupar el estrecho superior de la pelvis materna. Esta maniobra tiene un éxito del 53 al 63% y el 80% de las pacientes tiene un parto vaginal. Se realiza en mujeres que tienen entre 36 semanas y 37 semanas de gestación debido a que, en esta edad gestacional, el riesgo de que la presentación fetal vuelva a cambiar es menor (**fig. 6-12**).

 La versión cefálica externa tiene un porcentaje de complicaciones del 6,1%.

Las complicaciones más frecuentes son: estado fetal insatisfactorio, sangrado vaginal, amniorrexis, inicio de trabajo de parto en menos de 24 horas e hipotensión materna.[22,23]

Las contraindicaciones para realizar la versión cefálica externa se resumen en el **cuadro 6-15**.

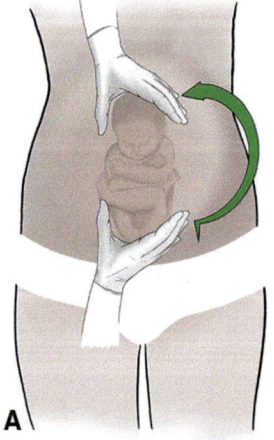
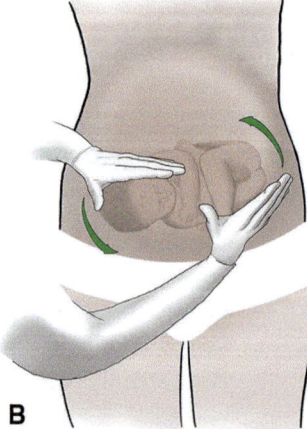
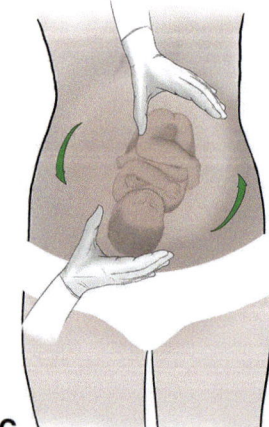

A **B** **C**

Fig. 6-12. A-C. Secuencia para la realización de la versión cefálica externa.

Los prerrequisitos para esta maniobra son:

- Evaluación ecográfica del feto para observar la situación, presentación, ubicación placentaria y perfil biofísico, que incluye el índice de líquido amniótico.
- Tocolítico: salbutamol 0,5 mg/mL en 100 mL de solución salina, pasar a 25 mL/hora.
- Analgesia: se debe garantizar que el procedimiento se realice con analgesia, preferentemente neuroaxial.
- Vejiga vacía.
- Sala de cirugía y equipo multidisciplinario, en caso de ser necesario.

La técnica para la realización de esta maniobra se describe en el **cuadro 6-16**.

Atención de parto

> Para la atención de un parto vaginal en presentación de pelvis, la paciente debe encontrarse en trabajo de parto expulsivo y el sacro fetal debe estar encajado (haber traspasado el estrecho inferior de la pelvis).

En este momento se considera que los riesgos de una cesárea superan los beneficios; sin embargo, no debe existir ninguna contraindicación para el parto vaginal (**cuadro 6-17**).[17]

Recomendaciones generales

Se debe contar con la firma del consentimiento para la atención del parto, en el que se informe acerca de los riesgos maternos y fetales del procedimiento y se explique la necesidad de realizar una operación cesárea en caso de que llegara a presentarse una complicación.[17,24]

Al igual que en la atención del parto en presentación cefálica, se debe ofrecer analgesia a la paciente (revisar analgesia obstétrica en capítulo de parto normal).

> ! No se debe realizar amniotomía en ningún momento de la atención del trabajo de parto, dado que esto aumenta el riesgo de prolapso de cordón.[17,24,25]

Cuadro 6-15. Contraindicaciones para la versión cefálica externa	
Fetales	**Maternas**
Gestación múltiple	Malformaciones uterinas
Anomalías fetales	Infección activa de cualquier tipo
Anomalías de la placentación	Isoinmunización
Oligohidramnios-polihidramnios	Amniorrexis
Ausencia de bienestar fetal	Trastornos de la coagulación
RCIU	

Cuadro 6-16. Técnica para la versión cefálica externa	
Estructura	**Técnica (véase fig. 6-12A, B y C)**
Feto	Modo: se aplica gel en el abdomen materno y con las manos se realiza la liberación de las nalgas para desplazarlas y liberar la pelvis Si la columna del feto y la cabeza están del mismo lado de la línea media materna, se intenta un desplazamiento inverso (*black-flip*), en caso contrario, se intenta un desplazamiento hacia delante (*forward roll*) Una vez que la pelvis fetal está liberada, se eleva, mientras que al mismo tiempo desciende la cabeza fetal y los polos giran en dirección opuesta. Las manos del clínico se deben dirigir de forma firme y sostenida, evitando movimientos bruscos La maniobra finaliza una vez que el polo cefálico se encuentra ocupando el estrecho superior de la pelvis materna Nota: se debe realizar una monitorización permanente de la frecuencia cardíaca fetal y suspender el procedimiento si hay desaceleraciones. No se recomienda la realización de más de cuatro intentos[22,23]

Cuadro 6-17. Contraindicaciones absolutas para la atención del parto en presentación de pelvis

Prolapso o procidencia del cordón-placenta previa
Restricción de crecimiento intrauterino-macrosomía
Presentación de pelvis incompleta
Deflexión de la cabeza fetal
Pelvis materna estrecha
Anomalías fetales

La paciente debe encontrarse en posición de litotomía para poder realizar las maniobras necesarias para la atención del parto.[17,24,25] La episiotomía solo se debe realizar en casos específicos y con las mismas indicaciones que en el parto normal (véase el apartado de episiotomía en el **cap. 5, Parto normal**).

Una vez que se inicia la expulsión del feto, se debe permitir su salida libremente hasta la visualización de la escápula fetal. En el momento en que la cabeza penetra la pelvis menor, se comprimirá el cordón y dificultará la oxigenación fetal, por lo

tanto, es de vital importancia iniciar las maniobras para ayudar al desprendimiento fetal.[16,17]

Maniobra de Bracht

Fue descrita en 1935 por el obstetra Erich Bracht y tiene como objetivo el desprendimiento simultáneo de los hombros y la cabeza. Soluciona aproximadamente el 60% de los partos en presentación de pelvis.[16,26] La técnica se describe en el **cuadro 6-18** y se observa en la **figura 6-13A** y **B**.

Maniobra de Rojas

También se conoce como maniobra de Lovset y fue descrita por primera vez en 1930 por el profesor Daniel Alberto Rojas. Tiene como objetivo el desprendimiento de los hombros fetales.[16,26] La técnica se describe en el **cuadro 6-19** y se observa en la **figura 6-14**.

Maniobra de Pajot

Fue descrita por Charles Pajot. Se realiza con el objetivo de liberar los hombros fetales. La técnica

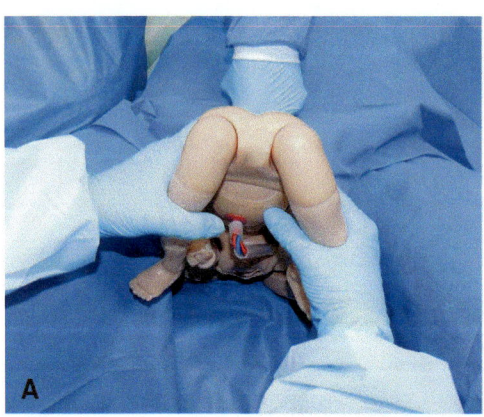
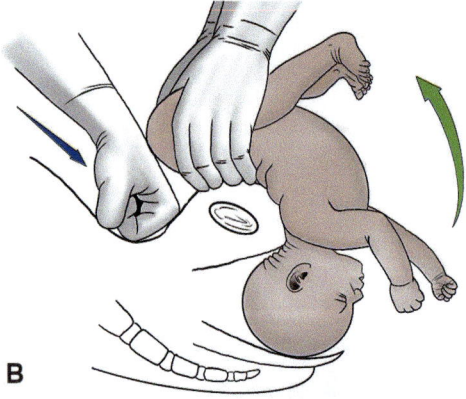

A   **B**

Fig. 6-13. Atención del parto en presentación de pelvis. **A.** Maniobra de Bracht. **B.** Maniobra de Bracht de perfil.

Cuadro 6-18. Atención del parto en presentación de pelvis: maniobra de Bracht

Estructura	Técnica (véase fig. 6-13A y B)
Feto	Modo: una vez que aparecen el borde inferior de las escápulas y el dorso fetal, este se orienta hacia arriba. Se toman con ambas manos los muslos y el tronco fetal; el primer dedo debe ejercer fuerza sobre los muslos, flexionándolos sobre el abdomen y los otros cuatro dedos deben estar fijos sobre la región lumbosacra, levantados suavemente sin traccionar para lograr el desprendimiento de los brazos Luego se deben aproximar las nalgas fetales y el dorso del feto al abdomen materno y con ello se logra el desprendimiento fetal[26,27]

se describe en el **cuadro 6-20** y se observa en la **figura 6-15**.

Maniobra de Praga

Fue descrita por Prezos en 1573 y se usa para el desprendimiento de la cabeza fetal. La técnica se describe en el **cuadro 6-21** y se observa en la **figura 6-16**.

Maniobra de Mauriceau-Smellie-Veit

Fue descrita por Mauriceau en 1668 e incorporada por Veit en 1863. Tiene como objetivo el desprendimiento de la cabeza. La técnica se describe en el **cuadro 6-22** y se observa en la **figura 6-17A** y **B**.

Existen ciertas modificaciones de la técnica clásica de Mauriceau, en las que cambia el sitio de apoyo fetal para evitar posibles lesiones.

Maniobra de Arnot

Es una variante de la maniobra de Mauriceau.[16,26] La técnica se describe en el **cuadro 6-23** y se observa en la **figura 6-18**.

Maniobra de Muñoz-Arbat

Es también una variante de la maniobra de Mauriceau, en la que se modifica la posición de la mano sobre el feto. La técnica se describe en el **cuadro 6-24** y se observa en la **figura 6-19**.

Cuadro 6-19. Atención del parto en presentación de pelvis: maniobra de Rojas	
Estructura	**Técnica (véase fig. 6-14)**
Feto	Modo: se toma el feto por los muslos, con los pulgares apoyados sobre el sacro, y se lo hace rotar sobre su plano ventral aproximadamente 90° de tal modo que el hombro que se encuentra posterior, luego del movimiento será el anterior. Con este movimiento se debe liberar el hombro anterior por debajo del pubis. Se debe repetir el mismo movimiento, pero ahora el feto se rota 180° en sentido inverso y se realiza una suave tracción hacia abajo para conseguir el desprendimiento del otro hombro por debajo del pubis[26,27]

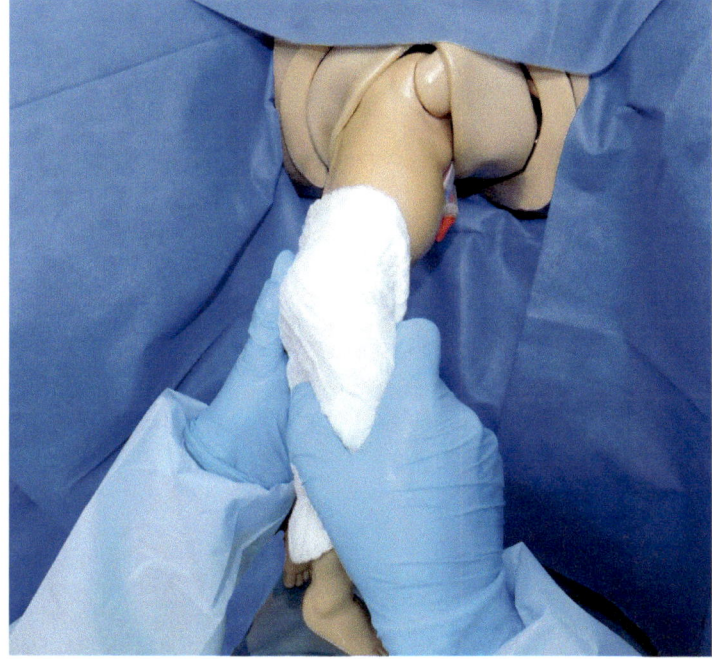

Fig. 6-14. Atención del parto en presentación de pelvis: maniobra de Rojas.

Cuadro 6-20. Atención del parto en presentación de pelvis: maniobra de Pajot

Estructura	Técnica (véase fig. 6-15)
Feto	Modo: con una mano se toma el feto por los miembros inferiores y se levanta el cuerpo fetal, mientras la otra mano se introduce entre el canal del parto y el hombro posterior para alcanzar el codo y deslizarlo por delante de la cara fetal para extraer el miembro. Posteriormente se realiza el mismo procedimiento con el otro miembro superior del feto[26,27]

Cuadro 6-21. Atención del parto en presentación de pelvis: maniobra de Praga

Estructura	Técnica (véase fig. 6-16)
Feto	Modo: una vez que la cabeza está encajada, con una mano se toman los miembros inferiores, mientras apoya el segundo y tercer dedo de la otra mano en forma de horquilla sobre el cuello. Se ejerce tracción hacia abajo con ambas manos para llevar el occipucio bajo la sínfisis. Luego se levanta el cuerpo fetal y se coloca el dorso sobre el abdomen materno[26,27]

Cuadro 6-22. Atención del parto en presentación de pelvis: maniobra de Mauriceau-Smellie-Veit

Estructura	Técnica (véase fig. 6-17A y B)
Feto	Modo: se deja el feto cabalgando sobre el antebrazo, mientras se introduce la mano en el canal vaginal hasta llegar a la boca fetal. El segundo y tercer dedo se introducen en la boca para tomar apoyo sobre la base de la lengua, evitando enganchar el maxilar inferior, para realizar la flexión y rotación de la cabeza y hacerla descender hasta que la zona suboccipital quede por debajo de la sínfisis púbica Mientras tanto, el segundo y tercer dedo de la otra mano se posicionan alrededor del cuello y ejercen fuerza para contribuir a la flexión y rotación de la cabeza Una vez que se ha logrado la flexión y el descenso de la cabeza, se realiza una tracción del tronco fetal sobre el abdomen materno hasta lograr el desprendimiento de la cabeza[26,27]

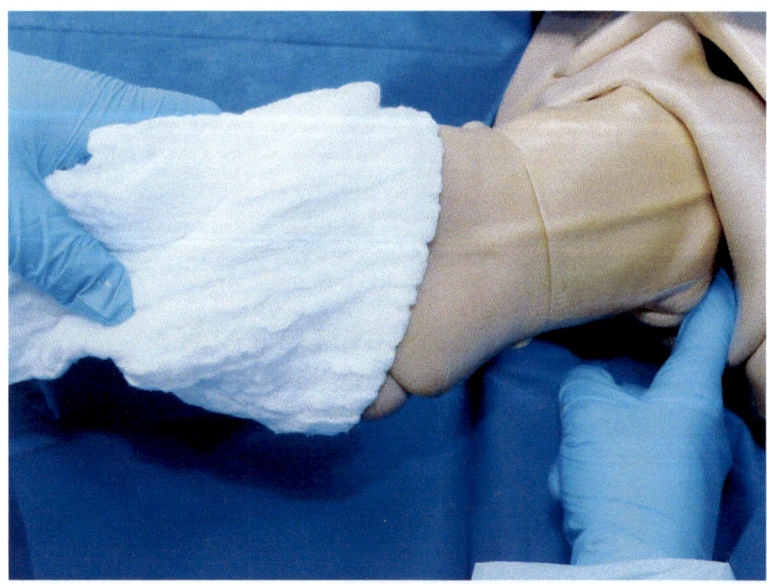

Fig. 6-15. Atención del parto en presentación de pelvis: maniobra de Pajot.

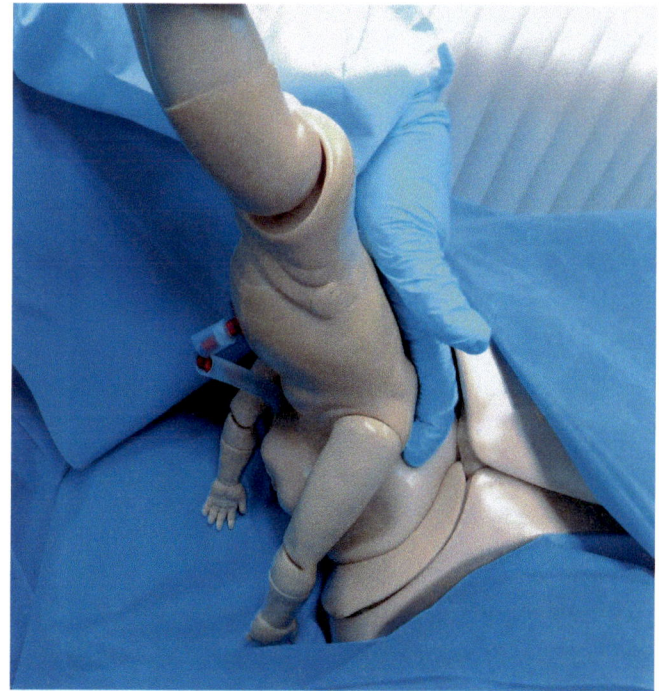

Fig. 6-16. Atención del parto en presentación de pelvis: maniobra de Praga.

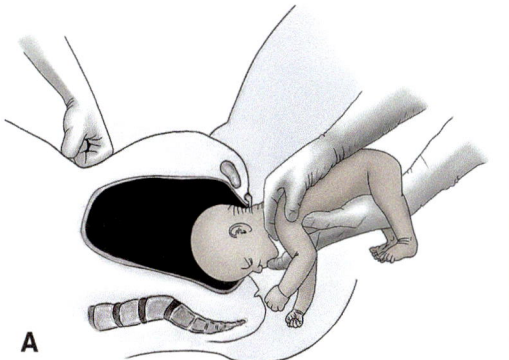

A

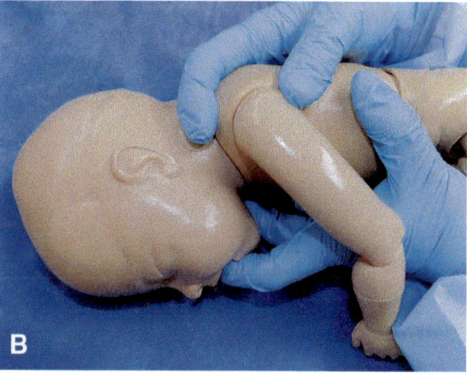

B

Fig. 6-17. Atención del parto en presentación de pelvis. **A.** Maniobra de Mauriceau-Smellie-Veit. **B.** Ubicación de los dedos en la boca y tórax del feto.

Cuadro 6-23. Atención del parto en presentación de pelvis: maniobra de Arnot	
Estructura	**Técnica (véase fig. 6-18)**
Feto	Modo: es igual que la técnica de Mauriceau, pero el apoyo del segundo y tercer dedo en la cara fetal se realiza sobre el maxilar superior a lado y lado de la nariz, evitando presionar la salida de los nervios infraorbitarios[26,27]

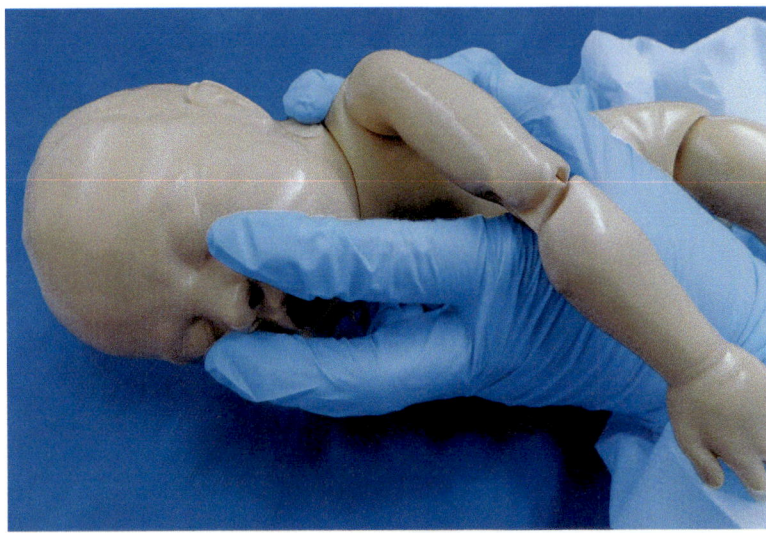

Fig. 6-18. Atención del parto en presentación de pelvis. Localización de los dedos en la maniobra de Arnot, que se observan sobre el maxilar.

Cuadro 6-24. Atención del parto en presentación de pelvis: maniobra de Muñoz-Arbat	
Estructura	**Técnica (véase fig. 6-19)**
Feto	Modo: es igual que la técnica de Mauriceau, pero el apoyo del tercer dedo en el cuello fetal se sitúa en el occipucio y se flexiona la cabeza[26,27]

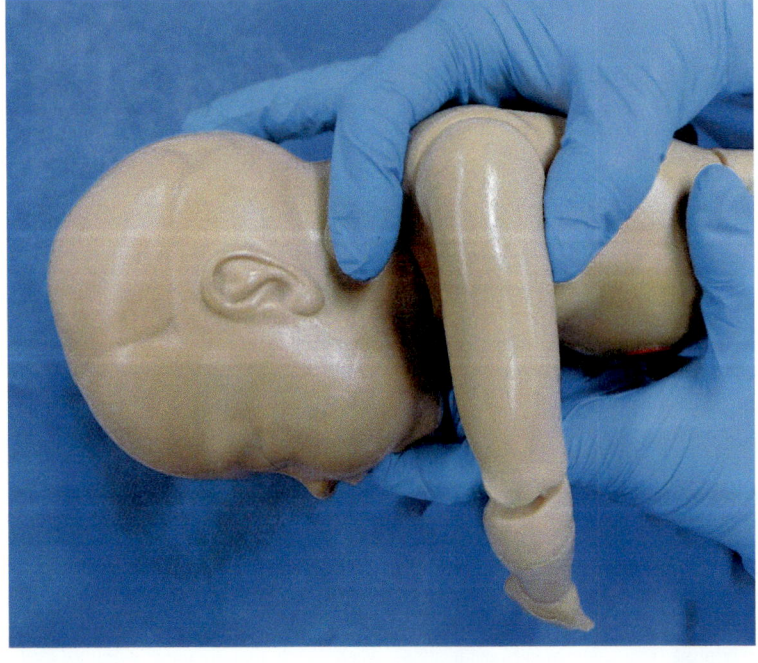

Fig. 6-19. Atención del parto en presentación de pelvis. Localización de los dedos en la maniobra de Muñoz-Arbat; se observa el tercer dedo sobre el occipucio fetal.

Incisión de Dührssen

Si existe obstrucción de la cabeza debido a un cuello uterino edematizado y rígido, se debe recurrir a las incisiones de Dührssen escritas en 1890. La técnica se describe en el **cuadro 6-25** y se observa en la **figura 6-20**.

Si continúa la obstrucción del trabajo de parto y se han intentado todas las maniobras, se debe considerar la realización de una sinfisiotomía (véase apartado de distocia de hombros). También se debe considerar la aplicación de fórceps (véase **cap. 7, Parto instrumentado**).[16,26]

Complicaciones

> ❗ Dentro de las complicaciones maternas se encuentra la hemorragia posparto. Su frecuencia en los partos normales y la operación cesárea se calcula entre un 7,1% y 2,2%, respectivamente.

También se puede evidenciar lesiones del canal del parto y hospitalización prolongada.[28]

En los recién nacidos por parto vaginal en presentación de pelvis se pueden observar deformaciones leves de la cabeza, tortícolis y fracturas óseas en la cara y los miembros superiores.[28] Estos recién nacidos tienen mayor riesgo de mortalidad, asfixia, APGAR bajo y traumatismos al nacimiento, en comparación con los recién nacidos por parto normal.[28]

Un estudio comparó tres diferentes formas de nacimiento en gestantes con presentación de pelvis: parto vaginal espontáneo, parto vaginal inducido o reforzado y cesárea. Se encontraron mayores complicaciones maternas y fetales en el grupo de parto inducido, mientras que en el grupo de cesárea hubo una tasa significativamente menor de fracturas de clavícula.[29]

Cuadro 6-25. Atención del parto en presentación de pelvis: incisión de Dührssen	
Estructura	**Técnica (véase fig. 6-20)**
Cérvix	Modo: se realizan tres incisiones con una hoja de bisturí o tijera: primero en las horas 2 y 6 y finalmente en la hora 10, para dibujar una clásica "y"[26,27]

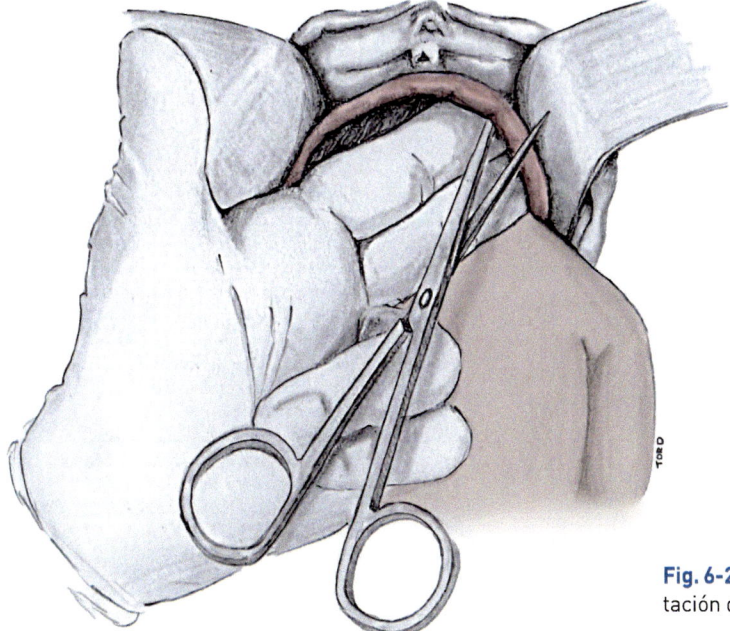

Fig. 6-20. Atención del parto en presentación de pelvis: incisión de Dührssen.

SÍNTESIS CONCEPTUAL

- Se considera distocia a la dificultad para la culminación de un parto. Las distocias que se pueden resolver con maniobras obstétricas son las de hombros y de pelvis.
- La distocia de hombros es difícil de prevenir y se presenta luego de la expulsión de la cabeza fetal.
- Las maniobras de primera línea para la distocia de hombros son la de McRoberts y la presión suprapúbica. Las maniobras de segunda línea son la extracción del brazo posterior, las maniobras de Woods, de Rubin, de Gaskin y, por último, las maniobras de tercera línea, son la fractura de clavícula, la maniobra de Gunn-Zavanelli-O´Leary y la sinfisiotomía para las que no hay suficiente evidencia.
- La distocia de hombros produce complicaciones fetales, como lesión del plexo braquial, fractura de clavícula y húmero, encefalopatía y muerte, y complicaciones maternas, como lesiones perineales y hemorragia posparto.
- La presentación de pelvis generalmente es indicación de cesárea, pero hasta un 10% de los casos se atiende por vía vaginal.
- La versión cefálica externa puede cambiar la presentación a cefálica.
- Para la prevención y el manejo de la retención cefálica se describen las maniobras de: Bracht, Rojas, Pajot, Praga, Mauriceau-Smellie-Veit, Arnot, Muñoz-Arbat y Dührssen.
- La distocia de pelvis tiene complicaciones maternas, como hemorragia y lesiones del canal del parto, y fetales, como fracturas de la cabeza y de miembros superiores, asfixia y muerte.

REFERENCIAS

1. Mercado ME. Distocias. En: Parra Pineda MO, Müller EA. Obstetricia Integral siglo XXI. 1ra. ed. Bogotá: Ed. Facultad de Medicina, Universidad Nacional de Colombia; 2009.
2. ACOG. Practice Bulletin No 178: Shoulder dystocia. Obstet Gynecol 2017;129(5):e123-33.
3. Gherman RB, Chauhan S, Ouzounian JG, et al. Shoulder dystocia: the unpreventable obstetric emergency with empiric management guidelines. Am J Obstet Gynecol 2006;195(3):657-72.
4. Shimada N. Shoulder dystocia. [Josanpu zasshi] Japanese J Midwife 1986;40(8):731.
5. Terzi E. A new approach to predicting shoulder dystocia: fetal clavicle measurement. Turk J Med Sci 2021;51(4):1932-9.
6. Dandolu V, Lawrence L, Gaughan JP, et al. Trends in the rate of shoulder dystocia over two decades. 2005;18:305-10.
7. Beall MH, Spong C, McKay J, et al. Objective definition of shoulder dystocia: A prospective evaluation. Am J Obstet Gynecol 1998;179(4):934-7.
8. Renzi J, Leroux A, Zanuttini E y cols. Consenso de Obstetricia. Distocia de hombros [Internet]. FASGO 2005 [consultado: marzo de 2023]. Disponible en: http://www.fasgo.org.ar/archivos/consensos/condistocia.pdf. consultada en noviembre 2021.
9. Vargas G. Fetal origins of adult disease. Rev Horiz Med 2012;12(2):41-5.
10. Leung TY, Stuart O, Sahota DS, et al. Head-to-body delivery interval and risk of fetal acidosis and hypoxic ischaemic encephalopathy in shoulder dystocia: A retrospective review. BJOG An Int J Obstet Gynaecol 2011;118(4):474-9.
11. Gherman RB, Goodwin TM, Souter I, et al. The McRoberts' maneuver for the alleviation of shoulder dystocia: How successful is it? Am J Obstet Gynecol 1997;176(3):656-61.
12. Gesner T, Toncar A, Griggs Jr RP. McRobert's Maneuver [Internet]. En: StatPearls Treasure Island (FL): StatPearls Publishing; 2022 [citado: junio de 2022]. Disponible en: https://www.ncbi.nlm.nih.gov/books/NBK537280/.

13. Larimore W. Symphysiotomy for shoulder dystocia. Am Fam Physician 2021;103(3):136.
14. Hoffman MK, Bailit JL, Branch DW, et al. A comparison of obstetric maneuvers for the acute management of shoulder dystocia. Obstet Gynecol 2011;117(6):1272-8.
15. Mendez-Figueroa H, Hoffman MK, Grantz KL, et al. Shoulder dystocia and composite adverse outcomes for the maternal-neonatal dyad. Am J Obstet Gynecol MFM 2021;3(4):100359.
16. Grillo-Ardila CF, Bautista-Charry AA, Diosa-Restrepo M. Atención del parto con feto en presentación pelviana: revisión de la semiología, el mecanismo y la atención del parto. Rev Colomb Obstet Ginecol 2019;70(4):253-65.
17. Committee H, Board R, Members HC, Disclosure AA, Committee H, Zealand N, et al. Management of breech presentation at term background. R Aust New Zeal Coll Obstet Gynaecol 2013;1-9.
18. ACOG. Committee Opinion No. 745: Mode of term singleton breech delivery. Obstet Gynecol 2018;132(2):e60-3.
19. Petrovska K, Sheehan A, Homer CSE. The fact and the fiction: A prospective study of internet forum discussions on vaginal breech birth. Women and Birth 2017;30(2):e96-102.
20. Fonseca A, Silva R, Rato I, et al. Breech presentation: Vaginal versus cesarean delivery, which intervention leads to the best outcomes? Acta Med Port 2017;30(6):479-84.
21. Lydon-Rochelle M, Albers L, Gotwocia J, et al. Accuracy of leopold maneuvers in screening for malpresentation: a prospective study. Birth 1993;20(3):132-5.
22. ACOG. Clinical Management Guidelines for Obstetrician – Gynecologists. Guia 221. External Cephalic Version Obstet Gynecol 2020;135(5):e203-12.
23. Clinic Barcelona, Hospital Universitario. Protocolo: versión cefálica externa [Internet]. Actualización: 01/07/2019 [citado: febrero de 2022]. Disponible en: www.medicinafetalbarcelona.org.

24. Rao A, Cuthbertson A, Rao A, et al. Management of breech birth register Nº 04269 Status: Public purpose equality and diversity background antenatal management intrapartum management for planned vaginal breech delivery – First stage second stage problems with delivering breech management 2018:1-13.

25. Yeoh SGJ, Rolnik DL, Regan JA, et al. Experience and confidence in vaginal breech and twin deliveries among obstetric trainees and new specialists in Australia and New Zealand. Aust New Zeal J Obstet Gynaecol 2019;59(4):545-9.

26. Université Médicale Virtuelle Francophone. Manœuvres obstétricales. 2014;1-29.

27. Parra Pineda MO, Müller EA. Obstetricia integral siglo XXI. Tomo II. Bogotá: Universidad Nacional de Colombia. Facultad de Medicina; 2010.

28. Duffy CR, Moore JL, Saleem S, et al. Malpresentation in low- and middle-income countries: Associations with perinatal and maternal outcomes in the Global Network. Acta Obstet Gynecol Scand 2019;98(3):300-8.

29. Gunay T, Turgut A, Demircivi Bor E, et al. Comparison of maternal and fetal complications in pregnant women with breech presentation undergoing spontaneous or induced vagi-nal delivery, or cesarean delivery. Taiwan J Obstet Gynecol 2020;59(3):392.

CASOS CLÍNICOS

Caso clínico 6-1

Paciente (G1P0) con diabetes gestacional, peso de 75 kg y estatura de 158 cm, en semana 39 semanas de gestación, con altura uterina de 33 cm. En el trabajo de parto presenta un período de dilatación y borramiento normales. En el expulsivo, después de la salida de la cabeza del bebé, se observa el signo de la tortuga y no se verifica la salida de los hombros.
A. ¿Cuáles serían las primeras medidas para tomar en este caso?
B. Si las maniobras de primera línea no funcionan, ¿cuáles son las siguientes maniobras que se deben realizar?

Caso clínico 6-2

Paciente con gestación de 36,5 semanas (G2P1A0). El control prenatal informa que el feto está en presentación de pelvis, pero la paciente desea un parto vaginal.
¿Qué opción se podría ofrecer a la paciente?

Caso clínico 6-3

Paciente en semana 39 de gestación (G3P2A0) que ingresa a urgencias en período expulsivo, cuyo feto encuentra situación de pelvis completa.
¿Cómo debe estar preparado el obstetra para atender el parto y qué maniobras debe conocer?

? PREGUNTAS DE AUTOEVALUACIÓN

6-1. Cuando en la atención de un parto se diagnostica una distocia de hombros, la primera maniobra que se debe realizar es:
A. Presión suprapúbica.
B. Maniobra de McRoberts.
C. Extracción del brazo posterior.
D. Maniobra de Woods.

Continúa

6-2. En la distocia de hombros, la maniobra con la cual se introduce la mano por la parte anterior de la vagina, se posiciona detrás del hombro anterior y se ejerce fuerza para sacar el miembro superior de su posición bajo la sínfisis púbica se denomina:
A. Maniobra de Woods.
B. Maniobra de McRoberts.
C. Maniobra de Rubin.
D. Maniobra de Gaskin.

6-3. En distocia de hombros, las últimas maniobras que se deben considerar son:
A. Maniobra de Rubin, presión suprapúbica y sinfisiotomía.
B. Cleidotomía, maniobra de Gaskin y maniobra de Woods.
C. Extracción del brazo posterior, maniobra de Zhavanelli y maniobra de Gaskin.
D. Cleidotomía, maniobra de Zhavanelli y sinfisiotomía.

6-4. En las gestaciones con fetos en presentación de pelvis, se puede realizar la versión cefálica externa, siempre y cuando se cumplan las siguientes condiciones:
A. Ecografía, tocolítico y gestación de 36 semanas.
B. Ecografía, polihidramnios y gestación de 34 semanas.
C. Tocolítico, trabajo de parto y oligohidramnios.
D. Gestación de 37 semanas, restricción de crecimiento intrauterino y rotura de membranas.

6-5. Una de las contraindicaciones absolutas para la atención de un parto con feto en presentación de pelvis es:
A. Paciente primípara.
B. Gestación de 37 semanas.
C. Presentación de pelvis incompleta.
D. Paciente multípara.

6-6. Dentro de las complicaciones de un parto en presentación de pelvis se encuentran las siguientes, EXCEPTO:
A. Fractura de los miembros inferiores.
B. Apgar bajo al nacer.
C. Fractura de la cara y los miembros superiores.
D. Hemorragia materna.

Véase **Resolución de casos clínicos y respuestas de las preguntas de autoevaluación**, al final del libro.

Parto instrumentado

INTRODUCCIÓN

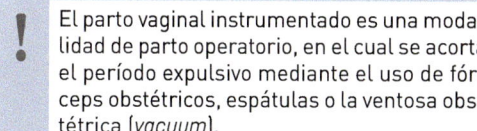

El parto vaginal instrumentado es una modalidad de parto operatorio, en el cual se acorta el período expulsivo mediante el uso de fórceps obstétricos, espátulas o la ventosa obstétrica (*vacuum*).

Los partos difíciles han existido a lo largo de la historia; cuando existía una complicación, muchas veces se utilizaban las manos para poder sacar el feto, pero había ocasiones en las que la mutilación era la única opción. Por ello, fue imperioso que se creara una herramienta para poder alargar las manos, adelgazarlas y ayudar a la extracción fetal. La creación de herramientas se inicia con el desarrollo de los fórceps (*fomus* = caliente; *capere* = coger).[1,2]

En 1569, William Chamberlen presenta en Francia el primer instrumento para ayudar a la extracción fetal. Posteriormente, en 1747, Andre Levret añade la curvatura pélvica en las ramas para tener una mejor adaptación al canal del parto.[1,2]

En 1950, inspirado en las manos de Palfyn, Thierry modifica el fórceps clásico y crea las espátulas, un instrumento no articulado que tenía como punto de apoyo el canal del parto, y no la cabeza fetal. Siguiendo con este pensamiento, en 1975, el profesor Colombiano Álvaro Velasco Chiriboga presenta unas espátulas con ramas paralelas,

no articuladas, no fenestradas, que contaban con la ventaja de permitir una separación precisa de las ramas según el tamaño de la cabeza fetal, lo que disminuye la presión sobre esta.[1,2]

Por otro lado, el *vacuum*, o sistema de vacío, se remonta al año 1849 cuando James Simpson, en Edimburgo (Escocia), usa el primer *vacuum* que consistía en un pistón con un extremo recubierto de piel que se pegaba a la cabeza fetal y generaba tracción. Posteriormente, en Suecia, en 1954, Tage Malmström modifica el instrumento y hace un hemisferio hueco con los márgenes invertidos. En 1973, Kobayashi crea la primera copa blanda y, en esta misma época, Bird mejora el sistema de tracción y aspiración. Finalmente O´Neil mejora el sistema con el uso de un nailon alrededor de la copa, lo que permite una mejor tracción y control.[3]

EPIDEMIOLOGÍA

En los Estados Unidos, la frecuencia de partos instrumentados se calcula en un 10% y la mayoría de los casos la extracción fetal se realiza por medio de la aspiración (*vacuum*), mientras que el uso del fórceps se calcula aproximadamente en un 3%. En el Reino Unido, el parto instrumentado corresponde al 10-15% del total de los partos.[4]

En Colombia, durante 2020, se produjeron 629 402 nacimientos, de los cuales 280 750 fueron cesáreas y 6764, partos instrumentados. Esto significa que solo en el 1,07% de los casos se utilizaron fórceps o espátulas para la finalización del parto vaginal. Las regiones con mayor incidencia de parto instrumentado fueron Bogotá y Antioquia.[5]

PARTO INSTRUMENTADO

Para el parto instrumentado existen indicaciones tanto maternas como fetales (**cuadro 7-1**); sin embargo, ninguna de ellas es absoluta, todas las indicaciones están relacionadas con una condición que ponga en riesgo la salud o las vidas materna y fetal, y en la cual la solución sea la terminación pronta del parto. Es determinación del médico la decisión de instrumentar el parto, teniendo en cuenta que se deben cumplir varias condiciones y requisitos, los cuales se detallan en el **cuadro 7-2**.[6]

 Un parto vaginal instrumentado está contraindicado cuando los riesgos maternos y fetales superan los beneficios.

Adicionalmente está contraindicado cuando el médico no tiene experiencia o no cuenta con conocimientos sobre el uso de fórceps o *vacuum*. Las contraindicaciones de muestran en el **cuadro 7-3**.[7]

Clasificación según el tipo de aplicación

Para entender la clasificación del parto instrumentado es importante conocer los planos de De Lee (**fig. 7-1**), ya que hay una clasificación que depende de la altura de la presentación a la cual se colocan los instrumentos.[8] Esta clasificación se describe en el **cuadro 7-4**.

Cuadro 7-1. Indicaciones para la realización de un parto instrumentado

Maternas	Fetales
- Período expulsivo mayor de 3 horas, con anestesia regional en mujeres nulíparas y mayor de 2 horas en multíparas - Período expulsivo mayor de 2 horas, sin analgesia en mujeres nulíparas o mayor de 1 hora en multíparas - Fatiga o agotamiento materno - Hipodinamia o adinamia uterina - Enfermedad cardíaca de clases III o IV - Crisis hipertensiva - Enfermedad vascular cerebral - Malformaciones vasculares cerebrales - Miastenia grave - Lesión de la médula espinal - Anestesia general	- Sufrimiento fetal agudo en el período expulsivo - Falta o detención de la rotación y asinclitismo pronunciado - Retención de la cabeza en parto podálico - Presentación de cara - Meconio espeso

---

Cuadro 7-2. Requisitos para realizar la instrumentación

Elemento	Condición
Presentación fetal	Vértice
Variedad de posición	Se debe conocer con precisión. Se puede determinar con un examen físico o ecografía; sin embargo, no ha mostrado gran eficiencia
Cuello uterino	Borramiento y dilatación completos
Membranas ovulares	Rotas
Vejiga materna	Vacía
Analgesia	Preferiblemente neuroaxial
Asepsia	Solución yodada
Consentimiento	Firmado por la madre y un testigo
Sala quirúrgica	Disponible

Cuadro 7-3. Contraindicaciones del parto instrumentado

Ausencia de dilatación completa
Variedad de posición desconocida
Evidencia clínica de desproporción cefalopélvica
Diátesis hemorrágicas fetales (trombocitopenia aloinmune, hemofilia y enfermedad de Von Willebrand)
Condiciones que alteren la mineralización ósea (osteogénesis imperfecta)

Cuadro 7-4. Clasificación según el tipo de aplicación[8]

Espátulas	Características
Aplicación de desprendimiento	Estación +4 de De Lee (véase **fig. 7-1**) Se visualiza el cuero cabelludo fetal entre los labios mayores La presentación ha llegado al piso de la pelvis La sutura sagital está en un diámetro anteroposterior; esto significa que la rotación de la cabeza no debe superar los 45°
Aplicación baja	Estaciones +4 o +2 (véase **fig. 7-1**) El punto más avanzado de la presentación se encuentra a más de 2 cm de las espinas ciáticas, pero no llega al piso pélvico Se subdivide en dos: - Rotación de 45° o menos desde la posición occipito-anterior - Rotación mayor de 45° desde la posición occipito-anterior
Aplicación media	Estación 0 (véase **fig. 7-1**) El punto más avanzado de la presentación se encuentra a menos de 2 cm de las espinas ciáticas y las ha sobrepasado[8] Se subdivide en dos: - Rotación de 45° o menos desde la posición occipito-anterior - Rotación mayor de 45° desde la posición occipito-anterior
Aplicación alta	El punto más avanzado de la presentación no llega a las espinas ciáticas Actualmente es una contraindicación para instrumentar un parto No se realiza en la práctica obstétrica actual

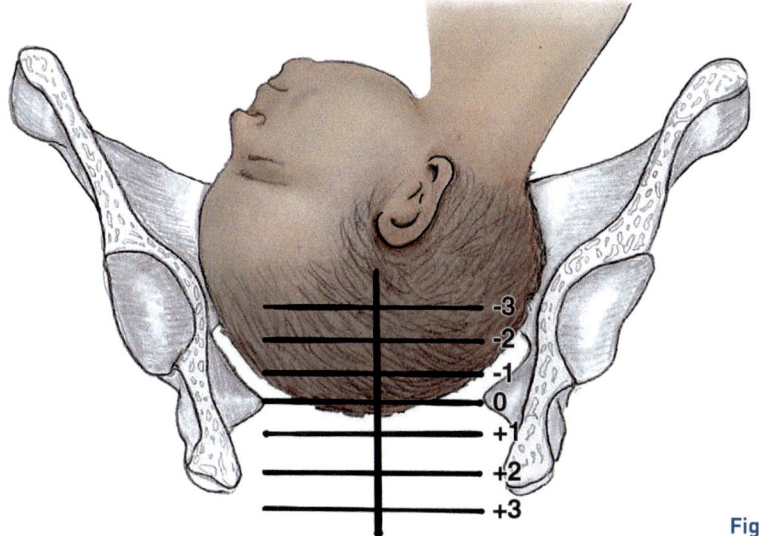

Fig. 7-1. Planos de De Lee.

Uso de antibióticos profilácticos

No existe evidencia suficiente sobre las tasas de disminución de infección materna luego de la administración de antibióticos para la realización de un parto instrumentado; sin embargo, la recomendación de varias sociedades de ginecología es administrar una única dosis de antibiótico profiláctico[9] (**cuadro 7-5**).

Analgesia

Se debe informar al servicio de anestesiología para que se pueda realizar una analgesia pronta y efectiva. Se recomiendan los bloqueos regionales; no obstante, para la instrumentación baja, el bloqueo pudendo tiene un gran efecto (véase apartado analgesia en el **cap. 5, Parto normal**).[10]

Episiotomía

No está recomendada la episiotomía de rutina, dado que entre las pacientes sometidas a este procedimiento no se han encontrado diferencias respecto de desgarros del esfínter anal ni incontinencia urinaria o fecal. De ser necesaria la realización de episiotomía, se prefiere la episiotomía medio lateral porque disminuye las lesiones del esfínter anal.[7]

Preparación vaginal

Se recomienda realizar una limpieza vulvar y vaginal con productos a base de yodo y movimientos suaves para no lesionar la cabeza fetal.

PROCEDIMIENTOS OPERATORIOS

> ! La utilización de fórceps, espátulas de Velasco o vacuum es una decisión que debe tomar el médico, según su experticia y el conocimiento que tenga de los diferentes instrumentos, además de la disponibilidad de estos elementos.

Se han desarrollado múltiples estudios que han buscado determinar la herramienta que tenga menor morbilidad materna y fetal.[6] Al parecer, los tres son igualmente seguros; sin embargo, se pueden asociar con desgarros perineales de grados III y IV y lesiones en la piel del recién nacido.[11]

Fórceps

Es un instrumento articulado, con forma de pinza o tenaza, cuyo diseño permite aplicarlo a la cabeza del feto para conseguir su extracción mediante movimientos de tracción y rotación.[2] Se han usado muchos fórceps, pero los más conocidos en nuestro medio son los de Simpson, Tucker, Kielland y Piper.

Su estructura está formada por dos ramas, una derecha y otra izquierda, que se nombran según la aplicación que tendrán en la pelvis materna. Cada rama está compuesta por una hoja, vástago, articulación y mango[3] (**fig. 7-2**).

Aplicación de fórceps

Para la correcta aplicación de los fórceps en la instrumentación de un parto es necesario seguir los siguientes pasos:[12]

- **Toma fantasma:** antes de iniciar el procedimiento se debe realizar una prueba de funcionalidad del fórceps con la paciente en posición de litotomía. Se realiza la articulación del instrumento, simulando la aplicación final (**fig. 7-3**).
- **Introducción de las ramas:** se toma la rama izquierda (rama que quedará a la izquierda de la madre) con los tres primeros dedos de la mano izquierda, mientras la mano derecha, en posición sacroilíaca izquierda, protege la pared vaginal. En el momento de la introducción, el mango se dispone verticalmente respecto del abdomen materno y se introduce la hoja guiada por la mano derecha mediante un ligero giro al mango hasta colocarlo en posición horizontal. Se repiten los mismos movimientos con la rama

Cuadro 7-5. Esquema antibiótico para la instrumentación del parto		
Antibiótico	**Dosis**	**Espectro antibacteriano**
Cefalotina/cefazolina	2 g IV	Grampositivos y algunos gramnegativos
Clindamicina	900 mg IV	Grampositivos anaerobios
Amoxicilina + ácido clavulánico	1 g IV	Grampositivos, enterobacterias, gramnegativos

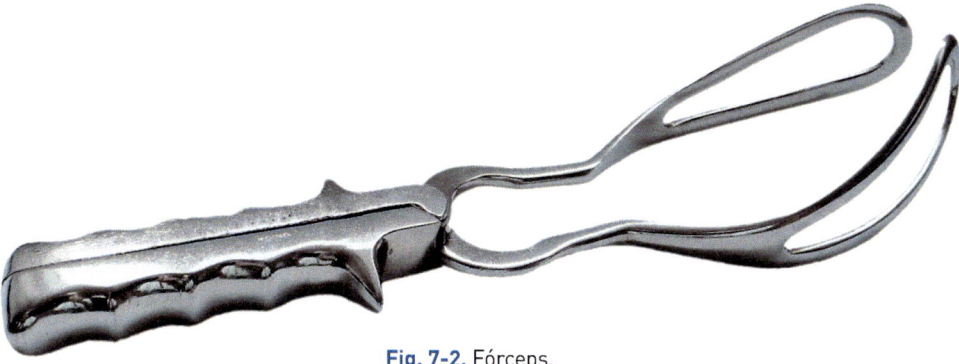

Fig. 7-2. Fórceps.

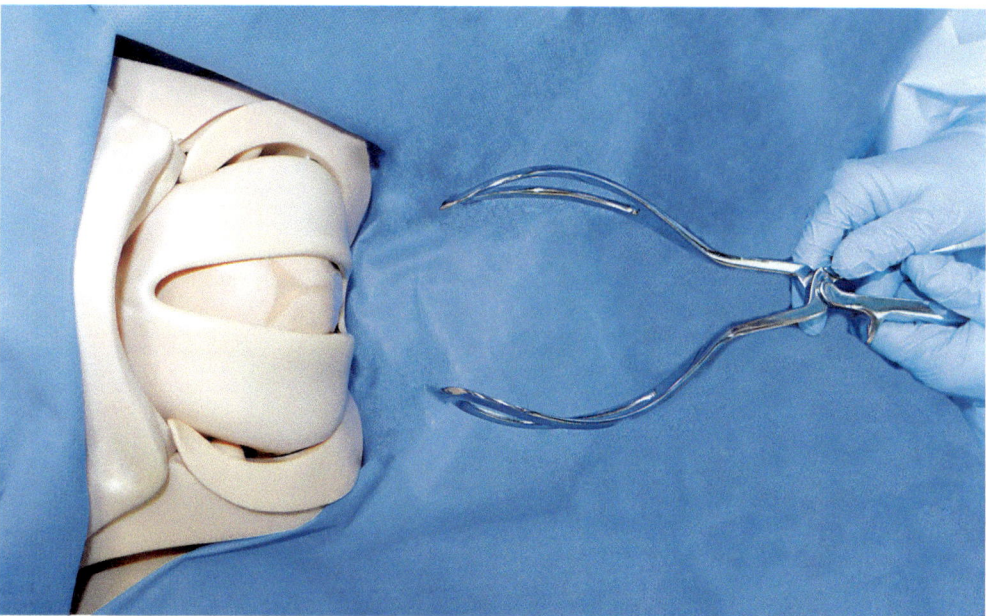

Fig. 7-3. Toma fantasma con fórceps.

derecha y se desliza sobre la cabeza fetal hasta lograr una aplicación parietomalar simétrica (**fig. 7-4A, B** y **C**).
- **Articulación de las ramas:** las ramas del fórceps deben articularse sin dificultad ni resistencia (**fig. 7-5**).
- **Comprobación:** se debe verificar que la sutura sagital se encuentre equidistante respecto de ambas ramas. Verificar la distancia entre la fontanela menor y la hoja del instrumento. Finalmente, verificar la distancia libre de contacto de la fenestra del instrumento sobre el polo cefálico fetal (**fig. 7-6**).

- **Extracción fetal:** se realiza una tracción intermitente que simule lo más fielmente posible la expulsión espontánea de la cabeza fetal, e incluso se debe dar tiempo entre contracción y contracción (**fig. 7-7**).
- **Retiro:** una vez que la cabeza ha distendido la vulva, se deben desarticular las ramas y retirar en el orden opuesto en el que se colocaron originalmente. Se puede aplicar la maniobra de Ritgen para proteger el periné. No se debe permitir la salida de la cabeza con las ramas, dado que aumenta el riesgo de laceración y desgarros perineales (**fig. 7-8A** y **B**).

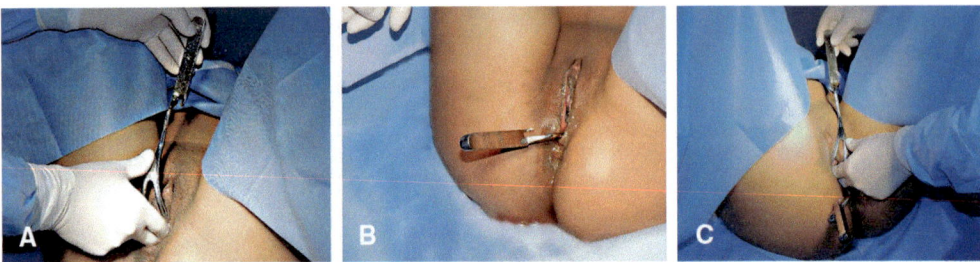

Fig. 7-4. Colocación del fórceps. **A.** Introducción de la rama izquierda con la mano izquierda. **B.** Rama izquierda adecuadamente posicionada. **C.** Introducción de la rama derecha con la mano derecha.

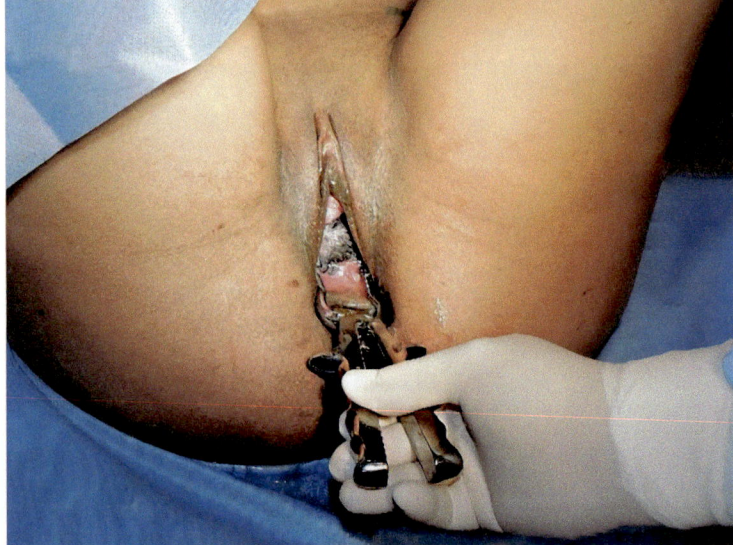

Fig. 7-5. Articulación del fórceps.

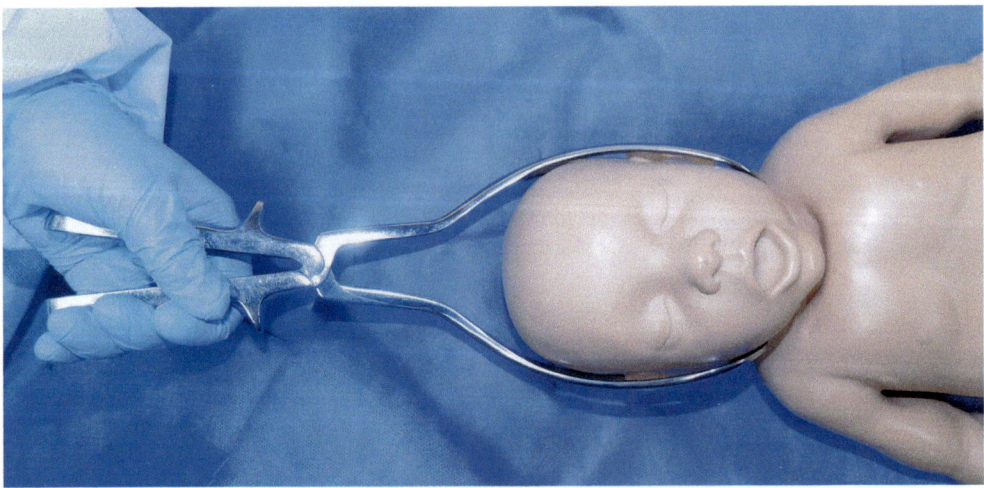

Fig. 7-6. Correcta posición del fórceps.

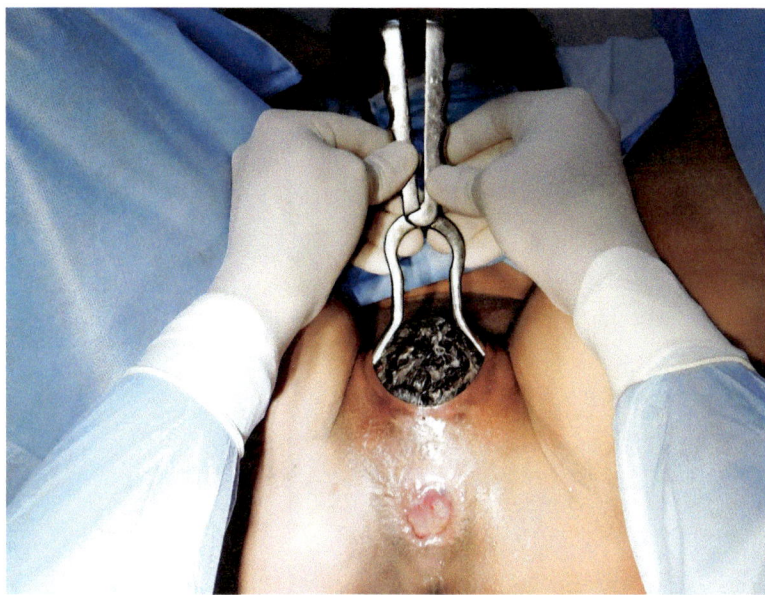

Fig. 7-7. Extracción fetal.

Maniobras en otras variedades de posición

Occipital posterior

Una vez articulado el fórceps, se aplica una tracción hacia abajo y hacia afuera hasta que la base de la nariz pase por debajo de la sínfisis. Luego, los mangos se elevan lentamente hasta que el occipucio emerja gradualmente sobre el margen superior del periné. A continuación, el fórceps se dirige nuevamente hacia abajo, mientras que la nariz, la boca y el mentón emergen en forma sucesiva de la vulva. Este recurso se prefiere luego de intentar una rotación manual.

Variedad transversa

La hoja anterior se introduce primero en la pelvis posterior. Luego se arquea alrededor de la cara hacia una posición anterior, y el mango se mantiene cerca del glúteo materno durante toda la maniobra. Se introduce la segunda hoja directamente en la parte posterior y las ramas se articulan (estando en una posición occipito-transversa izquierda), se toman los mangos del fórceps y se desplazan ligeramente hacia la derecha de la paciente para aumentar la flexión de la cabeza y disminuir el diámetro de rotación. Con la mano izquierda sujetando la rama izquierda, se coloca la palma hacia arriba para realizar un giro en sentido contrario a las manecillas del reloj (antihorario) y así dirigir la palma hacia

arriba. Simultáneamente, la mano derecha presiona el borde del hueso parietal derecho del feto, que bordea la sutura lambdoidea, para asegurar que la cabeza fetal gire con las hojas y no se deslice (**fig. 7-9A, B** y **C**).

Espátulas de Velasco

Es un instrumento compuesto por dos ramas idénticas, independientes, que tienen un espesor de 3,5 mm y una longitud de 25 cm, no poseen curva pélvica y ambos bordes son simétricos. Cada rama está compuesta por tres porciones: cuchara, tallo y mango[13] (**fig. 7-10**). También se clasifican como fórceps no articulados. Además de las espátulas de Velasco, hay otros, como las espátulas de Tierry. Desarrollaremos algunos conceptos básicos para el uso de las espátulas.[14]

Toma

Es la relación entre el eje de las cucharas y el eje mayor de la cabeza fetal. Si consideramos la cabeza fetal como un ovoide, el eje mayor va desde sincipucio al mentón. Una vez aplicadas las espátulas, los extremos de las cucharas deben llegar hasta el maxilar inferior, uno de los bordes de las cucharas debe cubrir la parte anterior del pabellón de la oreja y el otro debe llegar hasta el ángulo externo de la hendidura palpebral (**fig. 7-11**).

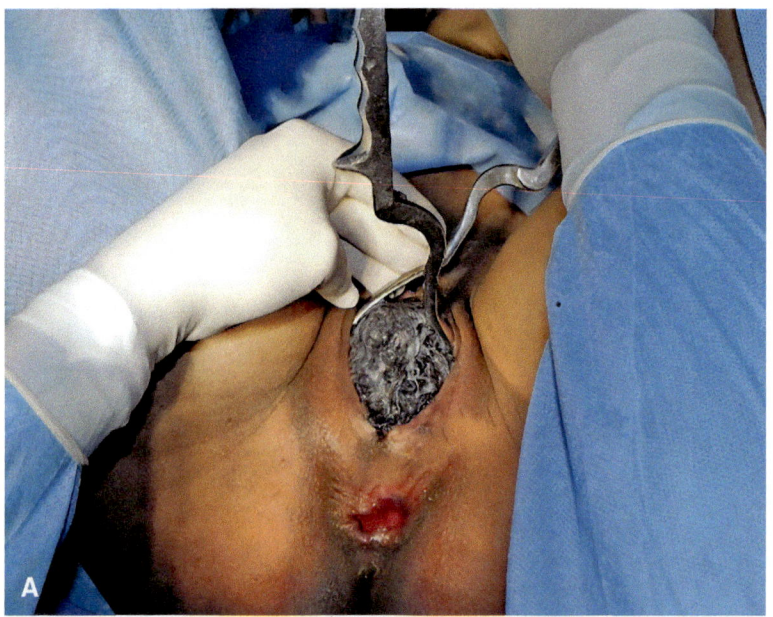

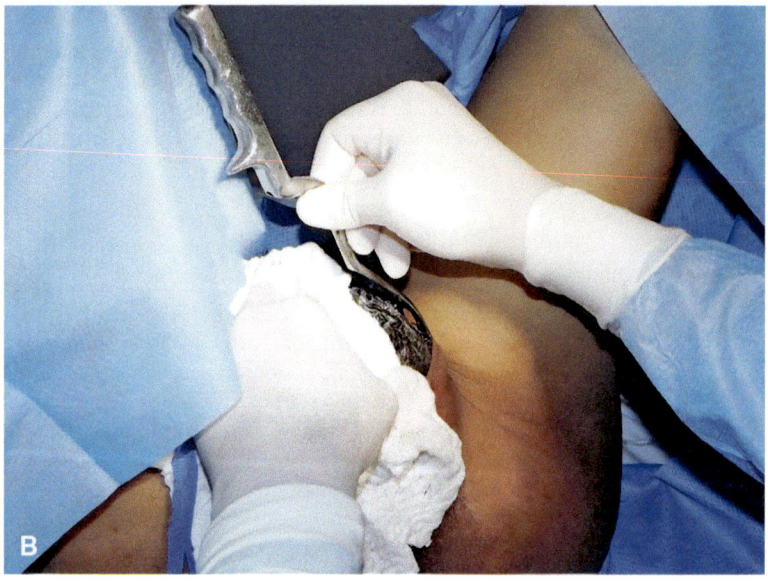

Fig. 7-8. A. Se observa la desarticulación de las ramas del fórceps y el retiro de la última rama posicionada. **B.** Protección del periné y retiro de la primera rama posicionada.

 Las espátulas siempre deben introducirse lo suficiente para no lesionar las partes fetales.

Algunas espátulas vienen marcadas en los tallos a una distancia de 14 cm. Una vez aplicada la espátula, la marca debe estar muy cerca de la parte más baja de la presentación.[13]

Aplicación

Es la relación que existe entre las cucharas de las espátulas con los diámetros de las paredes pélvicas donde la rama del instrumento va a quedar colocada. Existen dos formas: la aplicación directa o transversal, donde las cucharas están colocadas en los extremos del diámetro transverso de la pelvis;

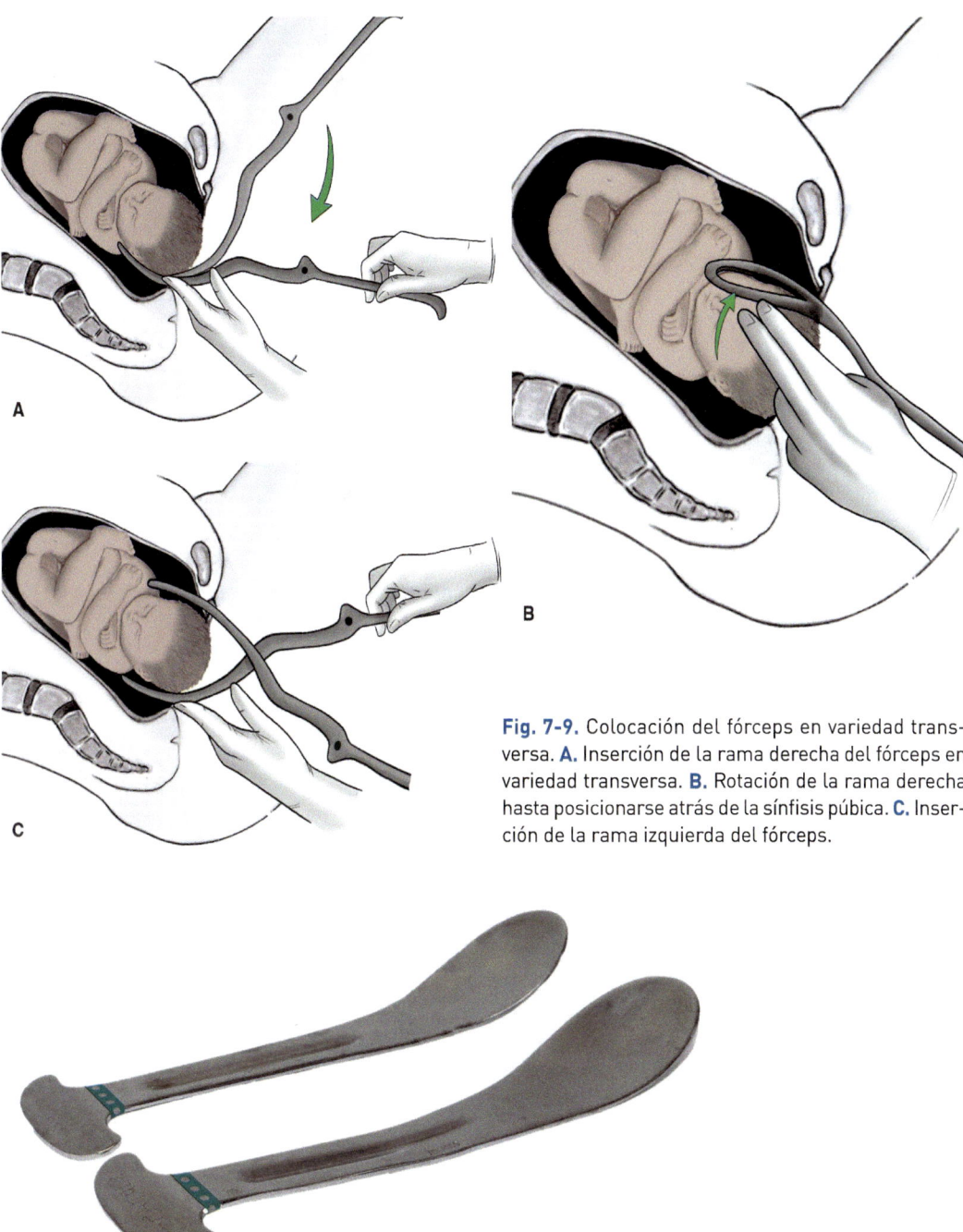

A

B

C

Fig. 7-9. Colocación del fórceps en variedad transversa. **A.** Inserción de la rama derecha del fórceps en variedad transversa. **B.** Rotación de la rama derecha hasta posicionarse atrás de la sínfisis púbica. **C.** Inserción de la rama izquierda del fórceps.

Fig. 7-10. Espátulas de Velasco.

y la aplicación oblicua, donde las cucharas están colocadas en los diámetros oblicuos, derecho o izquierdo de la pelvis.[13]

Principio de paralelismo

Una vez aplicadas las espátulas, los mangos tienen que estar paralelos y con una separación de 3 cm,

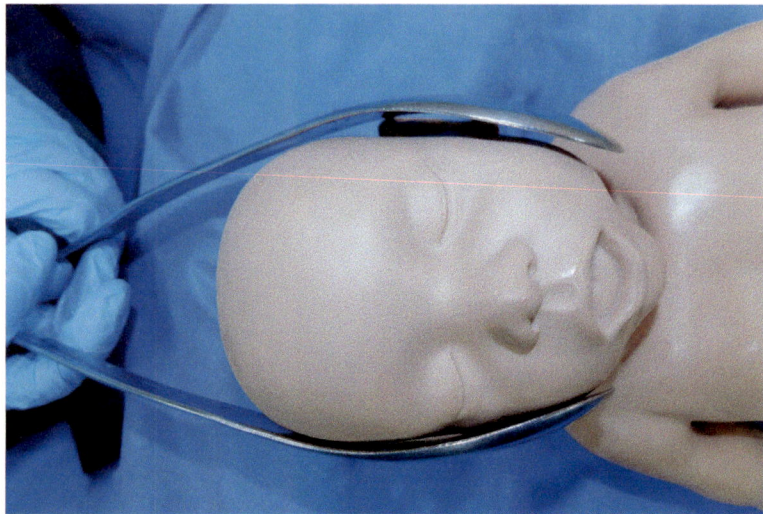

Fig. 7-11. Correcta posición de las espátulas de Velasco.

si no se encuentran en esta posición, es indicio de que la aplicación es incorrecta. (**fig. 7-12**). La fuerza que se aplica a los mangos es la misma que se transmite a las cucharas; si no están paralelos, la espátula que esté mal aplicada recibirá mayor presión en uno de sus bordes, lo que puede aumentar el riesgo de lesión fetal.[13]

Aplicación de las espátulas de Velasco

- **Proyecto de toma:** con la paciente en posición de litotomía, antes de iniciar el procedimiento se debe visualizar el trayecto de la toma que se realizará y observar que las espátulas sean simétricas (**fig. 7-13**).

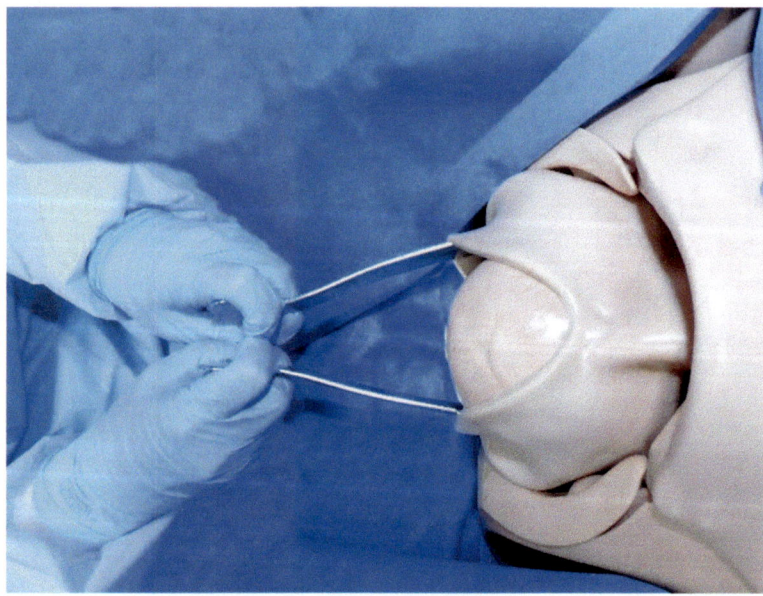

Fig. 7-12. La espátulas de Velasco cumplen con el principio de paralelismo.

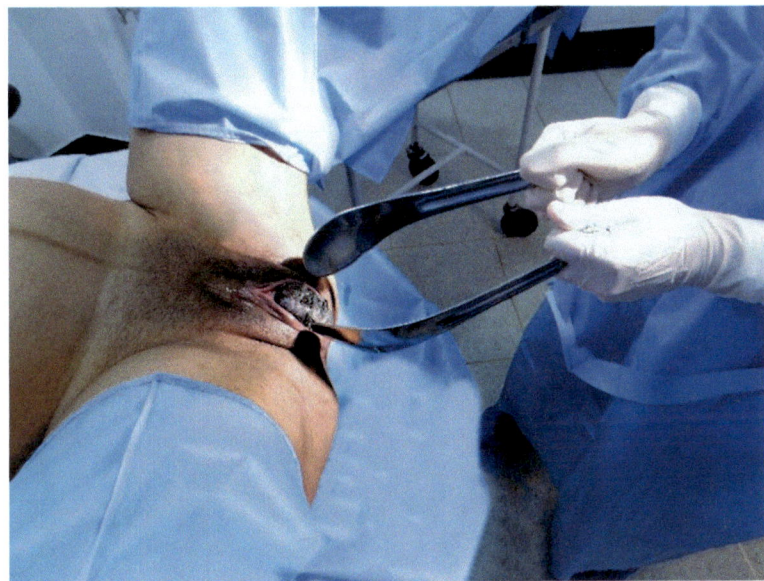

Fig. 7-13. Proyecto de toma con espátulas de Velasco.

- **Introducción de las cucharas:** ambas espátulas son iguales, por lo tanto, cualquiera puede aplicarse al lado derecho o izquierdo de la pelvis. Se toma la espátula por el mango con la mano homónima en el extremo posterior y se inicia la introducción. Manteniéndola en posición vertical, se introduce sobre la otra mano –que se ubica en el periné y sirve de guía– en la concavidad sacroilíaca. El mango se debe desplazar primero hacia atrás y luego hacia arriba hasta lograr que el extremo de la cuchara se encuentre por encima de la presentación La espátula debe deslizarse sobre la mano y no sobre la cabeza fetal (**fig. 7-14A, B** y **C**).
- **Revisión de la toma:** antes de iniciar la tracción se debe comprobar que la toma sea transversa. Para ello, la sutura sagital debe encontrarse perpendicular a ambas espátulas, el paralelismo de los mangos debe estar presente y la marca de las espátulas debe estar más baja que la presentación.
- **Tracción:** se toma cada espátula con la mano heteróloga y se realiza la tracción hacia el canal del parto; inicialmente en sentido de la línea umbilical-sacra hasta lograr una estación +4, posteriormente se realiza una tracción elevando los manos para generar una deflexión cefálica (**fig. 7-15**).
- **Desprendimiento y extracción cefálica:** se retira la primera espátula en sentido inverso a su aplicación con la mano #1 y con la otra (#2) se

completa la deflexión cefálica; mientras se retira, con la mano #1 se protege el periné (**fig. 7-16A** y **B**).

Maniobras de rotación con espátulas

Si la presentación requiere rotación, esta se puede realizar con las dos ramas. Una vez aplicadas las espátulas sobre las zonas parietomalares del feto, se ejecuta una rotación de 45° en sentido horario hasta lograr que el hueso occipital se encuentre por debajo de la sínfisis púbica. También es posible realizarla con una sola espátula: se introduce la primera rama y se aplica sobre la zona parietomalar del feto que esté hacia el sacro materno y se ejerce una presión dirigida hacia el pubis para lograr un desplazamiento de la presentación de 45° hasta el lugar deseado. Se puede esperar un momento para que la presentación se estabilice y se pueda introducir la siguiente rama de la espátula.

Maniobras especiales con las espátulas de Velasco

Maniobra de Ramírez-Merchán

Se utiliza para realizar una rotación cuando hay una variedad de presentación posterior. La descripción de la técnica se realiza en el **cuadro 7-6** y se observa en la **figura 7-17**.[13]

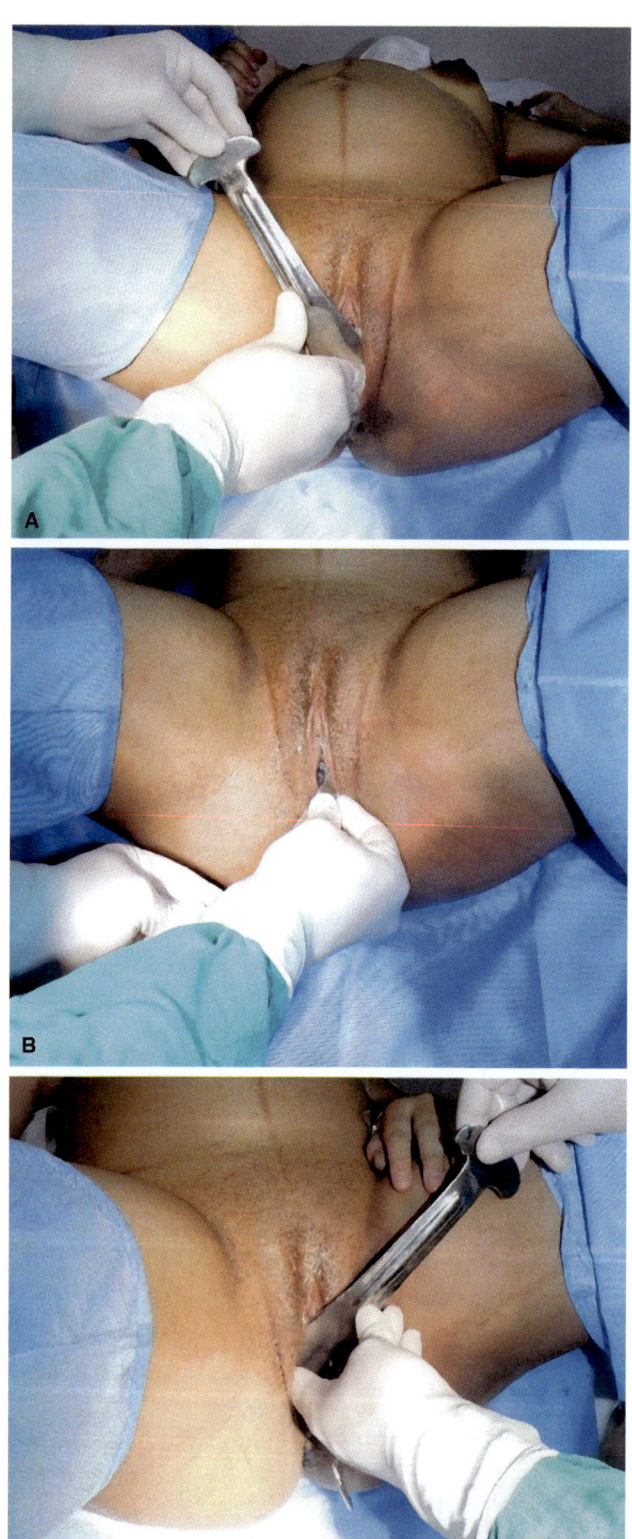

Fig. 7-14. A. Inserción de la espátula izquierda. **B.** Posicionamiento de la espátula izquierda. **C.** Inserción de la espátula derecha.

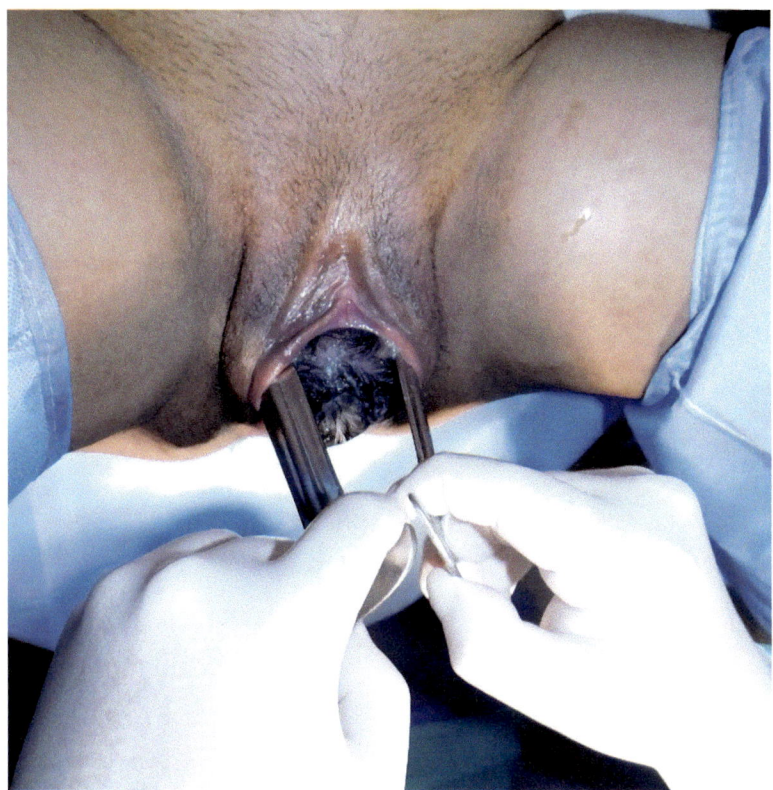

Fig. 7-15. Tracción cefálica con las espátulas.

Maniobra de Quiñones Ortiz

Es una maniobra descrita por el Dr. Eduardo Quiñones Ortiz, que consiste en la modificación de la maniobra de Ramírez-Merchán y tiene el mismo objetivo de rotación de la presentación. La descripción de la maniobra se realiza en el **cuadro 7-7** y se observa en la **figura 7-18**.[13]

Fórceps de Piper

En 1924, Edmund Piper presentó este instrumento para la extracción de la cabeza en el parto podálico. Es un recurso válido para la extracción del polo cefálico en la presentación de pelvis por vía vaginal y la última opción antes de realizar una operación cesárea. Tiene la característica especial de contar con una mayor longitud de los mangos y un arco hacia abajo en el vástago para acomodar el cuerpo fetal y no tiene curvatura pélvica (**fig. 7-19**).[3] La técnica para su aplicación se describe en el **cuadro 7-8** y se observa en la **figura 7-20A**, **B** y **C**.

Vacuum

El extractor *vacuum* utiliza una copa, un eje, un mango y un generador de vacío. Las copas de aspiración pueden ser de metal o plástico y miden aproximadamente 5-6 cm. Se prefieren las de plástico porque generan menos lesiones en la cabeza fetal y en los tejidos maternos, pero tienen menor fuerza de tracción.[3,12] La técnica se describe en el **cuadro 7-9** y se observa en la **figura 7-21A** y **B**. Los reparos anatómicos para una adecuada colocación del *vacuum* se observan en la **figura 7-22A** y **B**.

COMPLICACIONES DEL PARTO INSTRUMENTADO

> ! La evidencia ha demostrado que no hay una diferencia significativa entre el uso de cualquiera de los instrumentos mencionados (fórceps, espátulas y vacuum) en cuanto a morbilidad materna y fetal.

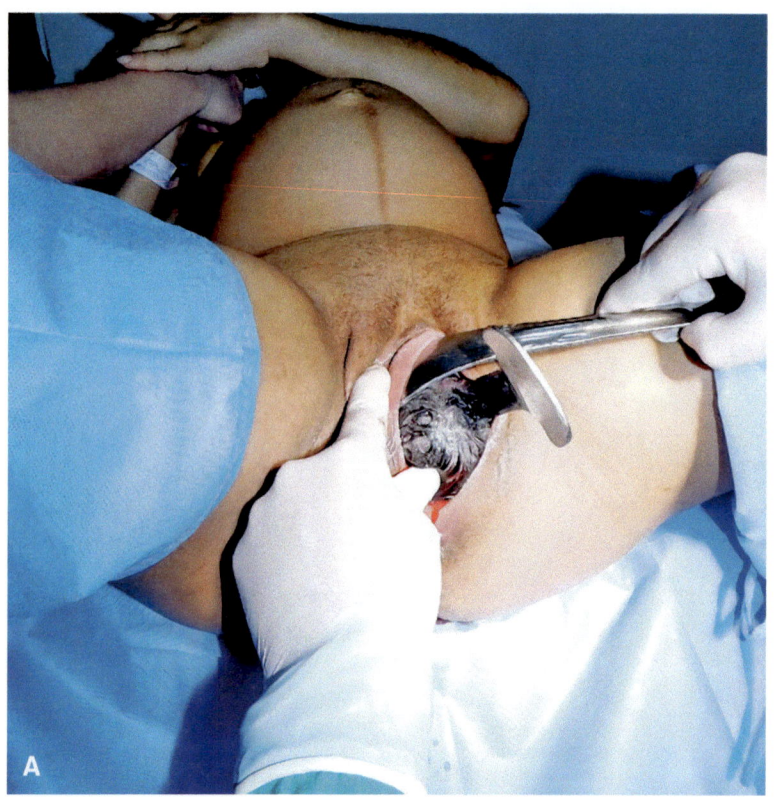

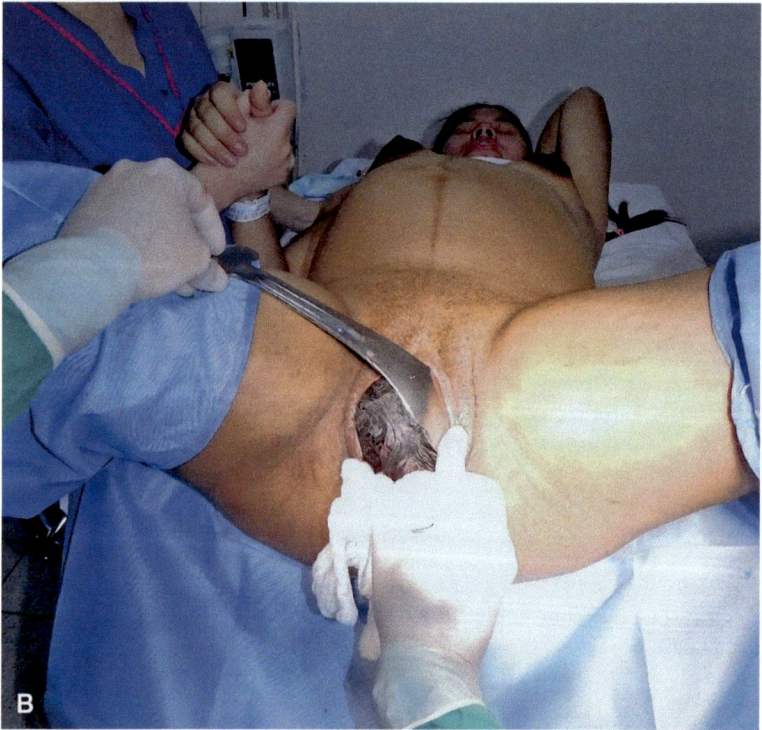

Fig. 7-16. Extracción de las espátulas. **A.** Extracción de la espátula con la mano # 1. **B.** Extracción de la espátula con la mano #2.

Cuadro 7-6. Maniobra de Ramírez-Merchán	
Estructura	**Técnica[12] (véase fig. 7-17)**
Cabeza y pelvis materna	Material: espátulas de Velasco o fórceps de Simpson Posición materna: litotomía Procedimiento: - Introducción de las cucharas: se introduce la primera rama por el extremo posterior del diámetro oblicuo izquierdo, sobre el hueso occipital del feto - Rotación: se ejerce presión sobre el occipital y se desplaza la cuchara, junto con el hueso, hasta llevarlo por debajo de la sínfisis púbica (rotación de 135°). Posteriormente, continúa su deslizamiento hasta llevarlo al extremo izquierdo del diámetro transverso. La cuchara ejecuta un arco de 225°. Finalmente, la rama queda aplicada sobre la zona parietomalar izquierda del feto - Aplicación de la segunda cuchara (derecha): se introduce por el extremo posterior del diámetro oblicuo izquierdo y se desplaza hasta el extremo derecho del diámetro transverso - El resto del procedimiento es igual a la técnica clásica

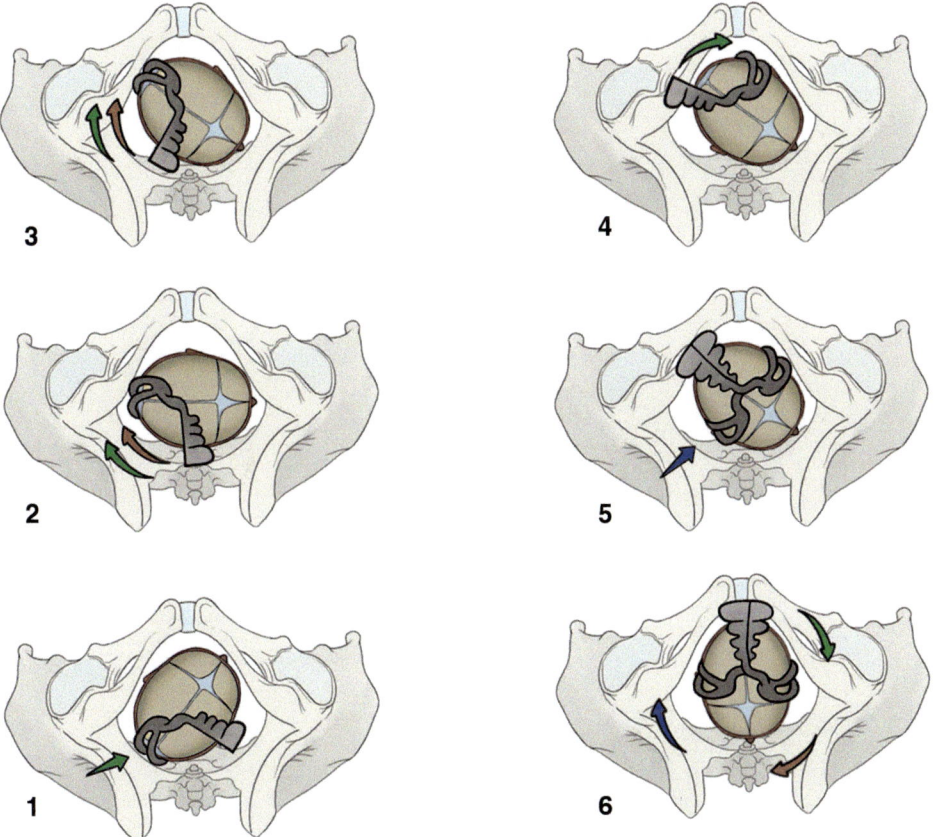

Fig. 7-17. Maniobra de Ramírez-Merchán.

Cuadro 7-7. Maniobra de Quiñones Ortiz	
Estructura	**Técnica[12] (véase fig. 7-18)**
Cabeza y pelvis materna	Material: espátulas de Velasco o fórceps de Simpson Posición materna: litotomía Procedimiento: - Aplicación de la primera espátula: se introduce la primera rama por el extremo posterior del diámetro oblicuo derecho y se profundiza por la concavidad del seno sacroilíaco izquierdo hasta quedar sobre la región parietomalar derecha del feto - Rotación: se toma la espátula por el mango con la mano derecha, mientas los dedos de la mano izquierda realizan una presión sobre la presentación en contra de la cuchara. Se realiza un movimiento de rotación y se lleva la rama por delante del sacro, y luego por el extremo posterior del diámetro oblicuo izquierdo hasta llegar al extremo derecho del diámetro transverso. Si se tiene éxito, la presentación debe haber rotado 135° y el occipital debe estar abajo del pubis - Aplicación de la segunda cuchara (izquierda): se introduce la rama izquierda según la técnica usual y se desplaza hasta el extremo izquierdo del diámetro trasverso, hasta lograr el paralelismo con la rama derecha - El resto del procedimiento es igual a la técnica clásica

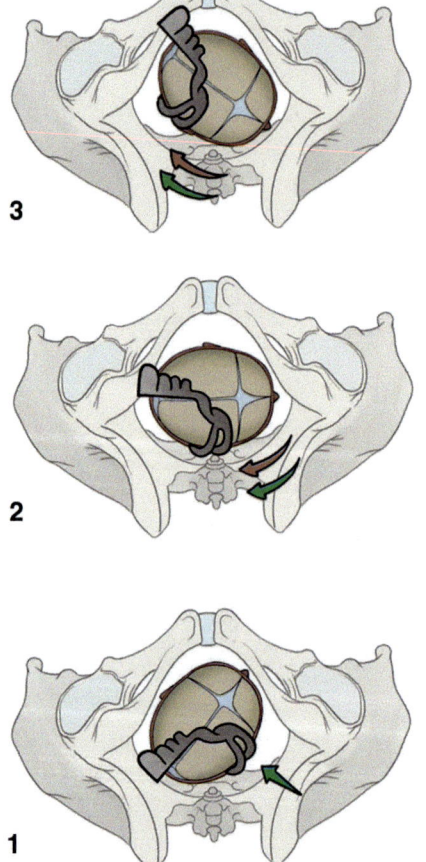

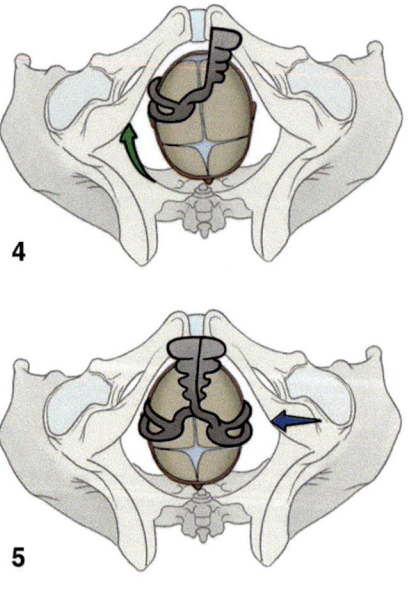

Fig. 7-18. Maniobra de Quiñones Ortiz.

Se ha logrado evidenciar que el uso adecuado, el conocimiento y la experticia en la intervención de un parto con cualquier instrumento es fundamental para disminuir las posibles lesiones[8,11,14] (**cuadro 7-10**).

CUIDADOS POSOPERATORIOS

Tromboprofilaxis

Se debe evaluar la necesidad de ofrecer tromboprofilaxis a estas pacientes, ya que han tenido un mayor tiempo en la duración de la atención del parto y, en algunas ocasiones, deben permanecer en cama debido a las lesiones que se pudieron presentar en el canal de parto. El riesgo se puede evaluar según la guía de práctica clínica para la prevención de eventos tromboembólicos venosos durante la gestación, el parto o el puerperio, publicada por la ASBOG.[6,15]

Analgesia

Se debe garantizar una adecuada analgesia en el puerperio. Los medicamentos recomendados son los antiinflamatorios no esteroides (AINE) y el acetaminofén.[6]

Monitorización de la diuresis

Las pacientes que fueron sometidas a un parto instrumentado tienen mayor incidencia de retención urinaria, por lo tanto, se debe tener una cuantificación estricta del gasto urinario.[6]

Fisioterapia del piso pélvico

Una vez que ha pasado el puerperio, se debe evaluar la incontinencia urinaria, fecal o de gases en estas pacientes. Se recomienda enviar a todas las pacientes a terapia de piso pélvico.[6]

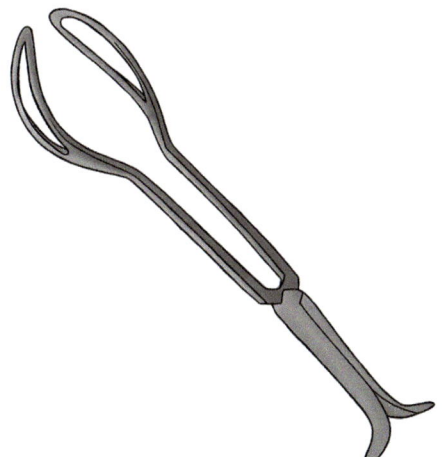

Fig. 7-19. Fórceps de Piper.

Cuadro 7-8. Fórceps de Piper	
Estructura	**Técnica[3] (véase fig. 7-20A, B y C)**
Cabeza fetal	Material: fórceps de Piper Posición materna: litotomía Procedimiento: - Condición: solo se pueden aplicar los fórceps hasta que la cabeza fetal se haya introducido en la pelvis materna; esto se consigue con una tracción suave de la cabeza y una presión suprapúbica - Primer ayudante: sostiene el feto con una toalla, manteniendo los brazos y cordón fuera del campo de acción - Segundo ayudante: introduce la rama izquierda con la mano izquierda, aplicando la curvatura cefálica a lo largo de la vagina materna y el hueso parietal izquierdo fetal. La mano derecha se desliza entre el cuerpo fetal y la pared lateral izquierda para guiar la rama derecha sobre el hueso parietal derecho fetal - Una vez aplicadas las dos ramas del fórceps, se deja descansar el cuerpo fetal sobre los vástagos, se articulan ambas ramas y posteriormente se ejerce una tracción hacia afuera, mientras se levanta el mango de manera simultánea para lograr la expulsión de la cabeza fetal

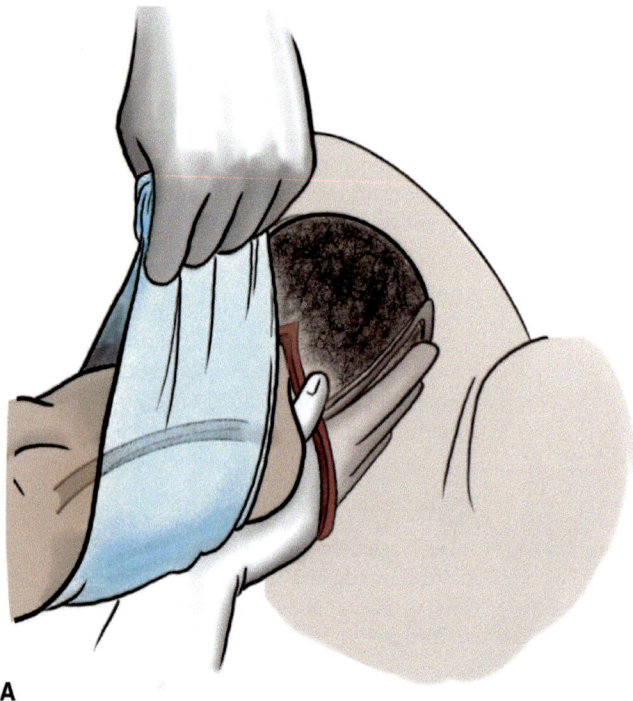

A

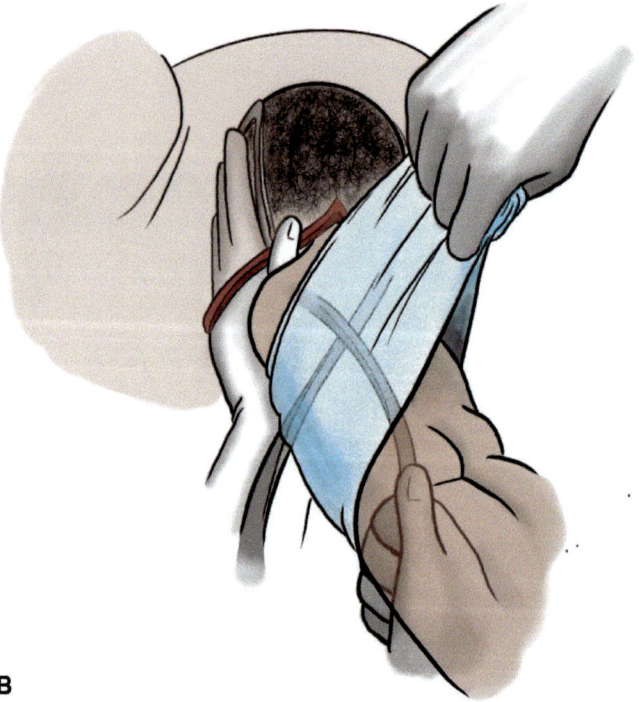

B

Fig. 7-20. Colocación de fórceps de Piper. **A.** Cuerpo fetal elevado por ayudante, e inserción de primera rama guiada con los pulpejos de la mano. **B.** Inserción de segunda rama de fórceps. (Continúa)

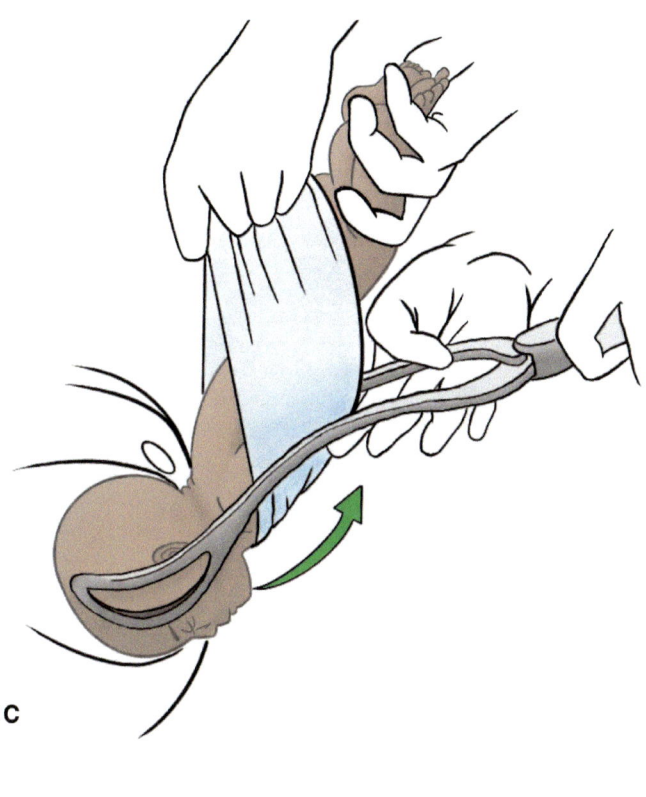

Fig. 7-20. (Cont.) **C.** Articulación de ramas del fórceps y liberación de la cabeza fetal.

C

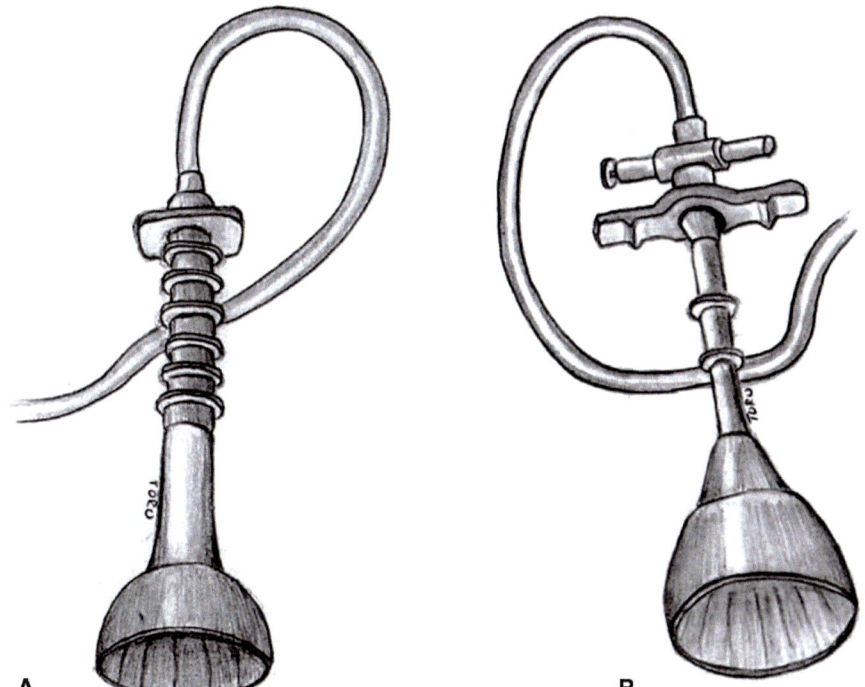

A   B

Fig. 7-21. A. *Vacuum* de plástico. **B.** *Vacuum* de metal.

Cuadro 7-9. Aplicación del sistema de vacío (*vacuum*)

Estructura	Técnica[3]
Cabeza fetal	Material: *vacuum* Posición materna: litotomía Procedimiento: Comprobar que el *vacuum* funciona correctamente y que la presión máxima no excede los 500-600 mm Hg - Identificar el punto de flexión, que se encuentra a lo largo de la sutura sagital, 3 cm por delante de la fontanela posterior y 6 cm de la fontanela anterior (véase **fig. 7-22A**) - Una vez identificado el punto de flexión, se coloca la copa en la cabeza fetal, mientras los labios maternos se separan con la otra mano. Si la aplicación es correcta, debe encontrarse a 3 cm de la fontanela anterior, simétrica respecto de la sutura sagital (véase **fig. 7-22B**) - Verificar que no se hayan atrapado tejidos maternos con la copa, únicamente debe tener apoyo en la cabeza fetal. - Crear vacío aumentando la succión de 0,2 kg/cm² cada 2 minutos hasta alcanzar una presión negativa total de 0,8 kg/cm² - Una vez que se crea la succión, se toma el mango del instrumento y se inicia una tracción suave; la presentación debe iniciar su descenso - Una vez que se extrae la cabeza, se retira la copa

Nota: no hay un consenso acerca de cuántos intentos se deben realizar, es decisión del médico intentarlo las veces que considere prudente.

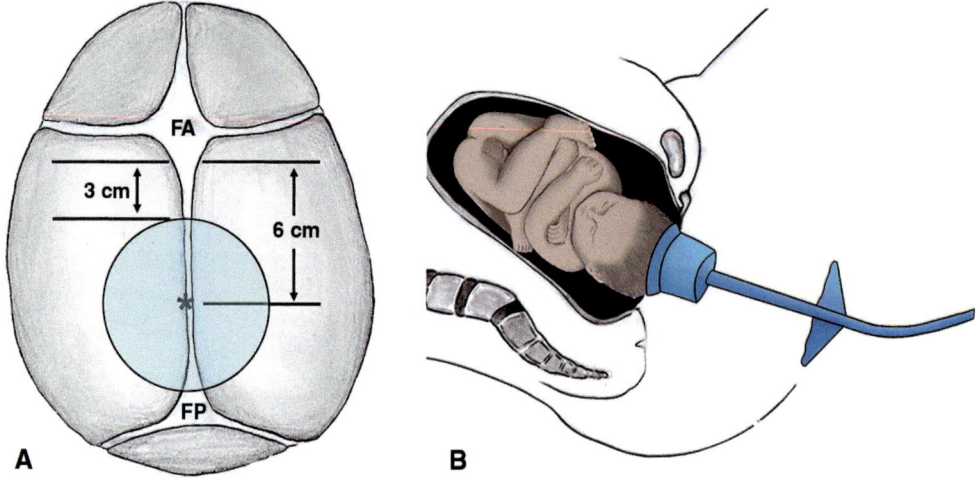

Fig. 7-22. A. Reparos anatómicos para colocación del *vacuum*. **B.** Colocación final del *vacuum*.

Cuadro 7-10. Complicaciones maternas y fetales en el parto instrumentado

Maternas	Fetales
Desgarros grados III y IV	APGAR < 7
Hemorragia posparto	pH < 7
Lesiones del canal de parto	Lesiones de la tabla ósea
Dolor	Hemorragia del sistema nervioso
Incontinencia fecal y urinaria	Lesiones en la piel

SÍNTESIS CONCEPTUAL

- El parto instrumentado es un procedimiento que continúa vigente tanto en países desarrollados como en vías de desarrollo. Es una alternativa cuando en el trabajo de parto se presenta una condición que requiera la terminación pronta del parto.
- Todas las indicaciones del parto instrumentado son relativas, no existe una indicación absoluta.
- Solo lo debe realizar un médico que tenga el conocimiento y la experticia para realizar el procedimiento.
- No existe diferencia entre las herramientas que se pueden utilizar durante la instrumentación de un parto vaginal; lo más importante es la habilidad y la disponibilidad para su uso.
- No se debe realizar la instrumentación de un parto vaginal cuando se desconoce la variedad de posición.
- No es necesaria la realización de episiotomía para realizar el procedimiento.
- Una de las principales complicaciones del parto instrumentado es la lesión o modificación del piso pélvico; por eso, es indispensable realizar el seguimiento de las pacientes e iniciar fisioterapia de piso pélvico.

REFERENCIAS

1. Lattus Olmos JA. El Fórceps, breve análisis de los siglos de oro del instrumento. Renacimiento de los fórceps paralelos, las Espátulas de Thierry [Internet] [consultado: abril 2023] Pp. 1-55. Disponible en: https://www.academia.edu/10993111/El_F%C3%B3rceps_breve_an%C3%A1lisis_de_los_siglos_de_oro_del_instrumento_Renacimiento_de_los_f%C3%B3rceps_paralelos_las_Esp%C3%A1tulas_de_Thierry.
2. Doran A. Chronology of the founders of the forceps (1569-1799). J Ostet Gynecol Br Emp 1910;27:154-72.
3. Patel DS, Roberts S, Rogers V, et al. Delivery operative. En: Cunningham FG, Leveno K, Dashe J, et al. Obstetricia de Williams. 25ª ed. McGraw-Hill Ed; 2019.
4. Cortés H, Escobar E. Parto vaginal instrumentado en el Hospital Universitario San Vicente de Paúl durante un período de 5 años (2000-2004), Medellín, Colombia. Rev Col Obstet Ginecol 2006;57(1):27-30.
5. DANE. Nacimientos 2020. Cuadro 4. Nacimientos por tipo de parto [Internet]. [Consultado agosto 2022]. Disponible en: https://www.dane.gov.co/index.php/estadisticas-por-tema/salud/nacimientos-y-defunciones/nacimientos/nacimientos-2020.
6. Murphy DJ, Strachan BK, Bahl R. Assisted Vaginal Birth: Green-top Guideline No. 26. BJOG 2020;127(9):e70-112.
7. ACOG. Practice Bulletin No. 154: Operative Vaginal Delivery. Obstet Gynecol 2015;126(5):e56-e65.
8. Horan MA, Murphy DJ. Operative vaginal delivery. Case-based reviews. Obstet Gynecol Reprod Med Reviews 2016;26(12):358-63.
9. Knight M, Chiocchia V, Partlett C, et al. Prophylactic antibiotics in the prevention of infection after operative vaginal delivery (ANODE): a multicentre randomised controlled trial. Lancet 2019;393(10189):2395-403.
10. Curran MJA. Epidural analgesia for labor and delivery. Anesthesiol Clin North America 1990;8(1):55-75.
11. Páez EA, Bolaños C, Bautista AA y cols. Seguridad y eficacia de los fórceps no articulados de ramas paralelas en el parto vaginal instrumentado [Internet]. Trabajo de grado. 2019 [citado: diciembre 2021]. Disponible: https://repositorio.unal.edu.co/handle/unal/77284.
12. Orjuela JE, Vieira S. Intervenciones en parto vaginal. En: Federación Colombiana de Obstetricia y Ginecología. Tratado de obstetricia y ginecología. 3ra. ed. Bogotá: Ed. Amolca; 2022. pp. 179-87.

CASOS CLÍNICOS

Caso clínico 7-1

Gestante de 39 semanas (G1P0) en trabajo de parto en período expulsivo desde hace 3 horas, sin analgesia regional ni adecuado pujo materno. Los signos vitales se encuentran dentro de lo normal, con bienestar fetal evidenciado por monitorización fetal permanente. El partograma se encuentra por fuera de las líneas de alerta.
¿Cuál es el diagnóstico? ¿Cuál es el manejo más apropiado?

Continúa

CASOS CLÍNICOS *(CONT.)*

Caso clínico 7-2

Paciente con gestación de 37 semanas 5 días, sin antecedentes de importancia, en trabajo de parto en período expulsivo, con actividad uterina regular y adecuado pujo materno. Durante la monitorización fetal se evidencia sufrimiento fetal agudo. Al examen físico, la madre presenta signos vitales normales, altura uterina de 33 cm y feto único vivo cefálico. El borramiento y la dilatación son completos, las membranas rotas, variedad de posición occipito-anterior izquierda, en estación –1 de los planos de De Lee y consentimiento informado por parte de la madre para la realización del parto instrumentado.

¿Realizaría una instrumentación del parto? ¿Por qué?

Caso clínico 7-3

Paciente de 22 años (G2P1V1) en semana 38 de gestación. Tanto el control prenatal como los signos vitales son normales. Presenta actividad uterina regular y bienestar fetal por monitorización fetal. Se encuentra en trabajo de parto en período expulsivo desde hace 4 horas, con partograma por fuera de líneas de alerta. Se administró analgesia epidural, y al examen físico se evidencia borramiento y dilatación completos, variedad de posición occipito-anterior derecha, estación +2.

¿Cuál es el diagnóstico? ¿Cuál es el manejo más apropiado?

❓ PREGUNTAS DE AUTOEVALUACIÓN

7-1. Una de las indicaciones maternas de parto instrumentado es:
A. Enfermedad cardíaca clases III o IV.
B. Hiperdinamia uterina.
C. Malformaciones vasculares cerebrales.
D. Expulsivo prolongado.

7-2. Los requisitos indispensables para realizar una instrumentación adecuada del parto son:
A. Presentación de vértex, borramiento y dilatación completos, y membranas íntegras.
B. Presentación de bregma, borramiento y dilatación completos, y membranas rotas.
C. Presentación de vértex, borramiento y dilatación incompletos, y adecuada analgesia.
D. Presentación de vértex, borramiento y dilatación completos, y vejiga vacía.

7-3. El orden correcto para la aplicación de los fórceps es:
A. Toma fantasma, introducción de las ramas, articulación de las ramas, comprobación y extracción fetal.
B. Introducción de las ramas, comprobación, articulación de las ramas y extracción fetal.
C. Comprobación, toma fantasma, articulación de las ramas, introducción de las ramas y extracción fetal.
D. Articulación de las ramas, introducción de las ramas, comprobación y extracción fetal.

7-4. ¿Es verdadero o falso que las espátulas de Velasco tienen una rama derecha y una izquierda y curvatura pélvica?
A. Verdadero.
B. Falso.

Continúa

7-5. La rotación de la variedad de presentación de transverso a occipito-anterior con las espátulas de Velasco se realiza de la siguiente manera:
A. Se introduce una espátula en la zona parietomalar del feto que esté orientada hacia el sacro materno y se rota 45° hasta que quede en occipito-púbico.
B. Se introducen las dos espátulas en las zonas parietomalares del feto y se rotan hasta occipito-púbico.
C. Se introducen las espátulas en los lados derecho e izquierdo de la pelvis materna y se rotan.
D. A y B son ciertas.

Véase **Resolución de casos clínicos y respuestas de las preguntas de autoevaluación**, al final del libro.

Procedimientos quirúrgicos

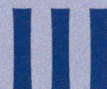

Cerclaje cervical

8

INTRODUCCIÓN

 El cerclaje cervical corresponde a una variedad de procedimientos quirúrgicos que se utilizan para mantener el cérvix cerrado y evitar los posibles desenlaces adversos asociados con la insuficiencia cervical.

Se pueden realizar por las vías vaginal o abdominal, y se utilizan suturas o cintas sintéticas que buscan reforzar el canal cervical. La insuficiencia cervical se define como la incapacidad del cuello uterino para retener un embarazo durante el segundo trimestre, en ausencia de signos o síntomas de contracciones uterinas o trabajo de parto.[1] Entre las posibles complicaciones que se busca prevenir con el uso del cerclaje se destacan el prolapso de membranas ovulares a través del canal vaginal, la rotura prematura de membranas, la infección intraamniótica, el parto de pretérmino y el aborto. En este capítulo se describen los aspectos procedimentales relacionados con las técnicas quirúrgicas para realizar un adecuado cerclaje por las vías vaginal y abdominal (laparotomía).

EPIDEMIOLOGÍA

El parto de pretérmino espontáneo incluye escenarios clínicos relacionados con el trabajo de parto pretérmino, la rotura de membranas ovulares y la insuficiencia cervical, y excluye aquellos partos prematuros indicados por una causa obstétrica.[2] En los Estados Unidos, la tasa de nacimientos de pretérmino en gestaciones con feto único (antes de la semana 37 de gestación) ha tenido un incremento cercano al 20% entre 1990 y 2006, con un posterior descenso de la curva, que llegó a ser del 12,3% en 2008 y del 7,7% en 2014.[3] Para gestaciones múltiples, la incidencia es mayor: 50% para gemelos y cerca del 90% para trillizos.[4] En Colombia, en 2018, el parto de pretérmino representó el 20,4% del total de partos.[5]

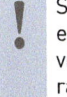 Según la literatura científica internacional, se estima que la incidencia de insuficiencia cervical verdadera es menor del 1% para primeras gestaciones y asciende al 8% cuando se tiene historia de parto pretérmino recurrente.[6]

INDICACIONES

Las indicaciones y el momento adecuado para realizar este procedimiento se pueden clasificar en tres categorías según la historia clínica y los antecedentes obstétricos, los hallazgos ecográficos y el examen físico.[2,7] De igual manera, aunque en la mayoría de los casos se realiza por la vía vaginal, el abordaje quirúrgico puede también realizarse por la vía abdominal, ya sea con laparotomía o laparoscopia. Las indicaciones para realizar el procedimiento se detallan en el **cuadro 8-1**. Cabe resaltar que en algunas ocasiones estas características pueden superponerse.

Cuadro 8-1. Indicaciones para realizar un cerclaje cervical en embarazos con feto único[1]	
Categoría	**Criterios**
Indicado por historia clínica (profiláctico)	Antecedente de dos o más pérdidas durante el segundo trimestre de embarazo, secundarias a dilatación cervical no dolorosa y en ausencia de trabajo de parto Antecedente de cerclaje cervical en una gestación previa
Indicado por ultrasonido	Antecedente de un parto de pretérmino espontáneo (< 34 semanas) y hallazgo ecográfico de cuello uterino corto (< 25 mm) antes de la semana 24 de gestación
Indicado por examen físico (de emergencia)	Dilatación cervical no dolorosa evidenciada durante el segundo trimestre de gestación

> ! La evidencia actual demuestra que la realización de cerclajes en embarazos con feto único y alto riesgo de parto de pretérmino (alguna de las indicaciones previamente descritas) reduce este riesgo y es probable que disminuya también el riesgo de muerte perinatal.

Los datos disponibles no son concluyentes sobre alguna diferencia significativa en cuanto a la realización de cerclaje indicado por historia clínica o ecografía.[8,9] Cuando se identifican mujeres con antecedente de parto pretérmino espontáneo antes de la semana 34, se recomienda realizar un seguimiento ecográfico desde la semana 16 hasta la 23 6/7. Si la longitud cervical permanece mayor de 30 mm, los controles se hacen cada dos semanas. Si el cuello se acorta, con longitudes entre 25 y 29 mm, el seguimiento se hace semanalmente y, si la longitud cervical identificada es menor de 25 mm, se recomienda ofrecer la realización de un cerclaje cervical.[1,2] Este procedimiento debe ser considerado en pacientes asintomáticas con longitud cervical extremadamente corta (≤ 10 mm) y sin historia de parto de pretérmino.[10]

En cuanto a la vía de abordaje del cerclaje, se preferirá la vaginal sobre la abdominal; esta última queda reservada para aquellas pacientes con antecedente de cerclaje cervical por vía vaginal fallido (se excluyen aquellos realizados de emergencia) o que presentan alteraciones anatómicas cervicales, como un cérvix demasiado corto con defectos congénitos o cicatrices muy marcadas que dificulten o impidan a realización del cerclaje por la vía vaginal. El cerclaje por vía abdominal ha demostrado estar asociado con un menor riesgo de parto pretérmino y muerte fetal cuando se lo compara con la vía vaginal en aquellas mujeres con antecedente de cerclaje vaginal fallido.[2,11] Cabe resaltar que

algunos estudios han demostrado una mayor tasa de complicaciones operatorias para la vía abdominal; sin embargo, los posibles beneficios podrían sopesar los riesgos.[8]

Un ensayo aleatorizado multicéntrico encontró que el cerclaje laparoscópico puede ser más seguro que la laparotomía en el tratamiento de la insuficiencia cervical porque hay una incidencia menor de pérdida fetal y de sangre, y una menor tasa de hemorragia en el grupo de cerclaje laparoscópico.[11] Otros estudios no encuentran diferencias entre el abordaje laparoscópico y por laparotomía para la realización del cerclaje abdominal y en ambos se observa un efecto positivo en la preservación del embarazo.[8]

CONTRAINDICACIONES

> ! Las contraindicaciones absolutas para realizar un cerclaje son aquellas situaciones donde no existe probabilidad de disminuir el riesgo de parto pretérmino ni de mejorar los resultados perinatales.

Entre estas situaciones se destacan la infección intrauterina, las malformaciones incompatibles con la vida, el sangrado activo, el trabajo de parto pretérmino activo, la rotura de membranas ovulares y la muerte fetal.

La edad gestacional se convierte en una contraindicación relativa. Por lo general no se realizan cerclajes en embarazos con menos de 12 semanas, dado que en el primer trimestre la mayoría de los abortos espontáneos son secundarios a aneuploidías. Además, al realizar el procedimiento en el segundo trimestre se brinda la espera necesaria para realizar el tamizaje genético y la evaluación ecográfica fetal, cuyos resultados podrían contraindicar el cerclaje o cambiar la decisión de la madre. Por otra parte, no se recomienda realizarlo en gestaciones con fetos considerados viables (por lo general > 24 semanas) debido al riesgo de que se produzca una rotura de membranas ovulares durante el procedimiento con la elevada morbimortalidad asociada.[1,13]

Para los embarazos gemelares, aunque la evidencia reciente ha demostrado que el cerclaje cervical podría disminuir el riesgo de parto de pretérmino en el contexto de un cérvix corto < 15 mm o dilatado > 10 mm, hay datos adicionales que no han evidenciado diferencias significativas cuando la indicación está guiada por los antecedentes obstétricos o por el hecho de que se trata de una gestación múltiple. Una revisión sistemática encontró que ni el pesario cervical ni la progesterona ni el cerclaje muestran un efecto significativo en la reducción de la tasa de parto pretérmino o morbilidad perinatal en gemelos, ya sea cuando estas intervenciones se aplican a una población no seleccionada de gemelos o en embarazos con cuello uterino corto.[14] Adicionalmente se ha encontrado un posible incremento en el riesgo de parto pretérmino en este último escenario (sin modificaciones cervicales). Por todo lo anterior, actualmente no se recomienda realizar este procedimiento de forma rutinaria y deberá ser evaluado individualmente.[1,15,16]

REQUISITOS PARA REALIZAR EL PROCEDIMIENTO

Evaluación fetal

Previo a la realización del procedimiento se debe evaluar la vitalidad fetal, la edad gestacional y las posibles alteraciones morfológicas.

> ! Se recomienda realizar pruebas de tamizaje genético y una completa asesoría a la madre sobre las indicaciones, contraindicaciones, beneficios y riesgos asociados al cerclaje.[17]

Descartar infección intrauterina

Dada la baja probabilidad de infección intraamniótica subclínica (< 1%) en mujeres que serán llevadas a cerclaje indicado por historia clínica y que usualmente tienen un cuello largo y cerrado, se considera innecesaria la realización de una amniocentesis. Sin embargo, algunos estudios informan una mayor prevalencia de infección intrauterina

subclínica cuando la indicación de cerclaje es por acortamiento cervical identificado por ecografía (1-2%); no existe evidencia suficiente que apoye la realización de amniocentesis para mejorar los resultados perinatales maternos o fetales.[17]

Cuando en el examen físico se evidencia dilatación cervical > 2 cm con exposición o protrusión de las membranas ovulares, la probabilidad de que exista una infección intraamniótica subclínica incrementa significativamente (13-28%); sin embargo, no existe evidencia suficiente para recomendar la realización rutinaria de una amniocentesis previo a la colocación del cerclaje. Este procedimiento puede ser tenido en cuenta en mujeres seleccionadas, en quienes se sospeche infección intraamniótica subclínica (sin fiebre, pero con dolor uterino, leucocitosis, elevación de reactantes de fase aguda o hallazgos ecográficos sugestivos).[13,17]

Uso de antibióticos profilácticos

La evidencia actual no ha demostrado un efecto benéfico (disminución del riesgo de infección intrauterina o mejora en los resultados perinatales) en cuanto al uso de antibióticos profilácticos previo a la realización de un cerclaje indicado por historia clínica, ecografía o examen físico. Por lo anterior, no se recomienda su uso de forma rutinaria.[17,18]

Uso de tocolíticos

La evidencia disponible es limitada y de baja calidad para establecer recomendaciones de práctica clínica. El uso perioperatorio de tocolíticos en cerclajes indicados por historia clínica o hallazgos ecográficos no ha demostrado mejorar las tasas de nacimiento de pretérmino ni los resultados perinatales. Por su parte, aunque en algunos estudios el uso conjunto de tocolíticos y cerclaje indicado por examen físico ha evidenciado incrementar el período de latencia, al final no impacta en forma significativa en la edad gestacional al nacimiento ni en los resultados neonatales.[1,17,19]

Técnica anestésica

Cuando se compara la técnica anestésica general con la regional no se han encontrado diferencias significativas en los resultados del procedimiento. Sin embargo, se prefiere el uso de anestesia neuroaxial, dada la mayor seguridad demostrada en la realización de procedimientos quirúrgicos obstétricos no relacionados con el cerclaje.[17]

Preparación vaginal

Las técnicas de preparación vaginal para la realización de un cerclaje no han sido estudiadas específicamente. De acuerdo con los datos disponibles para otros procedimientos obstétricos, se recomienda realizar la limpieza vulvar y vaginal con productos a base de yodo y de forma suave, y evitar el contacto con las membranas cuando están protruidas.[17]

Preparación de la piel de la región abdominal

Cuando se planifica realizar un cerclaje cérvico-ístmico por la vía abdominal, la preparación de la piel se hará siguiendo las recomendaciones estudiadas en el **capítulo 10, Cesárea**.

DESCRIPCIÓN DEL PROCEDIMIENTO

Cerclaje por vía vaginal

> **!** Aunque se han descrito múltiples técnicas para realizar el cerclaje cervical por la vía vaginal, las más utilizadas en la actualidad son las propuestas de Shirodkar en 1955 y de McDonald en 1957.[20,21]

Hasta el momento se han realizado estudios que evalúan la eficacia y seguridad de ambos métodos por separado, pero no existe ningún ensayo clínico controlado que compare las dos técnicas directamente. Al analizar la evidencia disponible y comparar ambos métodos de forma indirecta, se ha encontrado que no existen diferencias significativas en cuanto a la edad gestacional al nacimiento ni a las complicaciones asociadas.[1,13,17,22] Teniendo en cuenta lo anterior y que, en términos generales, la técnica de McDonald es un procedimiento más fácil de ejecutar y de retirar, actualmente se prefiere esta técnica.

A continuación, se describen los aspectos procedimentales con mayor evidencia para la realización de ambas técnicas quirúrgicas.

Técnica de McDonald

La descripción de la técnica para el cerclaje de tipo McDonald se realiza en el **cuadro 8-2** y se observa en la **figura 8-1A**, **B** y **C**.[13,17,22]

No existen estudios que comparen directamente los materiales o calibres de sutura en la realización del cerclaje, la evidencia disponible proveniente de comparaciones indirectas señala que no se han detectado diferencias significativas entre los distintos materiales utilizados. Por lo anterior, la elección del material y el calibre de sutura queda en manos del cirujano.

Cuando se compara el uso de una o dos suturas para realizar el cerclaje, no se han encontrado diferencias significativas en los resultados perinatales. Algunos autores consideran el uso de una segunda sutura solo si la primera no quedó en la posición recomendada (a menos de 2 cm del OCE). El anudamiento de los cabos de la sutura podrá realizarse en la región anterior o posterior del cérvix, sin que esto impacte en los resultados del procedimiento.

Técnica de Shirodkar

Esta técnica se describe en el **cuadro 8-3** y se observa en las **figuras 8-2A** y **B** y **8-3A-C**.[13,17,22]

Cerclaje de emergencia o indicado por examen físico

Cuando el cerclaje es indicado por hallazgos en el examen físico, es posible encontrar dilatación avanzada y protrusión de las membranas ovulares. En estos casos, es necesario reducir las membranas antes de colocar el cerclaje para disminuir el riesgo de rotura. Se han descrito varias técnicas; sin embargo, no existe evidencia que demuestre superioridad de una sobre la otra.

Entre estos métodos se describe colocar a la paciente en posición de Trendelemburg para inducir retroceso de las membranas por gravedad, el llenado vesical con 250 a 300 mL de solución salina para buscar empujar el útero, la amniocentesis para liberar la tensión del saco amniótico, la tracción controlada del cuello con pinzas atraumáticas de anillo, empujar las membranas con una torunda cubierta por un guante, el uso del globo de una sonda vesical para retener el saco amniótico al interior del útero mientras se coloca la sutura del cerclaje, entre otros.[13,17] Por todo lo anterior, la elección de la técnica que se utilizará para reducir la protrusión de las membranas ovulares queda a elección del cirujano.

Cuadro 8-2. Técnica de cerclaje de McDonald

Estructura	Técnica (véase fig. 8-1A, B y C)
Cuello uterino	Material de sutura: poliéster o polipropileno Calibre de sutura: - Monofilamento de polipropileno 1 o 2 - Multifilamento trenzado de poliéster 1 o 2 - Cinta de poliéster de 5 mm Modo de sutura: continua, circunferencial con penetración al estroma cervical en 4 a 6 puntos para evitar el contacto con el endocérvix y los vasos cervicales que discurren en las horas 3 y 9. La sutura no debe quedar superficial en los puntos de anclaje para evitar desprendimientos del cerclaje. La sutura se coloca lo más alta posible, debe iniciar en el receso vesicocervical (unión del epitelio rugoso que recubre a la vejiga con el epitelio liso del exocérvix) e intentar acercarse al orificio cervical interno (OCI) y quedar, en lo posible, a más de 2 cm del orificio cervical externo (OCE). Después de posicionar la sutura, los nudos por lo general se realizan en la región anterior del cérvix, en la hora 12, y los cabos se dejan lo suficientemente largos para que sean fácilmente identificables al retirarlos

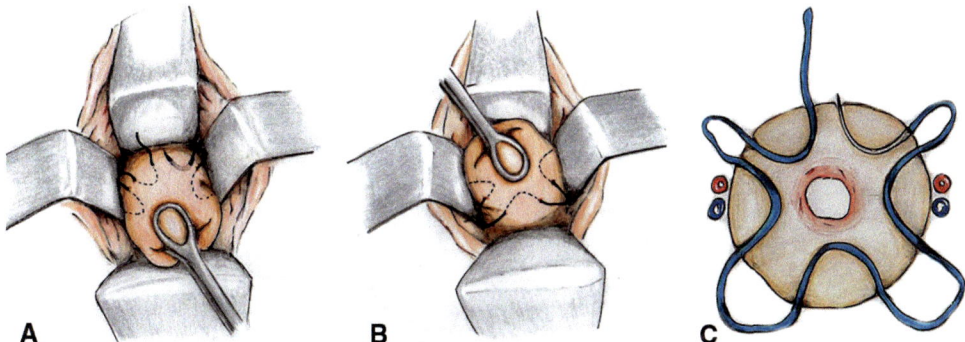

A   **B**   **C**

Fig. 8-1. Representación esquemática de la técnica de McDonald. **A.** Vista anterior. **B.** Vista posterior. **C.** Trayecto de la sutura en el cuello uterino.

Cuadro 8-3. Técnica de cerclaje de Shirodkar

Estructura	Técnica
Cuello uterino	Orientación de la incisión: transversa, de 2 a 3 cm de largo en las caras anterior y posterior del cérvix, en la unión del epitelio liso que recubre el exocérvix con el epitelio rugoso que recubre la vejiga y el fondo de saco posterior, respectivamente Disección: roma hasta el repliegue vesicouterino y hasta palpar los ligamentos úterosacros en las caras anterior y posterior, respectivamente (véase fig. 8-2A y B) Material de sutura: poliéster o polipropileno Calibre de sutura: - Cinta de poliéster de 5 mm - Monofilamento de polipropileno 1 o 2 - Multifilamento trenzado de poliéster 1 o 2 Modo de sutura: continua, circunferencial con penetración al estroma cervical en dos puntos, a las horas 3 y 9. La aguja pasa profunda a los vasos cervicales. Se atan los extremos de la sutura en la cara anterior del cérvix y se dejan los cabos lo suficientemente largos para que sean fácilmente identificables al retirarlos. Los bordes de la mucosa vaginal incidida se afrontan con una sutura reabsorbible (véase fig. 8-3A y B)

NOTA: se recomienda vaciar la vejiga, previo al procedimiento, para mejorar la visualización del cuello uterino.
Las recomendaciones sobre la elección del material y calibre de sutura, el número de suturas, el posicionamiento de los nudos y la ubicación de la sutura son similares a los presentados en la técnica de McDonald.

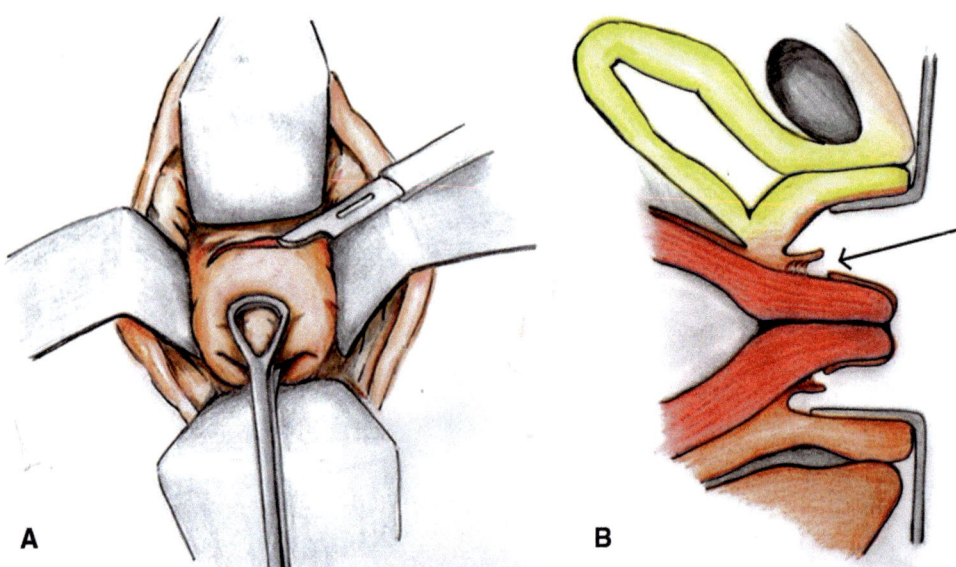

Fig. 8-2. Representación esquemática de la técnica de Shirodkar. **A.** Incisión en la mucosa anterior del cérvix. **B.** Disección de la mucosa anterior hasta el repliegue vesicouterino.

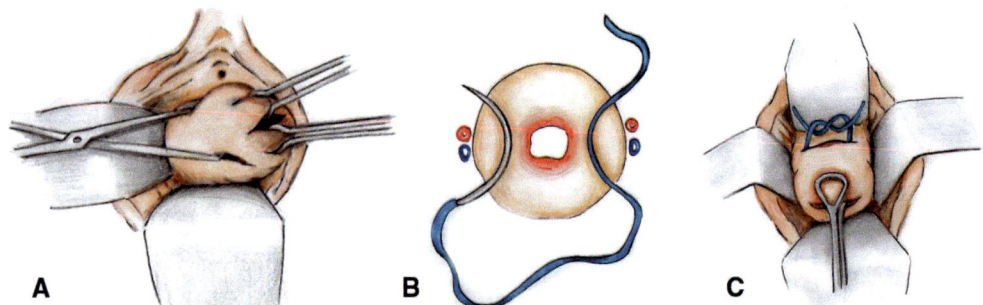

Fig. 8-3. Representación esquemática de la técnica de Shirodkar. **A.** Pinzamiento del cérvix, que retrae la incisiones realizadas en sus caras anterior y posterior para separar los vasos cervicales. **B.** Trayecto de la sutura en el cuello uterino. **C.** Nudo de la sutura en la cara anterior del cérvix, con posterior cierre de la mucosa.

Cerclaje cérvico-ístmico por la vía abdominal

Como se mencionó anteriormente, hay situaciones especiales, como cuando no es posible realizar el cerclaje por la vía vaginal debido a cuellos uterinos con acortamiento congénito, con extensas amputaciones o cicatrices marcadas por procedimientos previos, o cuando se han realizado cerclajes vaginales con resultados fallidos, en las que se prefiere realizar el abordaje por la vía abdominal.[13,23]

 Se debe tener en cuenta que la complejidad del procedimiento incrementa con el avance de la edad gestacional, por lo que algunos autores recomiendan realizarlo a finales del primer trimestre o a principio del segundo, posterior a la evaluación fetal recomendada anteriormente.[13]

El cerclaje cérvico-ístmico también se puede realizar de manera antenatal con ventajas potenciales relacionadas con una mejor exposición uterina, menor sangrado y ausencia de riesgo de lesión fetal. Cuando se comparan estos dos abordajes, la evidencia no es conclusiva, ya que algunos estudios indican mejores tasas de edad gestacional al nacer y menores complicaciones (sangrado y lesión vesical) cuando se realiza antes de la gestación,[24,25] mientras que otros estudios no han encontrado diferencias significativas en los resultados perinatales.[26] Por lo anterior, la elección del momento en el cual realizar el procedimiento es decisión del cirujano y de la paciente.

Para el ingreso a cavidad se podrá elegir entre una incisión transversa o mediana, según las características propias de cada paciente. Las consideraciones para la elección del tipo de incisión en la piel, tejido celular subcutáneo y fascia se abordan en el capítulo correspondiente a técnicas de entrada y cierre de la pared abdominal. Al considerarse un procedimiento limpio, no se recomienda el uso de antibióticos profilácticos previos a la cirugía.[27]

La técnica se describe en el **cuadro 8-4** y se observa en las **figuras 8-4** y **8-5**.[13]

CUIDADOS POSOPERATORIOS

Vigilancia en el posoperatorio inmediato

Cuando se compara la vigilancia intrahospitalaria posoperatoria prolongada (3 a 5 días) con el alta temprana el mismo día del procedimiento, se ha encontrado que, para aquellos cerclajes cervicales transvaginales indicados por historia clínica o ecografía, no hay diferencias significativas en los resultados perinatales. Por otra parte, y aunque la evidencia no es suficiente para generar recomendaciones de práctica clínica, posterior a un cerclaje cervical indicado por examen físico se debería contemplar la posibilidad de continuar vigilancia intrahospitalaria por 24 horas.

> ! Existe un mayor riesgo de rotura de membranas cuando el cuello está abierto y las membranas, expuestas.

Previo al alta se deberá evaluar la actividad cardíaca fetal y la cantidad de líquido amniótico.[17]

Uso de progesterona

En mujeres asintomáticas con hallazgo de cérvix corto y sin antecedente de parto pretérmino espontáneo o en aquellas con antecedente de parto pretérmino espontáneo, el uso de progesterona ha demostrado reducir el riesgo de parto antes de las semanas 34 y 37 de gestación. Sin embargo, cuando se evalúa su utilidad en mujeres a quienes se les ha realizado un cerclaje, la evidencia es insuficiente para demostrar algún beneficio adicional. Por lo anterior, queda a criterio de cada médico tratante continuar el tratamiento con progesterona (si se inició antes de realizar el cerclaje) o iniciarlo posterior al procedimiento.[2]

Retiro del cerclaje

Se recomienda retirar el cerclaje cervical transvaginal en las semanas 36-37 de gestación o antes, si se desencadena un trabajo de parto de pretérmino, para evitar laceraciones en el cuello.

No se recomienda diferir intencionalmente el retiro del cerclaje hasta el momento del parto cuando hay un parto vaginal programado. Si se indica una cesárea en la semana 39, el cerclaje se puede retirar durante el mismo procedimiento quirúrgico. Para los cerclajes cérvico-ístmicos realizados por la vía abdominal, el parto se hará por cesárea y el cerclaje se retirará en el mismo tiempo quirúrgico.[1]

Por otra parte, cuando ocurre una rotura prematura de membranas ovulares después de colocar un cerclaje, la evidencia es limitada y no es clara para emitir una recomendación al respecto, pues no se han encontrado diferencias significativas en cuanto a la edad gestacional al nacimiento o al riesgo de infección intraamniótica cuando se compara el retiro con la conservación del cerclaje. Por lo anterior, se deberán evaluar variables, como la edad gestacional al momento de la rotura y signos de infección intraamniótica o anhidramnios para definir entre un manejo expectante con antibioticoterapia asociada o un retiro del cerclaje y parto.

Cuadro 8-4. Técnica de cerclaje cérvico-ístmico

Estructura	Técnica
Istmo uterino	Orientación de la incisión: transversa superficial a la altura del repliegue peritoneal vesicouterino (véase **fig. 8-4**) Disección: roma o cortante en dirección caudal, rechazando la vejiga hasta exponer el istmo Material de sutura: poliéster o polipropileno - Calibre de sutura: - Cinta de poliéster de 5 mm - Monofilamento de polipropileno 1 o 2 - Multifilamento trenzado de poliéster 1 o 2 Modo de sutura: inicialmente se deben identificar los vasos uterinos a la altura del istmo, lateral a la incisión ya realizada. Una vez identificados, se deben traccionar lateralmente de manera suave con una pinza atraumática (p. ej., pinza de *Babcock*). Al realizar lo anterior se identifica un espacio avascular entre los vasos uterinos y el miometrio ístmico, en donde se realiza transficción con una aguja atraumática de anterior a posterior en un lado. Se rodea la cara posterior del istmo, a la altura de los ligamentos úterosacros, y se realiza nueva transfixión de posterior a anterior a través del espacio avascular del otro lado. A continuación, se atan los extremos de la sutura en la cara anterior del istmo y se afrontan los bordes del peritoneo incidido con una sutura reabsorbible que cubra los cabos del cerclaje (véase **fig. 8-5**)

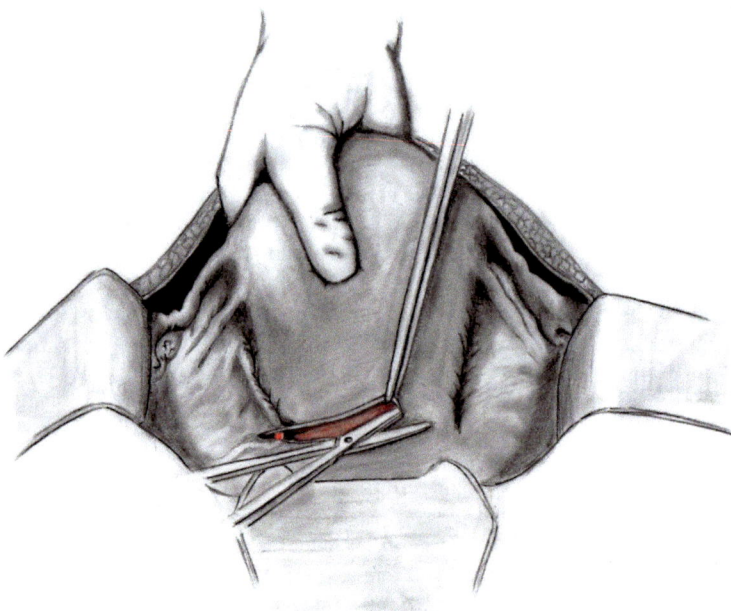

Fig. 8-4. Representación esquemática de la técnica de cerclaje cervico-ístmico por la vía abdominal. Incisión en el peritoneo del repliegue vesicouterino con posterior disección y descenso de la vejiga.

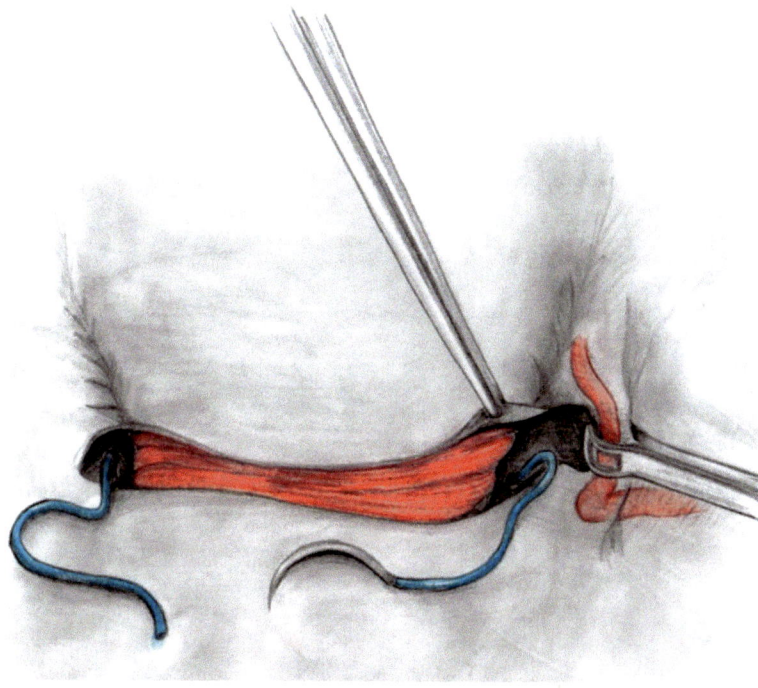

Fig. 8-5. Representación esquemática de la técnica de cerclaje cervico-ístmico por la vía abdominal. La sutura pasa entre la arteria uterina y el cuello uterino, y posteriormente se anuda en la cara anterior del cérvix a la altura del orificio cervical interno.

SÍNTESIS CONCEPTUAL

- El cerclaje cervical es un procedimiento quirúrgico para mantener el cérvix cerrado y evitar posibles desenlaces adversos asociados con la insuficiencia cervical.
- La indicación puede ser por historia clínica (antecedente de pérdidas por insuficiencia cervical), por hallazgos ecográficos (cérvix corto) o por examen clínico (dilatación cervical).
- El cerclaje se puede realizar por la vía vaginal, que es la de primera elección, o abdominal por laparotomía o laparoscopia.
- Está contraindicado en aquellas situaciones en las que no existe probabilidad de disminuir el riesgo de parto de pretérmino ni de mejorar los resultados perinatales.
- Para llevar a cabo el procedimiento, se debe realizar una adecuada evaluación fetal, descartar infección intrauterina, usar una adecuada técnica anestésica y realizar una preparación adecuada de asepsia vaginal o abdominal.
- Las técnicas descritas para el cerclaje vaginal son la de McDonald y de Shirodkar.
- En casos especiales se puede utilizar el cerclaje cérvico-ístmico, que se realiza por la vía abdominal.
- Se recomienda retirar el cerclaje cervical transvaginal en las semanas 36-37 de gestación o antes, si se desencadena un trabajo de parto de pretérmino, para evitar laceraciones en el cuello. En el cerclaje abdominal se realiza cesárea y el retiro de este.

REFERENCIAS

1. American College of Obstetricians and Gynecologists. ACOG Practice Bulletin No.142: Cerclage for the management of cervical insufficiency. Obstet Gynecol 2014;123(2 Pt 1):372-Reaffirmed 2019.

2. American College of Obstetricians and Gynecologists. ACOG Practice Bulletin No. 130: Prediction and prevention of preterm birth. Obstet Gynecol 2012;120(4):964-73.

3. Hamilton BE, Martin JA, Osterman MJ, et al. Births: final data for Natl Vital Stat Rep 2015;64(12):1-64.

4. Hamilton BE, Martin JA, Osterman MJ. Births: preliminary data for Natl Vital Stat Rep 2016;65(3):1-15.
5. DANE. Estadísticas vitales EEVV, 2018, Censo y Demografía [Internet]. [citado: agosto de 2021]. Disponible en http://sistema74.dane.gov.co/bincol/rpwebengine.exe/portal?lang=esp.
6. Brown R, Gagnon R, Delisle MF. No. 373-Cervical insufficiency and cervical cerclage. J Obstet Gynaecol Can 2019; 41(2):233-47.
7. Shennan A, Story L, Jacobsson B, et al. FIGO good practice recommendations on cervical cerclage for prevention of preterm birth. Int J Gynaecol Obstet Off Organ Int Fed Gynaecol Obstet 2021;155(1):19-22.
8. Alfirevic Z, Stampalija T, Medley N. Cervical stitch (cerclage) for preventing preterm birth in singleton pregnancy. Cochrane Database Syst Rev 2017;6:CD008991.
9. Berghella V, Rafael TJ, Szychowski JM, et al. Cerclage for short cervix on ultrasonography in women with singleton gestations and previous preterm birth: a meta-analysis. Obstet Gynecol 2011;117(3):663-71.
10. Gulersen M, Bornstein E, Domney A, et al. Cerclage in singleton gestations with an extremely short cervix (≤10 mm) and no history of spontaneous preterm birth. Am J Obstet Gynecol MFM. 2021;3(5):100430.
11. Shennan A, Chandiramani M, Bennett P, et al. MAVRIC: a multicenter randomized controlled trial of transabdominal vs transvaginal cervical cerclage. Am J Obstet Gynecol 2020;222(3):261.e1-261.e9.
12. Zaveri V, Aghajafari F, Amankwah K, et al. Abdominal versus vaginal cerclage after a failed transvaginal cerclage: a systematic review. Am J Obstet Gynecol 2002;187:868.
13. Yeomans ER, Hoffman BL, Gilstrap III LC, et al. Cunningham and Gilstrap's Operative Obstetrics. 3.th ed. McGraw Hill; 2017.
14. D'Antonio F, Berghella V, Di Mascio D, et al. Role of progesterone, cerclage and pessary in preventing preterm birth in twin pregnancies: A systematic review and network meta-analysis. Eur J Obstet Gynecol Reprod Biol 2021;261:166-77.
15. Rafael TJ, Berghella V, Alfirevic Z. Cervical stitch (cerclage) for preventing preterm birth in multiple pregnancy. Cochrane Database of Systematic Reviews 2014; 9: CD009166.
16. Li C, Shen J, Hua K. Cerclage for women with twin pregnancies: a systematic review and metaanalysis. Am J Obstet Gynecol 2019;220:543.
17. Berghella V, Ludmir J, Simonazzi G, et al. Transvaginal cervical cerclage: evidence for perioperative management strategies. Am J Obstet Gynecol 2013;209(3):181-92.
18. Committee on Practice Bulletins-Obstetrics. ACOG. Practice Bulletin No. 199: Use of prophylactic antibiotics in labor and delivery. Obstet Gynecol 2018; 32:e103.
19. Smith J, DeFranco EA. Tocolytics used as adjunctive therapy at the time of cerclage placement: a systematic review. J Perinatol 2015;35(8):561-5.
20. Shirodkar VN. A new method of operative treatment for habitual abortion in the second trimester of pregnancy. Antiseptic 1955;52:299.
21. McDonald IA. Suture of the cervix for inevitable miscarriage. J Obstet Gynaecol Br Emp 1957;64:346.
22. Odibo AO, Berghella V, To MS, et al. Shirodkar versus McDonald cerclage for the prevention of preterm birth in women with short cervical length. Am J Perinatol 2007;24(1):55-60.
23. Marchand G, Taher Masoud A, Azadi A, et al. Efficacy of laparoscopic and trans-abdominal cerclage (TAC) in patients with cervical insufficiency: A systematic review and meta-analysis. Eur J Obstet Gynecol Reprod Biol 2022;270:111-25.
24. Dawood F, Farquharson RG. Transabdominal cerclage: preconceptual versus first trimester insertion. Eur J Obstet Gynecol Reprod Biol 2016;199:27.
25. Marchand GJ, Masoud AT, Galitsky A, et al. Complications of laparoscopic and transabdominal cerclage in patients with cervical insufficiency: a systematic review and meta-analysis. J Minim Invasive Gynecol 2021;28(4):759-68.
26. Tulandi T, Alghanaim N, Hakeem G, et al. Pre and post-conceptional abdominal cerclage by laparoscopy or laparotomy. J Minim Invasive Gynecol 2014;21:987.
27. ACOG Practice Bulletin No. Prevention of infection after gynecologic procedures. Obstet Gynecol 2018:131(6):e172-89.

 ## CASOS CLÍNICOS

Caso clínico 8-1

Paciente de 34 años en semana 15 de gestación. Refiere tener antecedente de tres partos vaginales sin contracciones dolorosas, todos ocurridos antes de las 25 semanas, y recién nacidos que fallecieron en el posparto. Durante las gestaciones no tuvo hipertensión ni otras enfermedades crónicas. **¿Cuál es el manejo más apropiado para esta gestación?**

Caso clínico 8-2

Paciente de 30 años en semana 13 de gestación. Gestas 4, partos 0, abortos 3, cesáreas 0, hijos vivos 0. G1: aborto a las 20 semanas; G2: aborto a las 17 semanas; G3: aborto a las 21 semanas, a pesar de haberse realizado un cerclaje vaginal con la técnica de McDonald a las 12 semanas. **¿Cuál debería ser el manejo en esta gestación?**

Continúa

CASOS CLÍNICOS *(CONT.)*

Caso clínico 8-3

Paciente de 24 años (G2P1) en semana 22 de gestación, con control prenatal normal y ecografía de detalle a la semana 21 sin alteraciones, que consulta por dolor leve en el hipogastrio. Al examen físico se observan signos vitales normales y feto vivo con adecuada frecuencia cardíaca. Al examen ginecológico se observa el cérvix dilatado 3 cm y las membranas ovulares a través del cérvix, sin estar prolapsadas.

¿Cuál debe ser la conducta?

? PREGUNTAS DE AUTOEVALUACIÓN

8-1. ¿Cuál de las siguientes es una indicación para la realización de un cerclaje cervical?
A. Antecedente de pérdida de embarazo en el segundo trimestre.
B. Antecedente de cerclaje cervical en una gestación previa.
C. Dilatación cervical con contracciones uterinas en el segundo trimestre.
D. Hallazgo ecográfico de cuello uterino de 25 mm, sin antecedentes de parto de pretérmino.

8-2. Para la realización del cerclaje, ¿en qué casos se debe realizar un amniocentesis previa?
A. En pacientes con antecedentes de partos de pretérmino.
B. En todas las pacientes.
C. En pacientes con sospecha de infección intraamniótica subclínica.
D. En todas las pacientes con cérvix corto.

8-3. Al comparar las técnicas de cerclaje vaginal de Shirodkar y McDonald, se ha encontrado que:
A. La técnica de Shirodkar tiene mejores resultados.
B. La técnica de McDonald tiene mejores resultados.
C. La mejor sutura es la de monofilamento de polipropileno.
D. La técnica de McDonald es más fácil y, por lo tanto, la más usada.

8-4. El cerclaje por vía abdominal está indicado en las siguientes situaciones, EXCEPTO:
A. Cuando el cuello es muy corto y no es posible la vía vaginal.
B. La vía abdominal es la primera elección.
C. Cuando se han realizado cerclajes vaginales con resultados fallidos.
D. Cuando hay malformaciones cervicales que impiden la vía vaginal.

8-5. El cerclaje se debe retirar:
A. En el momento del parto vaginal.
B. En las semanas 36-37 de gestación, si se ha programado un parto vaginal.
C. En la semana 36, si se ha programado una cesárea.
D. En la semana 34, para parto vaginal o cesárea.

Véase **Resolución de casos clínicos y respuestas de las preguntas de autoevaluación**, al final del libro.

Corrección de desgarros perineales

9

OBJETIVOS DE APRENDIZAJE

- Conocer los factores de riesgo y la clasificación de los desgarros perineales asociados con el parto.
- Aprender a diagnosticar y distinguir los desgarros que se deben corregir en forma quirúrgica.
- Aprender la técnica quirúrgica para la corrección de los desgarros perineales desde el grado I al IV.
- Conocer el cuidado posoperatorio y las complicaciones de estas lesiones.

INTRODUCCIÓN

 Durante el período expulsivo del trabajo de parto pueden presentarse distintos tipos y grados de laceraciones en el canal vaginal y en la región vulvar que pueden comprometer, de una u otra manera, las estructuras superficiales y profundas de la región perineal.

En la mayoría de los casos, de su correcta identificación y manejo dependerán los resultados satisfactorios tanto en la presentación aguda (hemorragia posparto, infección) como a largo plazo (incontinencia urinaria o fecal, dispareunia, etc.).[1] A continuación, se revisarán los apartados relacionados con las diferentes técnicas para la corrección de los desgarros del canal del parto.

EPIDEMIOLOGÍA

Aunque las tasas de laceración varían en función de las características del paciente, los entornos de nacimiento y las prácticas de atención obstétrica, el 53-79% de las mujeres sufrirán algún tipo de lesión del canal del parto y la mayoría será de grados I y II.[2] De acuerdo con estadísticas internacionales, la incidencia de desgarros de grados III y IV es del 3,3 y 1,1%, respectivamente. Otra revisión informa que la presencia de lesiones obstétricas del esfínter anal (OASIS) complican hasta el 11% de los partos vaginales.[3] Sin embargo, estas cifras podrían estar subestimadas debido a la alta prevalencia de lesiones ocultas del esfínter anal que no son diagnosticadas (hasta el 40% en algunos estudios). Se han estudiado diversas técnicas para prevenir estos desgarros durante el parto. El masaje perineal prenatal, en comparación con ningún masaje, puede reducir el riesgo de lesión perineal en el parto y la incidencia de dolor a largo plazo.[4] Un estudio de revisión encontró que el uso de compresas tibias y los masajes durante el segundo período del parto pueden reducir los desgarros de grados III y IV, pero el impacto de estas técnicas en otros resultados fue poco claro o inconsistente y la evidencia, de calidad moderada.[5]

> Los factores de riesgo más importantes para la presentación de desgarros son la nuliparidad, el parto vaginal después de una cesárea, el peso neonatal mayor de 3500 g, el parto operatorio y las etnias asiática e india.[3]

CLASIFICACIÓN

El sistema de clasificación que actualmente se utiliza para los desgarros perineales fue propuesto por Sultan en 1999.[6] Como se muestra a continuación, en una revisión posterior se incluyó una subclasificación para las laceraciones de grado III[3] (**cuadro 9-1** y **fig. 9-1**).

INDICACIONES PARA LA CORRECCIÓN

> Los desgarros perineales de grados III y IV se han asociado con un incremento en el riesgo de complicaciones, como infección local y alteraciones en la función del piso pélvico; por lo tanto, tienen indicación clara para su corrección quirúrgica.[1,7]

Cuadro 9-1. Clasificación de los desgarros perineales	
Grado	**Descripción**
I	Lesión de la piel perineal o de la mucosa vaginal
II	Lesión perineal que afecta a los músculos perineales, pero no al esfínter anal
III	Lesión perineal que involucra el complejo del esfínter anal: IIIa: compromiso de menos del 50% del grosor del EAE IIIb: compromiso de más del 50% del espesor del EAE IIIc: compromiso del EAE y EAI
IV	Lesión perineal que involucra el complejo del esfínter anal (EAE y EAI) y la mucosa anorrectal

EAE: esfínter anal externo; EAI: esfínter anal interno.

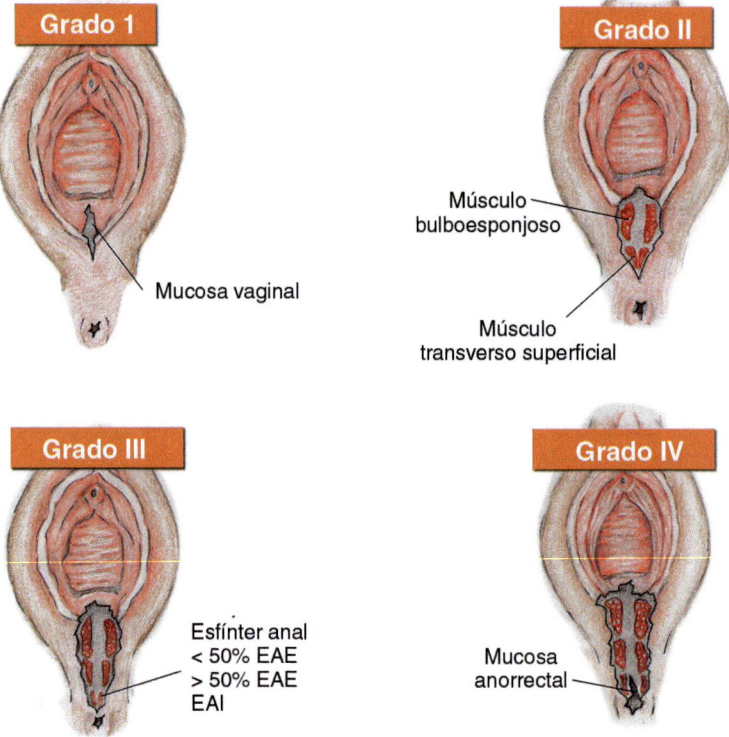

Fig. 9-1. Clasificación de los desgarros perineales.

Por su parte, los desgarros perineales de grados I y II –que incluyen laceraciones que pueden comprometer las paredes vaginales y distintas zonas de la vulva, como la región periuretral y periclitoridiana– tienen evidencia limitada que sustente claras ventajas o desventajas para realizar la reparación en todos los casos. En las laceraciones menores de grados I y II que no estén sangrando ni presenten distorsión anatómica, el manejo conservador reduce el dolor, el uso de analgésicos y la dispareunia. Las lesiones menores sin sangrado, pero con alteración anatómica, se pueden reparar con pegamento quirúrgico. Las laceraciones de grado II se reparan mejor con una sola sutura continua.[8] Las indicaciones para la corrección de los desgarros se muestran en el **cuadro 9-2**.[2,9,10]

Cuadro 9-2. Indicaciones de reparación de lesiones perineales[2,10]

Escenario	Recomendación
Laceraciones labiales, periclitorianas y periuretrales	Reparar cuando haya sangrado activo o distorsión de la anatomía
Desgarros perineales de grados I y II	Reparar según el contexto y juicio del clínico, teniendo en cuenta la cantidad de sangrado y la posible afectación de la funcionalidad de la paciente
Desgarros perineales de grados III y IV	Reparar en todos los casos

REQUISITOS PARA REALIZAR EL PROCEDIMIENTO

Identificación de la lesión

> ❗ Antes de realizar cualquier procedimiento es pertinente identificar con claridad el tipo y grado de la lesión, e incluir aquellas laceraciones que puedan pasar desapercibidas a simple vista, como los desgarros ocultos del esfínter anal.[11]

Del correcto diagnóstico dependerá la elección de la técnica que se utilizará para una correcta reparación y minimizar las posibles complicaciones. Esta evaluación debe incluir la inspección visual y palpación. La exposición adecuada, la iluminación y la analgesia son esenciales para un examen completo (**fig. 9-2A** y **B**).

Para cumplir con los objetivos anteriormente mencionados se debe caracterizar por completo la lesión desde el ángulo hasta la desembocadura. Para ello, se utilizan dos dedos de cada mano (índice y medio), con el fin de separar los labios y las paredes

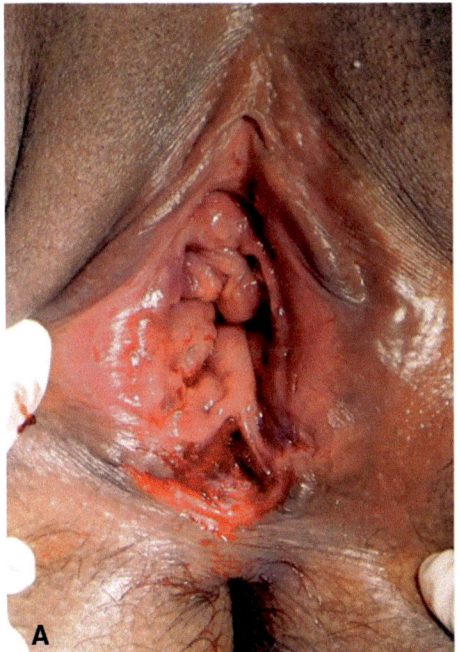
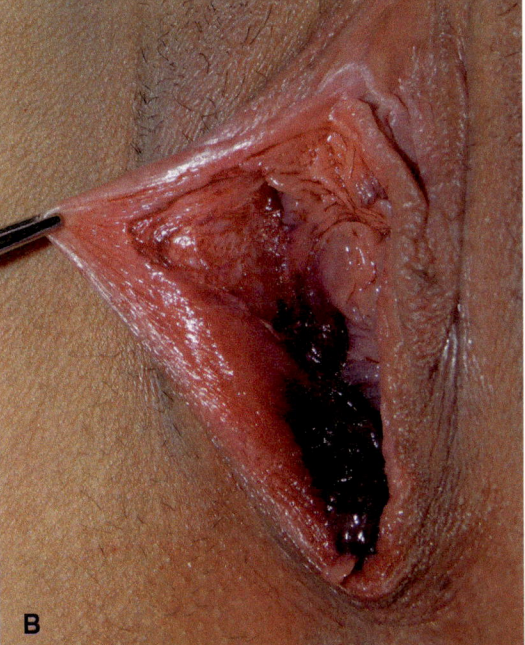

Fig. 9-2. Identificación de los desgarros. **A.** Exposición completa de la vulva, con retracción de los labios mayores, lo que permite la visualización de un desgarro perineal de grado II. **B.** Inspección de los labios menores que permite la visualización de un desgarro de la mucosa que compromete el tercio superior del labio y se extiende hasta la región periuretral.

vaginales para, de esta manera, exponer la laceración. A continuación, se evalúa la integridad del esfínter anal introduciendo el dedo índice en el recto y posicionando el dedo pulgar de la misma mano en el esfínter, seguido de un movimiento de rotación que permita palpar toda su circunferencia (**fig. 9-3**).

Anestesia

De una correcta anestesia depende en gran medida el éxito del procedimiento. Tanto la satisfacción de la paciente como la relajación de su musculatura perineal juegan un papel clave para lograr una adecuada visualización y una aproximación más fácil de los extremos de la lesión. Para los desgarros perineales de grado I, en los que solo hay compromiso de la piel o mucosa, y los de grado II, que de una u otra manera serían equivalentes a una episiotomía, no se ha demostrado que la infiltración de anestésicos locales mejore el dolor posoperatorio en comparación con el placebo;[12] sin

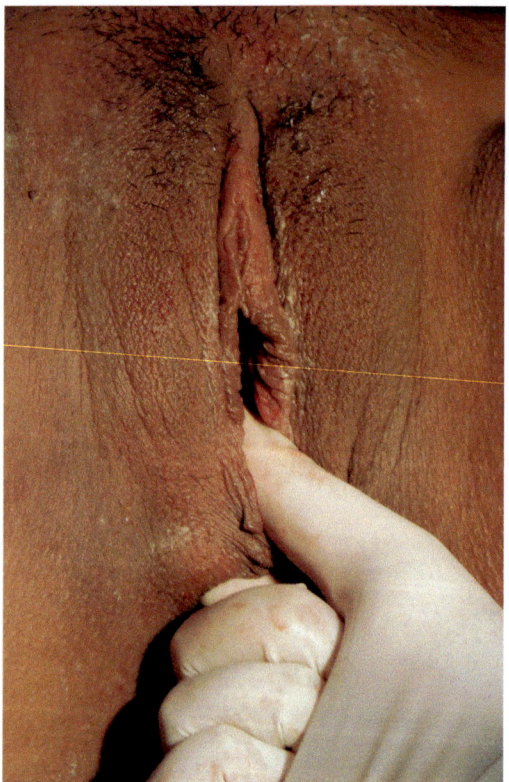

Fig. 9-3. Evaluación de la integridad del esfínter anal a través de la palpación con los dedos índice y pulgar.

embargo, se recomienda su uso en aquellas lesiones que comprometan la piel, ya que esa zona genera importantes estímulos dolorosos durante el procedimiento (**fig. 9-4**). Para los desgarros de grados III y IV puede ser necesario un mayor grado de anestesia. Para lograrlo se puede recurrir a un bloqueo regional o en silla de montar (en aquellas pacientes que ya cuentan con catéter peridural) o pudendo.

Profilaxis antibiótica

Para la reparación de los desgarros de grados I y II no es necesario el uso de antibióticos profilácticos. Sin embargo, para los grados III y IV se recomienda el uso de una dosis única de un antibiótico de amplio espectro, dado que su utilización ha demostrado reducir la tasa de complicaciones, como dehiscencia o infección (**cuadro 9-3**).[13] Además, en aquellas lesiones contaminadas con materia fecal se recomienda realizar limpieza local e irrigación.

Elección de la sutura

En la mayoría de las instituciones, el uso de suturas reabsorbibles naturales, como el *catgut*, han sido reemplazadas por suturas sintéticas reabsorbibles, como la poliglactina 910, ya que su uso se ha asociado con menor dolor posoperatorio en los primeros 3 días, menor necesidad de analgesia en los primeros 10 días y menor incidencia de dehiscencia. Sin embargo, no se identificaron diferencias a largo plazo en cuanto a dolor local o dispareunia.[14]

DESCRIPCIÓN DEL PROCEDIMIENTO

Corrección de desgarros de grados III y IV

Para la corrección de desgarros de grados III y IV, donde está comprometido tanto el esfínter anal externo (EAE) como el esfínter anal interno (EAI), se debe realizar una correcta identificación de las distintas estructuras anatómicas para reparar. En el **cuadro 9-4** se exponen los pasos para el abordaje recomendado (**fig. 9-5A** y **B**).

Después de que se ha completado la reparación del esfínter, la siguiente tarea es reconstruir el tabique rectovaginal distal y el cuerpo perineal, buscando de esta manera conservar una adecuada distancia espacial entre el ano y la vagina para evitar la erosión de la sutura de las capas más profundas y ayudar a eliminar la tensión de la rafia realizada en el esfínter.[15-18]

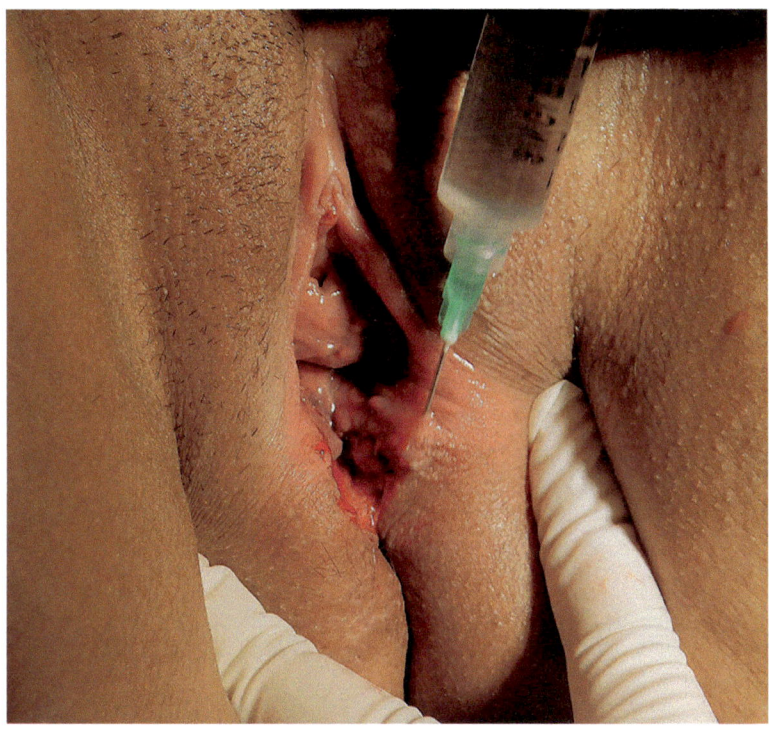

Fig. 9-4. Infiltración de un anestésico local en los bordes del desgarro.

Cuadro 9-3. Esquema antibiótico recomendado		
Antibiótico	**Dosis**	**Cubrimiento**
Cefalotina/cefalexina	2 g IV	Grampositivos y algunos gramnegativos
Clindamicina (alergia a los betalactámicos)	900 mg IV	Grampositivos, anaerobios

IV: intravenoso.

Corrección de desgarros de grados I y II

En los casos en que no ve comprometido el esfínter anal o posterior a su corrección en un desgarro de grados III o IV, se realiza la reparación por planos de las estructuras comprometidas. Para este procedimiento se prefiere la técnica continua por capas, dado que se ha asociado con menor dolor y necesidad de analgesia durante los 10 primeros días posparto, menor necesidad de retirar residuos de la sutura y una menor tendencia a generar dispareunia en los tres primeros meses posparto, en comparación con la técnica discontinua.[19] Esta técnica es más rápida y utiliza una menor cantidad de material de sutura, la única ventaja de una técnica intermitente es que si una sutura se rompe, hay otras para mantener la reparación en su lugar. Por lo anterior, en la técnica continua se recomienda realizar un nudo de seguridad posterior a la terminación de cada capa.[2,10]

El abordaje por planos recomendado se expone en el **cuadro 9-5**, y se detallan los planos de la mucosa vaginal (**fig. 9-6A, B** y **C**), el cuerpo perineal (**fig. 9-7A** y **B**) y la piel vulvar (**fig. 9-8A** y **B**).

Cuadro 9-4. Técnica de corrección de desgarros de grados III y IV	
Estructura	**Técnica (véase fig. 9-5A y B)[2,10,15-18]**
Mucosa anorrectal	Material de sutura: poliglactina 910 o monocryl Calibre de la sutura: 3-0 Modo de sutura: puntos continuos sin cruzar o puntos separados
EAI	Material de sutura: polidoxanona o poliglactina 910 Calibre de la sutura: 3-0 Modo de sutura: puntos separados o continuos sin cruzar NOTA: la identificación y corrección como una capa separada del EAI ha demostrado impactar de forma positiva y significativa en la continencia anal
EAE	Material sutura: poliglactina 910 Calibre de la sutura: 2-0 Modo de sutura: - Rotura completa del EAE: puntos de extremo a extremo o con superposición - Rotura parcial del EAE: puntos de extremo a extremo. NOTA: no existe evidencia contundente que exponga claras ventajas o desventajas sobre uno u otro trazado a largo plazo. Sin embargo, durante el primer año de seguimiento, la reparación por superposición se asoció con menores síntomas de incontinencia anal y urgencia fecal. Por lo tanto, cuando sea posible (por completa exposición y longitud suficiente de los extremos del esfínter), se recomienda intentar la reparación por superposición

EAI: esfínter anal interno; EAE: esfínter anal externo.

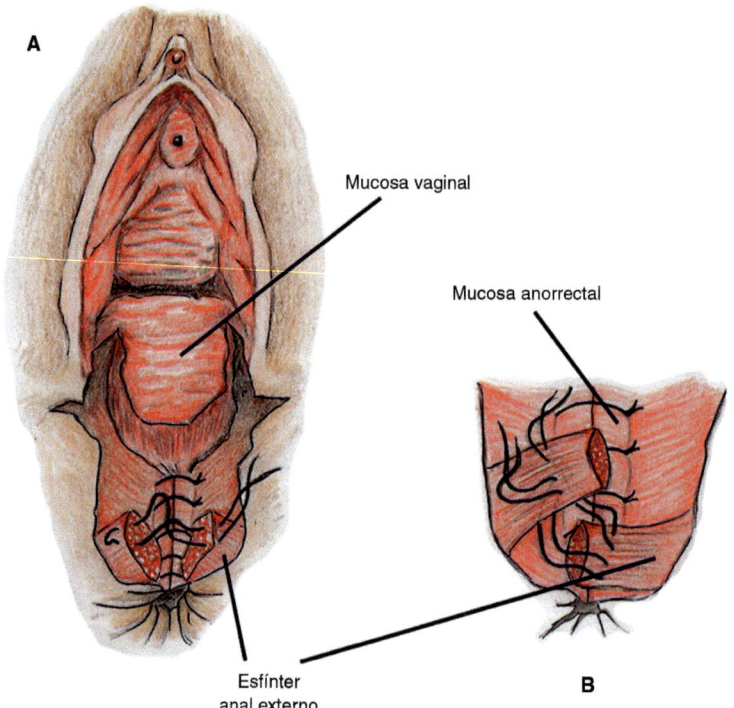

A

Mucosa vaginal

Mucosa anorrectal

Esfínter anal externo

B

Fig. 9-5. Representación esquemática de un desgarro de grado IV. **A.** Sutura del EAE con la técnica de extremo a extremo. **B.** Sutura del EAE con la técnica de superposición.

Cuadro 9-5. Técnica de corrección de desgarros de grados I y II

Estructura	Técnica (véase fig. 9-6A, B y C)[2,10]
Mucosa vaginal	Material de sutura: poliglactina 910 Calibre de la sutura: 2-0 Modo de sutura: puntos continuos cruzados NOTA: se debe pasar el primer punto de sutura 1 cm por arriba del vértice de la lesión, con el fin de disminuir el riesgo de desgarro del punto. Se deben identificar los puntos de reparo anatómicos para lograr un afrontamiento simétrico (carúnculas himeneales, unión mucocutánea)
Estructura	**Técnica (véase fig. 9-7A y B)[2,10]**
Cuerpo perineal	Material de sutura: poliglactina 910 Calibre de la sutura: 2-0 Modo de sutura: puntos continuos cruzados NOTA: después de finalizar la reparación de la mucosa vaginal, se procede a la reparación del cuerpo perineal. Antes de iniciar este proceso se realiza un nudo de seguridad, afrontando las fibras del músculo bulboesponjoso. No se deben realizar puntos cruzados a este nivel debido a que aumentaría el riesgo de isquemia y necrosis tisular
Estructura	**Técnica (véase fig. 9-8A y B)[2,10]**
Piel perineal	Material de sutura: poliglactina 910 Calibre de la sutura: 2-0 Modo de sutura: puntos intradérmicos o puntos simples continuos sin cruzar NOTA: el afrontamiento del plano muscular debería haber reducido al máximo la tensión sobre el plano dérmico

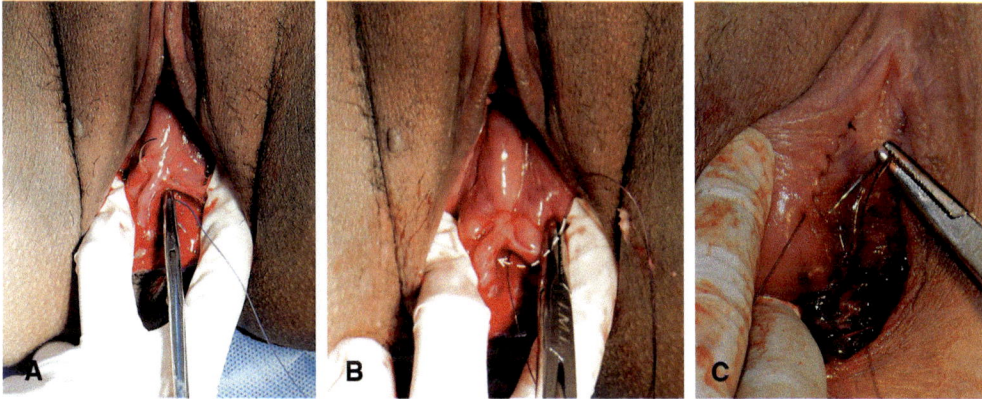

Fig. 9-6. Corrección de un desgarro de grados I y II. **A.** Paso del primer punto de sutura a 1 cm del ángulo del desgarro en trayecto adentro-afuera-adentro para lograr que el nudo no quede expuesto. **B.** Afrontamiento de los bordes del desgarro en la mucosa con puntos simples cruzados. **C.** Cierre de un desgarro en el labio menor con puntos simples sin cruzar.

CUIDADOS POSOPERATORIOS

⚠ Los cuidados que se deben realizar en el posoperatorio inmediato incluyen una adecuada analgesia, medidas para prevenir el estreñimiento y una adecuada higiene local.

Aunque la evidencia es limitada, el uso de compresas frías en el sitio operatorio podría mejorar el dolor y la inflamación. El uso de laxantes, como lactulosa, en la reparación de los desgarros de grados III o IV se han asociado con disminución en la intensidad del dolor y mayor facilidad para la evacuación

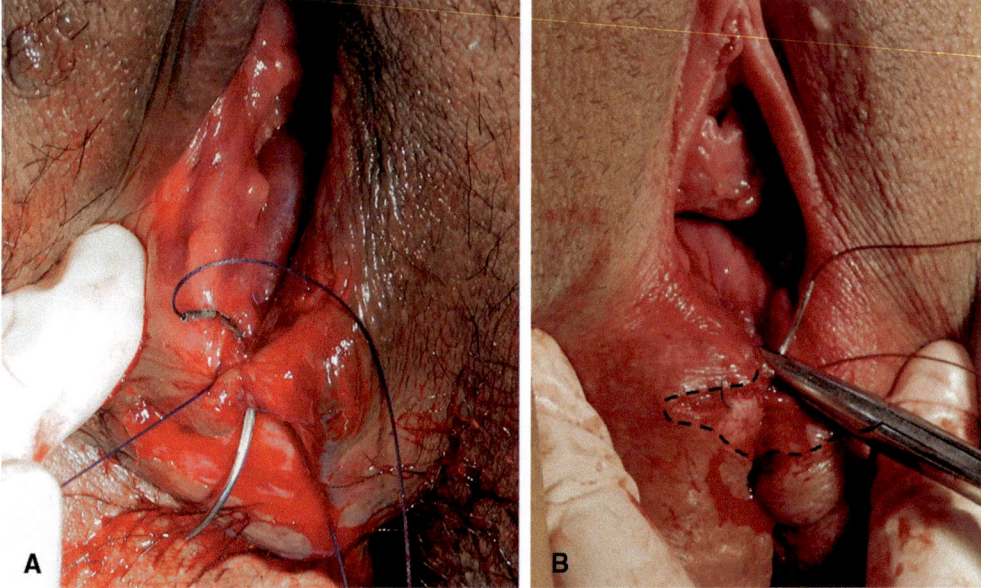

Fig. 9-7. Corrección de un desgarro de grado II. **A.** Paso del plano mucoso al plano muscular. **B.** Afrontamiento de las fibras musculares con puntos simples sin cruzar.

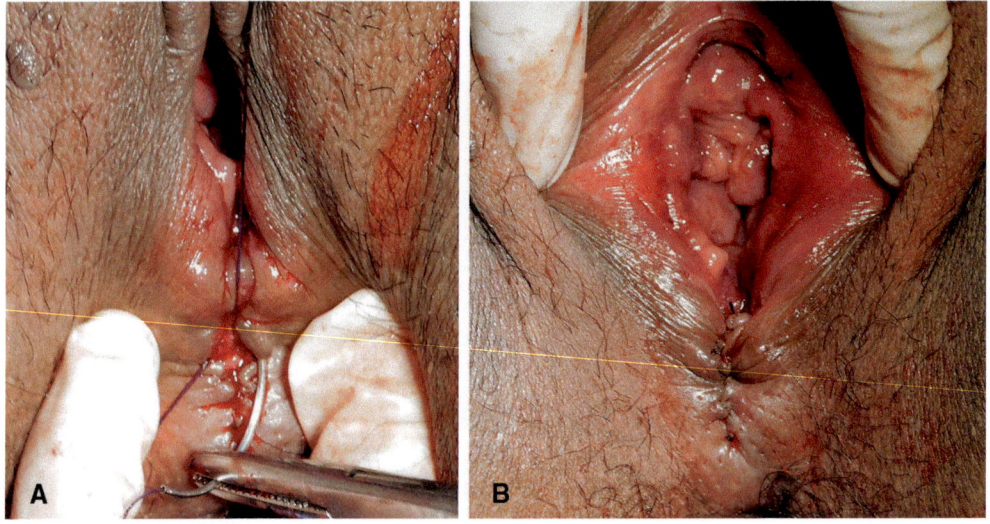

Fig. 9-8. Corrección de un desgarro de grado II. **A.** Afrontamiento de los bordes de la piel con puntos intradérmicos. **B.** Desgarro perineal completamente corregido.

intestinal, por lo tanto, deberían prescribirse. Los anestésicos locales no han demostrado mejoras significativas en comparación con el uso de placebo.[2]

Las principales complicaciones de la reparación de la lesión del esfínter anal a corto plazo son la infección y la dehiscencia de la herida. Una revisión sistemática encontró que la frecuencia de estas complicaciones puede variar de 0,0 a 11,7% para la infección y de 0,0 a 16,4% para la dehiscencia.[20]

Las complicaciones más frecuentes a largo plazo de los desgarros son dolor perineal e incontinencias urinaria y fecal.[8]

También se han encontrado alteraciones en la sexualidad y dispareunia. Un estudio informó que a los 12 meses posparto más de la mitad de las mujeres con desgarros de grados III o IV experimentaron dispareunia.[21]

SÍNTESIS CONCEPTUAL

- Los desgarros vaginales son laceraciones que pueden llegar a ser superficiales o profundas y afectar el canal vaginal y la vulva.
- Los desgarros perineales se dividen en grados I, II, III y IV.
- No todos los desgarros vaginales deben ser suturados, únicamente los de grados III y IV tienen una indicación absoluta de ser corregidos.
- Es fundamental garantizar una adecuada anestesia para el bienestar de la paciente y conseguir una mayor facilidad para la corrección del desgarro.
- Las complicaciones más frecuentes son dolor e incontinencia fecal y urinaria.

REFERENCIAS

1. Bols EM, Hendriks EJ, Berghmans BC, et al. A systematic review of etiological factors for postpartum fecal incontinence. Acta Obstet Gynecol Scand 2010;89:302-14.
2. Committee on Practice Bulletins-Obstetrics. ACOG Practice Bulletin No. 198: Prevention and management of obstetric lacerations at vaginal delivery. Obstet Gynecol 2018;132(3):e87-e102.
3. Meister MR, Rosenbloom JI, Lowder JL, et al. Techniques for repair of obstetric anal sphincter injuries. Obstet Gynecol Surv 2018;73(1):33-9.
4. Chen Q, Qiu X, Fu A, et al. Effect of prenatal perineal massage on postpartum perineal injury and postpartum complications: a meta-analysis. Comput Math Methods Med 2022;2022:3315638.
5. Aasheim V, Nilsen ABV, Reinar LM, et al. Perineal techniques during the second stage of labour for reducing perineal trauma. Cochrane Database Syst Rev 2017;6(6):CD006672.
6. Sultan AH. Obstetric perineal injury and anal incontinence (editorial). Clin Risk 1999;5:193.
7. Lewicky-Gaupp C, Leader-Cramer A, Johnson LL, et al. Wound complications after obstetric anal sphincter injuries. Obstet Gynecol 2015;125:1088-93.
8. Arnold MJ, Sadler K, Leli K. Obstetric lacerations: prevention and repair. Am Fam Physician 2021;103(12):745-52.
9. Elharmeel SM, Chaudhary Y, Tan S, et al. Surgical repair of spontaneous perineal tears that occur during childbirth versus no intervention. Cochrane Database Syst Rev 2011;CD008534.
10. Royal College of Obstetricians and Gynaecologists. Greentop guideline no. 29: The management of third- and fourth-degree perineal tears. June 2015.
11. Andrews V, Sultan AH, Thakar R, et al. Occult anal sphincter injuries--myth or reality? BJOG 2006; 113:195-200.
12. Schinkel N, Colbus L, Soltner C, et al. Perineal infiltration with lidocaine 1%, ropivacaine 0.75%, or placebo for episiotomy repair in parturients who received epidural labor analgesia: a double-blind randomized study. Int J Obstet Anesth 2010;19:293-7.
13. Buppasiri P, Lumbiganon P, Thinkhamrop J, et al. Antibiotic prophylaxis for third- and fourth-degree perineal tear during vaginal birth. Cochrane Database Syst Rev 2014;CD005125.
14. Kettle C, Dowswell T, Ismail KM. Absorbable suture materials for primary repair of episiotomy and second-degree tears. Cochrane Database Syst Rev 2010;2010(6):CD000006.
15. Mahony R, Behan M, Daly L, et al. Internal anal sphincter defect influences continence outcome following obstetric anal sphincter injury. Am J Obstet Gynecol 2007;196:217.e1-5.
16. Fernando RJ, Sultan AH, Kettle C, et al. Methods of repair for obstetric anal sphincter injury. Cochrane Database Syst Rev 2013:CD002866.
17. Farrell SA, Flowerdew G, Gilmour D, et al. Overlapping compared with end-to-end repair of complete third-degree or fourth-degree obstetric tears: three-year follow-up of a randomized controlled trial. Obstet Gynecol 2012;120:803-8.
18. Rygh AB, Körner H. The overlap technique versus end-to-end approximation technique for primary repair of obstetric anal sphincter rupture: a randomized controlled study. Acta Obstet Gynecol Scand 2010; 89:1256-62.
19. Kettle C, Dowswell T, Ismail KM. Continuous and interrupted suturing techniques for repair of episiotomy or second-degree tears. Cochrane Database Syst Rev 2012;11(11):CD000947.
20. Okeahialam NA, Wong KW, Thakar R, et al. The incidence of wound complications following primary repair of obstetric anal sphincter injury: a systematic review and meta-analysis. Am J Obstet Gynecol 2022;227(2):182-191.
21. Gommesen D, Nøhr E, Qvist N, et al. Obstetric perineal tears, sexual function and dyspareunia among primiparous women 12 months postpartum: a prospective cohort study. BMJ Open 2019;9(12):e032368.

CASOS CLÍNICOS

Caso clínico 9-1

Paciente (G1P1V1) en posparto vaginal inmediato que requirió instrumentación y recién nacido de sexo femenino con peso de 3600 g. En el examen del canal de parto se evidencia un desgarro menor de 1 cm, no sangrante, que compromete la piel, la mucosa vaginal y el músculo perineal.

¿Qué factores de riesgo tenía la paciente para presentar un desgarro perineal? ¿Cómo clasifica el desgarro? ¿Cuál es su conducta?

Caso clínico 9-2

Paciente (G2P2C1V2) en posparto vaginal inmediato, con recién nacido de sexo masculino de 3000 g. Se examina el canal del parto y se evidencia un desgarro que compromete la piel del labio menor derecho, con continuidad al capuchón del clítoris y deformidad de la anatomía normal.

¿Qué factores de riesgo tenía la paciente para presentar un desgarro perineal? ¿Cómo clasifica este desgarro? ¿Cuál es su conducta?

Caso clínico 9-3

Paciente (G3A1P2V2) en posparto vaginal inmediato, con recién nacido vivo de sexo femenino de 3800 g. Se revisa el canal de parto y se evidencia un desgarro perineal en la hora 6 con compromiso de la piel, la mucosa vaginal y los músculos perineales, y una lesión del complejo del esfínter anal con compromiso de la mucosa rectal.

¿Cómo clasifica el desgarro? ¿Cuál es su conducta?

? PREGUNTAS DE AUTOEVALUACIÓN

9-1. Los factores de riesgo para la presencia de desgarros perineales en el parto son:
A. Nuliparidad, peso fetal mayor de 3000 g, etnia blanca.
B. Multiparidad, antecedente de cesárea, etnia india.
C. Nuliparidad, peso fetal mayor de 3500 g, etnia asiática.
D. Multiparidad, parto operatorio, etnia africana.

9-2. El desgarro de grado IIIc compromete:
A. El complejo del esfínter anal y la mucosa anorrectal.
B. El EAI y el EAE.
C. Menos del 50% del grosor del EAE.
D. Más del 50% del espesor del EAE.

9-3. Las lesiones de grados I y II:
A. No se deben reparar nunca, ya que aumenta el dolor.
B. Se reparan cuando sangran o distorsionan la anatomía.
C. Se deben reparar cuando son anteriores.
D. Se deben reparar siempre.

Continúa

? PREGUNTAS DE AUTOEVALUACIÓN *(CONT.)*

9-4. Para la corrección del desgarro de grado IV se recomienda:
A. Cerrar la mucosa anal y los EAI y EAE en capas separadas.
B. Cerrar la mucosa anal y luego el EAI y el EAE en una sola capa.
C. Cerrar la mucosa anal y el EAI en una capa y luego EAE.
D. Cerrar la mucosa y los esfínteres en una capa por superposición.

9-5. Las principales complicaciones de los desgarros perneales a corto plazo son:
A. Alteración de la sexualidad.
B. Incontinencia fecal.
C. Incontinencia urinaria.
D. Infección y dehiscencia.

Véase **Resolución de casos clínicos y respuestas de las preguntas de autoevaluación**, al final del libro.

Cesárea

INTRODUCCIÓN

> **!** La operación cesárea es un procedimiento quirúrgico que se realiza con el fin de obtener el nacimiento de un feto, usualmente vivo, a través de una incisión en el hipogastrio que permita acceder al útero.

La cesárea tiene un origen incierto y anecdótico, su nombre está asociado con el posible nacimiento del emperador Julio César por vía abdominal. Ese procedimiento se remonta a la Antigüedad y era utilizado para la extracción de fetos muertos. Sin embargo, es hasta el siglo XVI con la aparición de las grandes escuelas de medicina quirúrgica que se desarrollaron los grandes avances en el abordaje que hoy en día permite la extracción de un feto vivo, con mínimos riesgos para la vida de la madre.[1] En Colombia, la primera operación cesárea fue realizada en 1844 y, a la fecha, se utiliza en más del 40% de los nacimientos.[2] Su implementación ha permitido mejorar el pronóstico de patologías que antes representaban una causa importante de morbimortalidad materna y perinatal, como las distocias, las hemorragias del tercer trimestre, la insuficiencia placentaria, la restricción de crecimiento intrauterino y la preeclampsia, entre otras entidades obstétricas.[3]

EPIDEMIOLOGÍA

Durante 2017, en Colombia ocurrieron 647 679 nacimientos, de los cuales el 54,2% fue a través de partos vaginales y el 45,6% cesáreas. En Bogotá, el total de nacimientos en el mismo año fue de 108 707 con igual proporción entre los tipos de partos (54,01 y 43,41%, respectivamente).[2] En América Latina, la tasa promedio de cesárea es del 38,9%.[4] La evidencia actual muestra que tasas mayores del 10% no están asociadas con una reducción de la mortalidad perinatal intraparto.[4,5]

> **!** La cesárea está asociada con desenlaces negativos, como la rotura/dehiscencia uterina, necesidad de transfusión sanguínea e histerectomía, partos posteriores con placenta previa y acretismo placentario, aumento en el riesgo de infecciones, entre otras.[6]

CLASIFICACIÓN

De acuerdo con las características maternas y fetales y su evolución en el entorno clínico, la cesárea se puede clasificar como programada o de urgencia. La primera corresponde a aquella que se realiza en un entorno controlado, con una planificación previa durante el control prenatal y que responde a ciertas indicaciones establecidas, como el antecedente de cesárea sin trabajo de parto o la placenta previa no sangrante.

> **!** Los procedimientos categorizados como de urgencia corresponden a aquellos casos en los que es necesario el pronto nacimiento para evitar complicaciones materno-fetales.

En concordancia con lo anterior, se reconoce que la clasificación tradicional de la cesárea en "programada" y "de urgencia" tiene un valor limitado para la recopilación de datos y la auditoría de resultados obstétricos y anestésicos.[7] Esto se debe a que el espectro de urgencia que ocurre en obstetricia se pierde dentro de una sola categoría. Por lo anterior, en 2000, Lucas y cols. propusieron una nueva clasificación basada en definiciones clínicas y, en 2008, Dupuis y cols. utilizaron un código de tres colores para categorizar el riesgo y sugirieron que esto podría acortar el intervalo de decisión al nacimiento (DDI, por sus siglas en inglés) para la cesárea de urgencia. En el **cuadro 10-1** se presenta la clasificación anteriormente mencionada.[8]

INDICACIONES

La justificación para realizar una cesárea dependerá en gran medida de las características y condiciones clínicas tanto maternas como fetales, sopesando posibles riesgos y beneficios derivados de la intervención. Las indicaciones y proporciones del parto por cesárea tienden a variar entre países y también entre hospitales de una misma región. Sin embargo, en un porcentaje importante (60-90%) se pueden identificar cuatro indicaciones principales que incluyen: cesárea anterior (35-40%), distocia (20-35%), presentación de pelvis (10-15%) y sufrimiento fetal (10-15%).[9]

De forma global, estas indicaciones se pueden clasificar en dos grandes grupos, como criterios absolutos y relativos. En muchas ocasiones, la justificación para realizar una cesárea no será una indicación absoluta, sino la combinación de varios factores relativos (p. ej., detención en la progresión del parto asociado a sospecha de estado fetal insatisfactorio). En el **cuadro 10-2** se presentan las principales indicaciones para realizar un parto por cesárea.

REQUISITOS PARA REALIZAR EL PROCEDIMIENTO

Anestesia

Las opciones de anestesia para el parto por cesárea incluyen las técnicas general y neuroaxial. La elección de la técnica anestésica debe basarse en el estado materno y fetal, las comorbilidades asociadas, la duración operatoria esperada y la dificultad del procedimiento. Algunas de las ventajas del abordaje neuroaxial sobre la anestesia general incluyen menor morbilidad materna, menor exposición y transferencia de medicamentos al feto durante el parto, evitar la instrumentación de la vía aérea y facilitar la administración de analgesia en el posoperatorio. Sin embargo, la anestesia general podría estar indicada cuando no se disponga de tiempo suficiente para realizar la punción espinal, cuando haya hemorragia grave o contraindicaciones para realizar la técnica neuroaxial o no se disponga de cooperación por parte de la paciente para completar el procedimiento.

Cuando se compara la anestesia neuroaxial con la general no se encuentran diferencias significativas

Color	Urgencia	Definición	Categoría
	Con compromiso materno o fetal	Amenaza inminente para la vida de la madre o el feto	1
		Amenaza no inminente para la vida de la madre o el feto	2
	Sin compromiso materno o fetal	Requiere un pronto nacimiento	3
		Cesárea electiva	4

Cuadro 10-1. Clasificación de la cesárea según el grado de urgencia

Cuadro 10-2. Clasificación de las indicaciones para la realización de la cesárea	
Indicaciones absolutas	**Indicaciones relativas**
Placentación anormal: placenta previa, vasa previa, acretismo placentario Prolapso del cordón umbilical Abrupcio de placenta Sufrimiento fetal agudo Restricción de crecimiento intrauterino (estadios II-IV) Desproporción céfalo-pélvica Obstrucción de tejidos blandos Mala presentación fetal (compuesta) Infección por HIV Antecedente de dos o más cesáreas Cesárea corporal anterior	Antecedente de una cesárea segmentaria Presentación de pelvis en una gestación de término Distocia (detención del trabajo de parto) Preeclampsia/eclampsia Enfermedad cardiovascular materna o fetal Macrosomía fetal Malformación fetal Gestación gemelar

en cuanto a mortalidad materna. Sin embargo, se han evidenciado cuantías mayores de pérdida de sangre con el abordaje general, sin que esto tenga repercusión en la necesidad de transfusión posoperatoria.[10] Por otro lado, cuando se evaluaron los desenlaces neonatales posteriores a cesáreas no urgentes, se identificó un APGAR más bajo con la técnica de anestesia general únicamente al minuto del nacimiento. Posteriormente, a los 5 y 10 minutos, los puntajes fueron similares a los encontrados en la técnica neuroaxial y el pH de la arteria o vena umbilicales no se vio afectado.[11]

Profilaxis antibiótica

> ! Amplia evidencia respalda el uso de un antibiótico profiláctico previo a la incisión inicial de la piel durante una cesárea, dado que su aplicación ha demostrado disminuir de forma significativa la morbilidad febril tanto a nivel superficial como profundo (endometritis) en un 60 y 70%, respectivamente.[12,13]

Distintos estudios han demostrado adecuada eficacia de las cefalosporinas de primera generación para prevenir infecciones del sitio operatorio, por lo que se recomiendan como esquema de primera línea.[14,15] Al mismo tiempo, se ha evaluado la utilidad de la asociación del esquema básico con otros antibióticos de amplio espectro, como azitromicina, durante las cesáreas no electivas en las cuales la paciente ya ha tenido trabajo de parto o rotura de membranas, y se ha encontrado que ese esquema disminuye de forma significativa la incidencia del resultado compuesto de endometritis, infección de la herida quirúrgica y otras infecciones.[16]

Los esquemas antibióticos profilácticos recomendados se resumen en el **cuadro 10-3**.[15]

Preparación vaginal

De acuerdo con la evidencia disponible, la preparación del canal vaginal previo al procedimiento quirúrgico con una solución yodada o basada en alcohol de baja concentración (4%) impacta de

Cuadro 10-3. Esquemas antibióticos profilácticos recomendados en cesárea		
Antibiótico	**Dosis**	**Observación**
Cefazolina/cefalotina	1 g IV (< 80 kg) 2 g IV (> 80 kg)	Primera línea
Clindamicina + aminoglucósido	900 mg IV + 5 mg/kg	En casos de alergia a los betalactámicos
Azitromicina	500 mg IV	Cesárea no electiva, con trabajo de parto o rotura de membranas, asociado a antibiótico de primera línea

forma significativa al disminuir la incidencia de endometritis posterior a un parto por cesárea, especialmente en los casos de cesárea no electiva, donde la paciente ya ha tenido trabajo de parto o rotura de membranas. Dado lo anterior, se recomienda la realización de esta práctica de forma rutinaria.[15,17]

Preparación de la piel

La limpieza de la piel previo al inicio del procedimiento quirúrgico ha demostrado disminuir de forma significativa la incidencia de infección del sitio operatorio (ISO).[15] Existen ensayos que informan ventajas de las soluciones a base de clorhexidina sobre los compuestos a base de yodo;[18] sin embargo, otros estudios no han evidenciado diferencias en la eficacia de ambos principios activos.[19] Dado lo anterior, se recomienda realizar la preparación rutinaria de la piel con cualquiera de los dos compuestos mencionados.[15]

De igual manera, se ha evaluado el impacto de remover el vello corporal en el área quirúrgica sobre la incidencia de ISO. Los estudios disponibles se han realizado en población no obstétrica; sin embargo, todos concluyen que no hay una disminución significativa en la tasa de ISO asociada a esta práctica,[20] por el contrario, se ha evidenciado que la remoción del vello corporal por rasurado puede aumentar esas tasas. Se recomienda entonces que en caso de ser necesaria la eliminación del vello, se haga por corte o depilación química y no por rasurado.

Cateterismo vesical

De forma rutinaria, la mayoría de los médicos realizan un cateterismo vesical antes de un procedimiento quirúrgico para buscar mantener el drenaje de la vejiga y, por lo tanto, mejorar la visualización durante la cirugía y minimizar el riesgo de lesión vesical. Sin embargo, la evidencia disponible no ha evidenciado claros beneficios de realizar esta práctica y, por el contrario, se han observado daños potenciales que incluyen un mayor riesgo de infección de la vía urinaria, dolor uretral, dificultades para la micción espontánea después de la extracción del catéter, demora de la deambulación y mayor estancia hospitalaria.[21,22] Por todo lo anterior, ante procedimientos de bajo riesgo, se podría indicar que la paciente realice micción espontánea previo a la cirugía y si se considera necesario el uso de sonda vesical, se recomienda que esta se retire de forma temprana en el posoperatorio.

DESCRIPCIÓN DEL PROCEDIMIENTO

Por lo general en la actualidad se utilizan cuatro técnicas quirúrgicas principales para la realización de un parto por cesárea: Pfannenstiel-Kerr, Joel-Cohen, Misgav-Ladach y Misgav-Ladach modificado. También se han usado la incisión vertical para la laparotomía y la incisión vertical corporal –denominada clásica– para la histerotomía, estas últimas se usan cada vez con menor frecuencia. Cada una de las técnicas, con variaciones en algunos de los pasos del procedimiento, de una u otra manera han demostrado impactar en los resultados intra y posoperatorios. Al comparar los distintos enfoques quirúrgicos, se ha demostrado que aquellos métodos basados en la técnica de Joel-Cohen (Joel-Cohen y Migav-Ladach) se asociaron con menos fiebre, dolor y requisitos analgésicos posoperatorios.[23,24] Además, menos pérdida de sangre, menos duración de la cirugía y alta más temprana del hospital.[23,24] Sin embargo, la evidencia no es suficiente para valorar resultados a largo plazo. En el **cuadro 10-4** se resumen las técnicas anteriormente mencionadas.[25]

Incisión en la piel, el tejido celular subcutáneo y la fascia

Las consideraciones para la elección del tipo de incisión en la piel, el TSC y la fascia se abordan en el capítulo correspondiente a las técnicas de entrada y cierre de la pared abdominal.

Colgajo vesical

No se recomienda disecar el pliegue vesico-uterino de forma rutinaria durante la cesárea, dado que no ha demostrado ofrecer ventajas significativas cuando se compara con no hacerlo. No se han evidenciado datos con la suficiente potencia para evaluar la morbilidad, como la lesión vesical o la formación de adherencias posoperatorias asociadas con esta práctica.[25] Dado lo anterior, se recomienda realizar el colgajo vesical únicamente cuando se encuentren adherencias significativas de la vejiga sobre el segmento uterino que impidan realizar la histerotomía.

Histerotomía segmentaria transversa

En el **cuadro 10-5** se describe la técnica de la histerotomía segmentaria transversa, que se ilustra también en la **figura 10-1**.

Cuadro 10-4. Técnicas de operación cesárea

Cesárea variable	Pfannenstiel-Kerr	Joel-Cohen	Misgav-Ladach	Misgav-Ladach modificada
Incisión en la piel	Pfannenstiel	Joel-Cohen	Joel-Cohen	Pfannenstiel
Apertura del TCS	Cortante	Roma	Roma	Roma
Apertura de la fascia	Cortante	Roma	Roma	Roma
Apertura del peritoneo	Cortante	Roma	Roma	Roma
Incisión uterina	Cortante	Cortante inicial, extensión roma	Cortante inicial, extensión roma	Cortante inicial, extensión roma
Extracción de la placenta	Manual	Espontánea	Manual	Espontánea
Cierre uterino	Una o dos capas, continua cruzada	Una capa interrumpida	Una capa continua cruzada	Una capa continua cruzada
Cierre del peritoneo	Se cierra	No se cierra	No se cierra	Se cierra
Cierre de la fascia	Continua	Continua	Continua	Continua
Cierre del TSC	No se sutura	No se sutura	No se sutura	No se sutura
Cierre de la piel	Sutura continua	Sutura continua	Colchonero	Sutura continua

TCS: tejido celular subcutáneo.

Cuadro 10-5. Técnica de la histerotomía segmentaria transversa

Estructura	Técnica (véase fig. 10-1A y B)[25-27]
Segmento uterino	Orientación: segmentaria transversa Forma: inicialmente cortante Extensión: roma en dirección cefálica NOTA: al comparar esta técnica con la extensión cortante, se encontró que la primera se asocia con menor pérdida de sangre y menor necesidad de transfusión. No se encontraron diferencias en cuanto a morbilidad febril o dolor posoperatorio

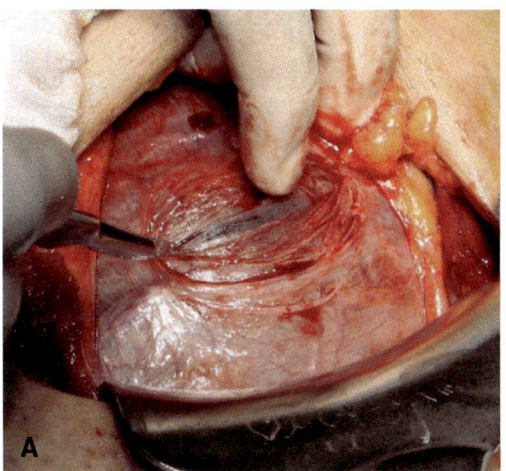
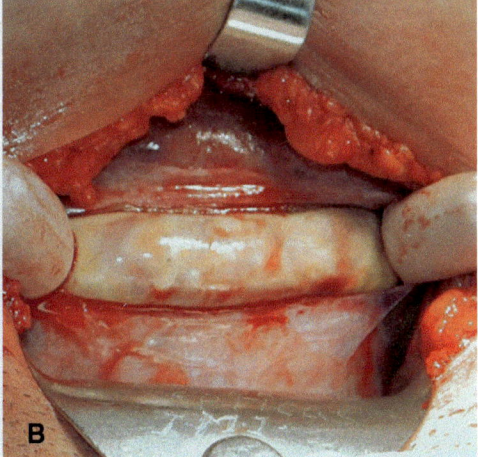

Fig. 10-1. A. Incisión segmentaria transversa inicial con bisturí. **B.** Extensión de una histerotomía en dirección cefálica con los dedos.

> ! Cuando el tamaño de la histerotomía segmentaria transversa no es suficiente para la extracción del feto, ya sea por macrosomía o por un segmento pobremente desarrollado en gestaciones pretérmino, es necesaria la extensión de la incisión.

Si se tiene en cuenta que la prolongación de la histerotomía de forma transversal incrementa el riesgo de lesionar las arterias uterinas, se puede recurrir a extensiones en "T invertida" o en "J" para lograr ampliar la incisión y así facilitar la extracción fetal (**fig. 10-2**). Cabe resaltar que estos procedimientos también tienen riesgos aumentados, sobre todo, de hemorragia, hematomas del ligamento ancho y lesión de vasos uterinos.[28] Su realización contraindica partos vaginales posteriores por el elevado riesgo de rotura uterina comparable con la incisión corporal o clásica.[27]

Histerotomía longitudinal corporal (cesárea clásica)

La incisión longitudinal corporal o clásica se diferencia de la transversa segmentaria por el grosor miometrial comprometido y por su actividad contráctil significativamente mayor, la mayor vascularización y el mayor riesgo de sangrado intraoperatorio. Además, su realización contraindica nuevos partos vaginales por el elevado riesgo de rotura uterina.[29] Actualmente este tipo de incisión se realiza con menos frecuencia y se reserva para ciertos casos donde la urgencia de la extracción es crítica o cuando la incisión transversa se encuentra contraindicada, ya sea por imposibilidad de acceder al segmento o porque hay alguna condición fetal o placentaria que impide el nacimiento a través de una incisión transversa segmentaria.[9,27]

Se realiza una incisión mediana de pequeño tamaño con técnica cortante en el borde superior del segmento uterino y posteriormente se extiende verticalmente hacia el fondo uterino con tijeras o bisturí cerca de 10 a 12 cm para permitir la extracción fetal.

Extracción fetal

En presentación cefálica, la mayoría de las extracciones fetales no suelen presentar dificultad y deben realizarse con una adecuada técnica para disminuir el riesgo de traumatismo tanto para la madre como para el feto. Aunque algunos estudios han demostrado disminución en los puntajes de APGAR y pH de la arteria umbilical cuando el intervalo desde la incisión uterina hasta el parto es prolongado,[31] otros informes han evidenciado que no hay diferencia en esta asociación cuando se corrigen los resultados por factores adicionales, como presencia de meconio, preeclampsia o sufrimiento fetal agudo, entre otros.[32] Lo anterior brinda evidencia que puede tranquilizar al cirujano para evitar lesiones iatrogénicas por realizar extracciones apresuradas.

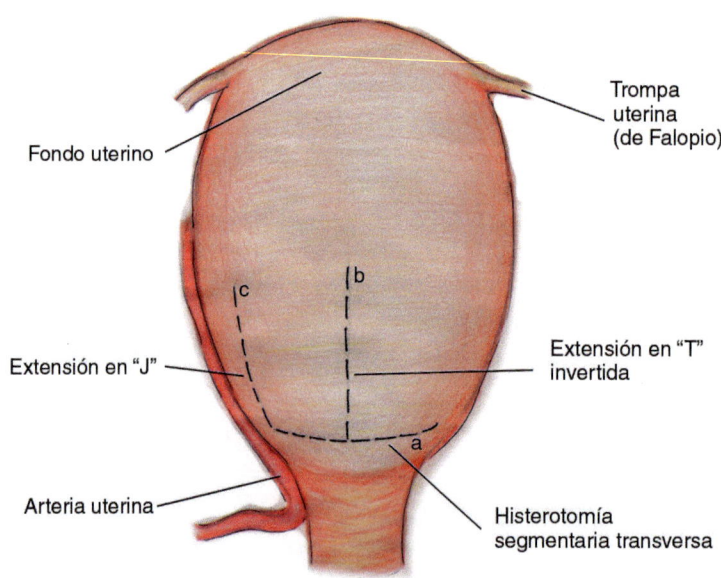

Fig. 10-2. Representación esquemática de las posibles extensiones para realizar en una histerotomía segmentaria transversa.

Luego de realizar la histerotomía y su extensión hasta un punto donde la cabeza fetal pueda ser extraída, el cirujano debe introducir su mano a través de la incisión hasta apoyar la curvatura cefálica en su palma. Una vez realizado lo anterior, la mano debe flexionar suavemente la cabeza fetal para guiarla hacia la histerotomía. Al mismo tiempo se ejerce presión en el fondo uterino para permitir la expulsión cefálica. Posteriormente se realizan movimientos de la cabeza y el cuello hacia arriba y hacia abajo hasta lograr el desprendimiento de los hombros (**fig. 10-3A** y **B**).

Extracción de la placenta

En el **cuadro 10-6** se detalla la técnica para la extracción de la placenta en la operación cesárea y la **figura 10-4A** y **B** muestra un alumbramiento placentario.

Dilatación cervical

Se ha comparado la dilatación cervical mecánica intracesárea en aquellas pacientes que no han tenido trabajo de parto ni presentan cambios cervicales contra no hacerlo y no se encontraron diferencias en cuanto a la incidencia de morbilidad febril (endometritis, ISO); sin embargo, no se evaluó su impacto en la formación de loquiometra (retención de loquios en el útero).[33] Por todo lo anterior y ante la evidencia limitada, no se recomienda realizar este procedimiento de forma rutinaria.

Histerorrafia

Posterior a la extracción fetal y de la placenta se procede a realizar el cierre de la incisión uterina, teniendo en cuenta que, para disminuir el volumen del sangrado, es primordial terminar la histerorrafia y no retrasarla por realizar masaje uterino. A continuación, se exponen las técnicas para cierre de la pared uterina (**fig. 10-5 A, B** y **C**).

Histerorrafia de incisión transversa segmentaria

La técnica de la histerorrafia después de la incisión transversa segmentaria se detalla en el **cuadro 10-7**.

Cuando se compara la histerorrafia mediante exteriorización del útero contra la reparación en la cavidad peritoneal no se han encontrado diferencias significativas en cuanto a duración quirúrgica, pérdida sanguínea ni morbilidad febril. En la reparación in situ puede haber menor requerimiento de analgésicos posoperatorios y un retorno más rápido de la función intestinal.[35] Cuando se compara la histerorrafia en una o dos capas, no se han encontrado diferencias significativas a corto plazo en cuanto a morbilidad febril, pérdida de sangre o estadía hospitalaria. Los resultados a largo plazo no son concluyentes en cuanto al riesgo de rotura uterina en una gestación posterior; sin embargo, se ha demostrado que el grosor del segmento uterino es mayor cuando se realizan dos capas, pero sin diferencia significativa en la formación de itsmocele.[25,26,34,37] Se recomienda el cierre en dos planos cuando la paciente tiene deseo de nuevas gestaciones.

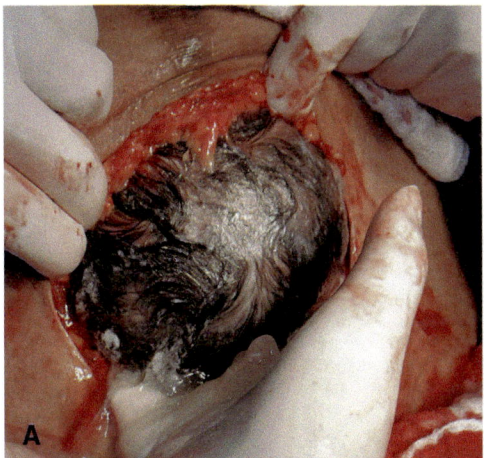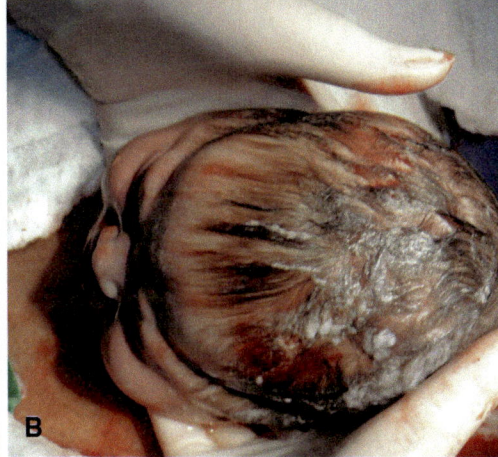

Fig. 10-3. Extracción fetal. **A.** La palma de la mano sostiene y guía la cabeza fetal. **B.** Sujeción de la cabeza y el cuello fetal para facilitar el desprendimiento de los hombros fetales.

Histerorrafia de incisión longitudinal corporal (clásica)

Dadas las características del miometrio incidido con la técnica clásica referida anteriormente, se recomienda exteriorizar el útero para garantizar una mejor visualización del campo operatorio. A su vez, esta práctica permitirá que un ayudante realice presión en la periferia de la histerotomía para disminuir el sangrado y la tensión de los extremos del músculo grueso y muy vascularizado. Según el grosor miometrial, se pueden requerir 2 o 3 líneas de sutura para lograr el cierre de las capas profundas y superficiales (**fig. 10-6**).[9,27]

Cierre del peritoneo, la fascia, el tejido celular subcutáneo y la piel

Las consideraciones sobre el cierre del peritoneo, la fascia, el tejido celular subcutáneo y la piel se abordan en el capítulo correspondiente a las técnicas de entrada y cierre de la pared abdominal.

Cuadro 10-6. Extracción de la placenta en la cesárea	
Estructura	**Técnica (véase fig. 10-4A y B)[25,27,30]**
Placenta	Modo: espontánea o por tracción controlada NOTA: la extracción manual de la placenta se asoció con mayor incidencia de endometritis, mayor pérdida de sangre, menor hematocrito y mayor duración de la estancia hospitalaria. Dado lo anterior, no se recomienda su realización de forma rutinaria

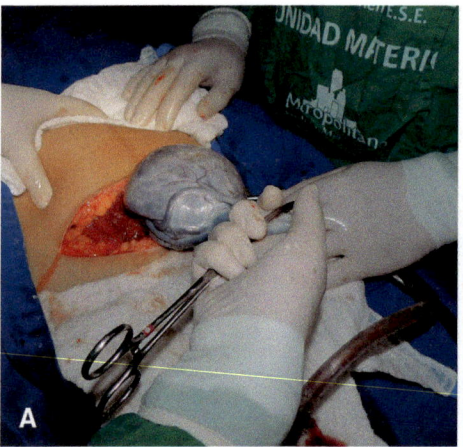 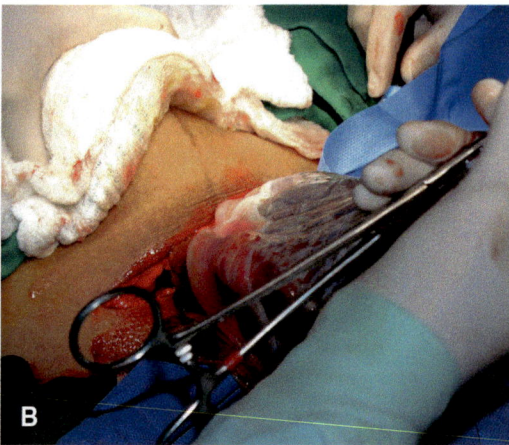

Fig. 10-4. Alumbramiento de la placenta. **A.** Masaje en el fondo uterino en espera que se produzca el alumbramiento espontáneo. **B.** Tracción controlada de la placenta por medio del cordón umbilical y presión en el fondo uterino.

Cuadro 10-7. Histerorrafia en incisión transversa segmentaria	
Estructura	**Técnica (véase fig. 10-5A, B y C)[25,26,34,37]**
Segmento uterino	Posición del útero: intra o extraperitoneal, a preferencia del cirujano Material de sutura: *catgut* cromado o poliglactina 910 Calibre de la sutura: 0 o 1 Modo de sutura: - Una capa: puntos de afrontamiento continuos cruzados (cuando haya paridad satisfecha) - Dos capas: primera capa con puntos de afrontamiento continuos cruzados, segunda capa con puntos invaginantes continuos sin cruzar (cuando haya deseo de gestaciones futuras)

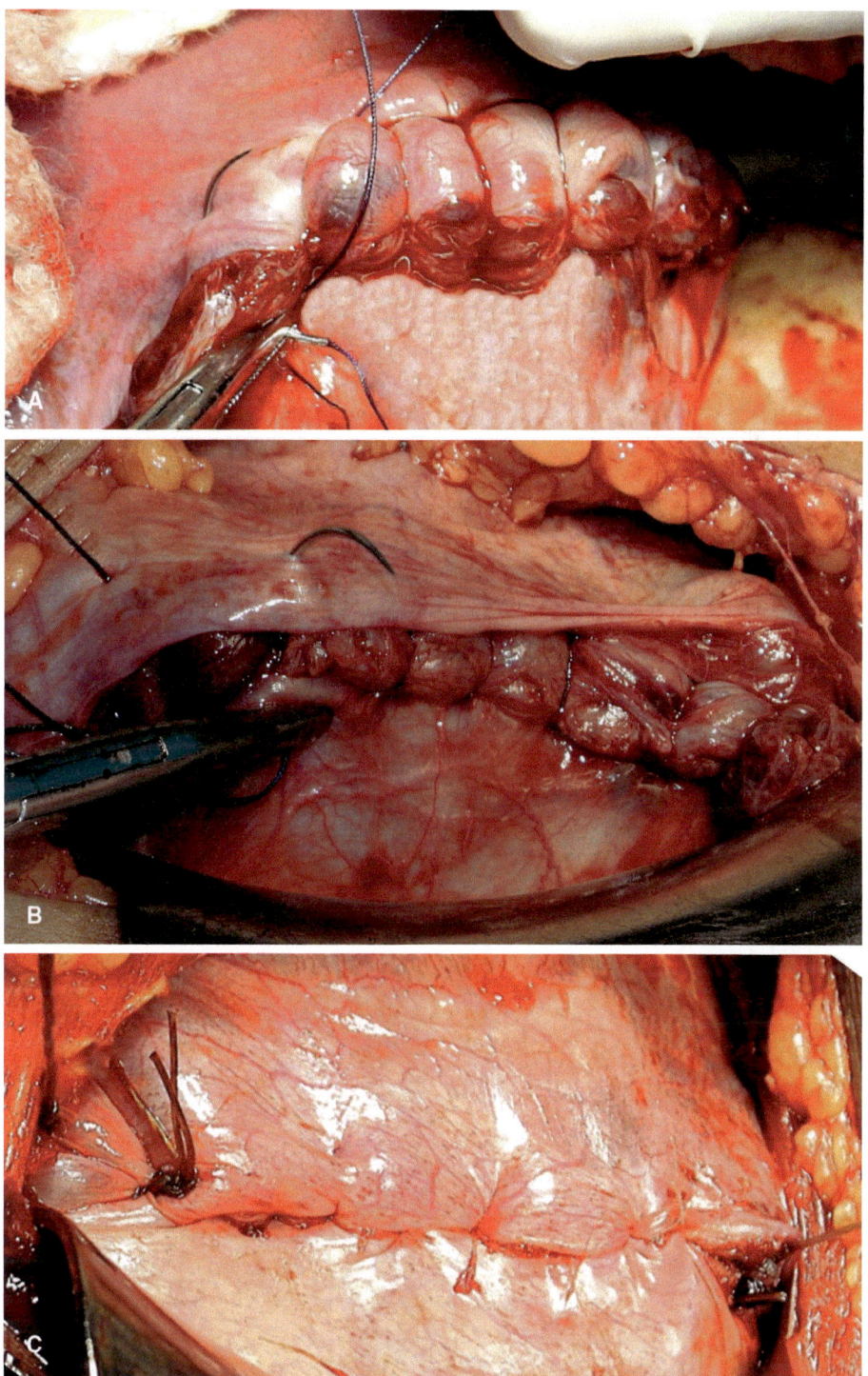

Fig. 10-5. Histerorrafia en una cesárea segmentaria transversa. **A.** Primer plano de una histerorrafia, afrontando el músculo por medio de puntos continuos cruzados. **B.** Segundo plano de una histerorrafia, invaginando la sutura del primer plano. **C.** Segundo plano de la histerorrafia terminada, que evidencia el total cubrimiento del primer plano y la mínima exposición de material de sutura.

CUIDADOS POSOPERATORIOS

Monitorización materna

> ! De una adecuada monitorización de los signos vitales, del tono uterino, sangrado genital y del estado de la herida quirúrgica y la producción de orina, sobre todo en el posoperatorio inmediato, dependerá la correcta y temprana identificación de posibles complicaciones que tengan impacto tanto en la morbilidad como en la mortalidad materna.

Se han desarrollado diferentes sistemas de alerta temprana para identificar parámetros que permitan mejorar los tiempos de detección de afecciones, como hemorragia, preeclampsia y sepsis, para buscar reducir las complicaciones y las tasas de morbimortalidad.[38] Una de estas herramientas es el denominado sistema MEOWS (por sus siglas en inglés, *modified early obstetric warning system*), que ha demostrado tener un rendimiento prometedor para la identificación de la morbilidad materna.[39] Sin embargo, la evidencia no es conclusiva y, por ende, se requiere una mayor cantidad de estudios que avalen su utilidad clínica.[40]

Analgesia

Se deben garantizar estrategias multimodales para lograr una adecuada analgesia en el posoperatorio con el objetivo de mejorar la recuperación, facilitar la lactancia y el cuidado del recién nacido y para disminuir también el requerimiento de opioides sistémicos. Entre las posibilidades de abordaje, en aquellas mujeres que recibieron anestesia neuroaxial, el uso de opioides a este nivel ha demostrado ser superior al uso de opioides sistémicos, ya que disminuye los efectos secundarios en el recién nacido y la necesidad de más analgésicos.[41]

El uso de antiinflamatorios no esteroides (AINE), como diclofenaco o ibuprofeno, ha demostrado disminuir significativamente el dolor, tanto a las 12 como a las 24 horas posteriores al procedimiento, en comparación con el placebo. De igual manera funcionan como ahorradores de opioides al disminuir su requerimiento.[42]

Dieta

La ingesta de alimentos líquidos o sólidos de manera temprana (6 a 8 horas posterior a la cesárea) se asocia con un retorno más rápido de la función gastrointestinal sin incremento significativo en

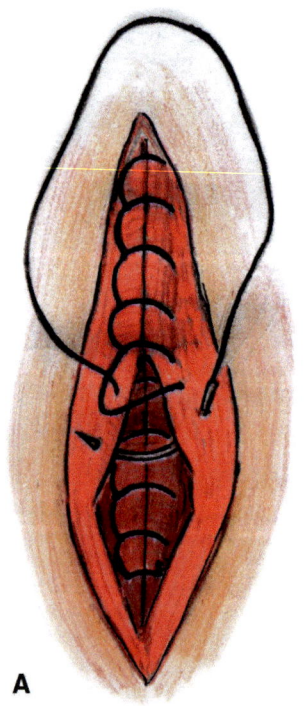
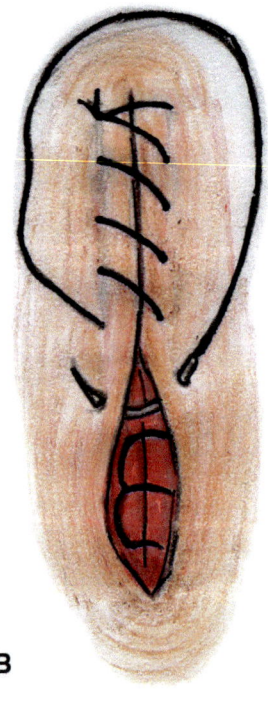

A　　　　　　　　　　**B**

Fig. 10-6. Representación esquemática de la histerorrafia en 1, 2 o 3 planos (según el grosor del miometrio) de una incisión longitudinal corporal o clásica.

la frecuencia de complicaciones, como íleo paralítico, náuseas, emesis, distensión o diarrea.[43] De igual manera, el uso de goma de mascar podría acelerar el proceso de recuperación de la función gastrointestinal; sin embargo, la evidencia aún no es conclusiva para establecer recomendaciones claras para la práctica clínica.[44]

Cuidados de la herida quirúrgica

Un adecuado proceso de cicatrización de la herida quirúrgica dependerá de una variedad de factores tanto intrínsecos como extrínsecos. Una correcta higiene local reducirá el riesgo de infección y, por consiguiente, mejorará el proceso de cicatrización. La evidencia ha demostrado que retirar el apósito que cubre la herida quirúrgica de forma temprana no incrementa los efectos perjudiciales sobre esta y, por otra parte, aumenta la satisfacción de las pacientes.[45,46] Por lo anterior, se recomienda remover el apósito 12 horas posterior al procedimiento.

RESULTADOS

El parto, por su propia naturaleza, conlleva riesgos potenciales tanto para la madre como para el feto/neonato, independientemente de la vía del nacimiento. Para ciertas indicaciones, como placenta previa o rotura uterina, el parto por cesárea está firmemente establecido como la vía más segura. Sin embargo, para la mayoría de los embarazos de bajo riesgo, este procedimiento puede llegar a representar un mayor riesgo de morbilidad y mortalidad materna cuando se lo compara con el parto vaginal.

> **!** La morbilidad materna que se puede presentar durante o después de la cesárea comprende la admisión a una unidad de cuidados intensivos, transfusión de sangre, rotura uterina o histerectomía no planificada, además de las complicaciones posoperatorias.

En el **cuadro 10-8** se resume la relación de los resultados principales.[6] En gestantes con embarazos únicos que han tenido parto pretérmino se observó un mayor riesgo de morbilidad materna a quienes se les realizó cesárea sin estar en trabajo de parto, seguido por las pacientes a quienes se les realizó cesárea cuando estaban en trabajo de parto, en comparación con aquellas que tuvieron parto vaginal.[47]

Cuadro 10-8. Riesgos de morbimortalidad asociados al parto vaginal y al parto por cesárea

Resultado	Riesgo	
Materno	Parto vaginal	Parto por cesárea
Morbilidad grave global*	8,6%	9,6%
Mortalidad	3,6/100 000 partos	13,3/100 000 partos
Embolismo de líquido amniótico	3,3-7,7/100 000 partos	15,8/100 000 partos
Desgarros perineales de grados III y IV	1-3%	NA
Anomalías placentarias	Riesgo aumentado con el antecedente de una cesárea, el riesgo sigue incrementando con las cesáreas subsiguientes	
Incontinencia urinaria	Sin diferencia	
Depresión posparto	Sin diferencia	
Neonatal	Parto vaginal	parto por cesárea
Laceración	NA	1-2%
Morbilidad respiratoria	< 1%	1-4%
Distocia de hombro	1-2%	NA

* Morbilidad grave definida como una o más de las siguientes: hemorragia posparto, lesión de la vía urinaria, dehiscencia de la sutura e infección del sitio operatorio.

SÍNTESIS CONCEPTUAL

- La cesárea no es un procedimiento inocuo, a pesar de la alta frecuencia con la que se practica en Colombia y Latinoamérica, ya que puede presentar una mayor tasa de morbilidad y mortalidad en comparación con las cifras del parto vaginal.
- La cesárea se clasifica según el riesgo de morbimortalidad tanto materna como fetal y esto sirve para realizar el procedimiento de forma oportuna, con mayor o menor urgencia.
- Existen indicaciones absolutas y relativas para realizar esta intervención.
- Se debe administrar antibiótico profiláctico, previo a la incisión de la piel, debido a que esto disminuye las complicaciones infecciosas del procedimiento.
- Es importante realizar una técnica quirúrgica adecuada y cuidadosa, siguiendo los pasos que han demostrado mejores resultados, según la evidencia; dependiendo de la situación clínica de cada paciente.
- El cuidado posoperatorio es importante para prevenir y detectar las posibles complicaciones del procedimiento de manera temprana.
- Las complicaciones más frecuentes son la hemorragia intraoperatoria o posoperatoria, las infecciones de la herida quirúrgica, uterinas o de las vías urinarias o la necesidad de ingreso a una unidad de cuidados intensivos.

REFERENCIAS

1. Lugones Botell M. La cesárea en la historia. Revista Cubana de Obstetricia y Ginecología 2001;27(1):53-6.
2. Gobierno de Colombia. Datos de nacimientos en Colombia. Cuadro 4, nacimientos 2017 preliminar [Internet]. DANE, Colombia 2017 [citado: abril de 2023]. Disponible en https://www.dane.gov.co/index.php/estadisticas-por-tema/salud/nacimientos-y-defunciones/nacimientos.
3. Angel Müller E, Parra Pineda M. Obstetricia integral. Siglo XXI. Tomo II. Bogotá: Albarracín García, Janeth; 2010.
4. World Health Organization Human Reproduction Programme, 10 April WHO Statement on caesarean section rates. Reproductive Health Matters 2015;23(45):149-50.
5. Ginecología (Fecolsog) y la Federación Colombiana de Perinatología (Fecopen) I del C de la FC de O y. Racionalización del uso de la cesárea en Colombia. Consenso de la Federación Colombiana de Obstetricia y Ginecología (FECOLSOG) y la Federación Colombiana de Perinatología (FECOPEN). Bogotá, Rev Colomb Obstet Ginecol [Internet]. 2014 [citado 4 de abril de 2023];65(2):139-Disponible en: https://revista.fecolsog.org/index.php/rcog/article/view/62.
6. American College of Obstetricians and Gynecologists (College), Society for Maternal-Fetal Medicine, Caughey AB, et al. Safe prevention of the primary cesarean delivery. Am J Obstet Gynecol 2014; 210(3):179-93.
7. Royal Australian and New Zeland College of Obstetricians and Gynaecologists. Categorisation of urgency for caesarean section. RANZCOG; 2015.
8. Royal College of Obstetricians and Gynaecologists and Royal College of Anaesthetists. Classification of urgency of caesarean section, a continuum of risk. Good Practice Guidance No.London: RCOG Press; 2010.
9. Baskett TF, Calder AA, Arulkumaran S, et al. Munro Kerr's operative obstetrics. Edinburgh: Saunders/Elsevier; 2014.
10. Hawkins JL, Chang J, Palmer SK, et al. Anesthesia-related maternal mortality in the United States: 1979-Obstet Gynecol 2011;117(1):69-74.
11. Afolabi BB, Lesi FEA. Regional versus general anaesthesia for caesarean section. Cochrane Database Syst Rev 2012;10:CD004350.
12. Smaill FM, Grivell RM. Antibiotic prophylaxis versus no prophylaxis for preventing infection after cesarean section. Cochrane Database Syst Rev 2014;(10):CD007482.
13. Nabhan AF, Allam NE, Hamed Abdel-Aziz Salama M. Routes of administration of antibiotic prophylaxis for preventing infection after caesarean section. Cochrane Database Syst Rev 2016;(6):CD011876.
14. Gyte GMI, Dou L, Vazquez JC. Different classes of antibiotics given to women routinely for preventing infection at caesarean section. Cochrane Database Syst Rev 2014;(11):CD008726.
15. American College of Obstetricians and Gynecologists. ACOG Practice Bulletin No. 120: Use of prophylactic antibiotics in labor and delivery. Obstet Gynecol 2018;117(6):1472-83.
16. Tita ATN, Szychowski JM, Boggess K, et al. Adjunctive azithromycin prophylaxis for cesarean delivery. N Engl J Med 2016;375(13):1231-41.
17. Haas DM, Morgan S, Contreras K. Vaginal preparation with antiseptic solution before cesarean section for preventing postoperative infections. Cochrane Database Syst Rev 2018;7:CD007892.
18. Springel EH, Wang X-Y, Sarfoh VM, et al. A randomized open-label controlled trial of chlorhexidine-alcohol vs povidone-iodine for cesarean antisepsis: the CAPICA trial. Am J Obstet Gynecol 2017;217(4):463.e1-8.
19. Tuuli MG, Liu J, Stout MJ, et al. A Randomized trial comparing skin antiseptic agents at cesarean delivery. N Engl J Med 2016;374(7):647-55.
20. Lefebvre A, Saliou P, Lucet JC, et al. Preoperative hair removal and surgical site infections: network meta-analysis of randomized controlled trials. J Hosp Infect 2015;91(2):100-8.
21. Abdel-Aleem H, Aboelnasr MF, Jayousi TM, et al. Indwelling bladder catheterisation as part of intraoperative and postoperative care for caesarean section. Cochrane Database Syst Rev 2014;(4):CD010322.
22. Li L, Wen J, Wang L, et al. Is routine indwelling catheterisation of the bladder for caesarean section necessary? A systematic review. BJOG 2011;118(4):400-9.
23. Mathai M, Hofmeyr GJ, Mathai NE. Abdominal surgical incisions for caesarean section. Cochrane Database Syst Rev 2013;(5):CD004453.

24. Hofmeyr JG, Novikova N, Mathai M, et al. Techniques for cesarean section. Am J Obstet Gynecol 2009;201(5):431-44.

25. Dahlke JD, Mendez-Figueroa H, Rouse DJ, et al. Evidence-based surgery for cesarean delivery: an updated systematic review. Am J Obstet Gynecol 2013;209(4):294-306.

26. Dodd JM, Anderson ER, Gates S, et al. Surgical techniques for uterine incision and uterine closure at the time of caesarean section. Cochrane Database Syst Rev 2014;(7):CD004732.

27. Yeomans ER, Hoffman BL, Gilstrap III LC, et al. Cesarean delivery. En: Cunningham and Gilstrap's Operative Obstetrics. 3.th ed. Mc Graw Hill; 2017.

28. Pandit SN, Khan RJ. Surgical techniques for performing caesarean section including CS at full dilatation. Best Pract Res Clin Obstet Gynaecol 2013;27(2):179-95.

29. Committee on Practice Bulletins-Obstetrics. Practice Bulletin No. 184: Vaginal birth after cesarean delivery. Obstet Gynecol 2017;130(5):e217-33.

30. Anorlu RI, Maholwana B, Hofmeyr GJ. Methods of delivering the placenta at caesarean section. Cochrane Database Syst Rev 2008;(3):CD004737.

31. Bader AM, Datta S, Arthur GR, et al. Maternal and fetal catecholamines and uterine incision-to-delivery interval during elective cesarean. Obstet Gynecol 1990;75(4):600-3.

32. Fontanarosa M, Fontanarosa N. Incision-to-delivery interval and neonatal wellbeing during cesarean section. Minerva Ginecol 2008;60(1):23-7.

33. Liabsuetrakul T, Peeyananjarassri K. Mechanical dilatation of the cervix at non-labour caesarean section for reducing postoperative morbidity. Cochrane Database Syst Rev 2011;(11):CD008019.

34. Di Spiezio Sardo A, Saccone G, McCurdy R, et al. Risk of Cesarean scar defect following single- vs double-layer uterine closure: systematic review and meta-analysis of randomized controlled trials. Ultrasound Obstet Gynecol 2017;50(5):578-83.

35. Bhat A, Jaffer D, Keasler P, et al. Uterine externalization versus in situ repair of hysterotomy during cesarean delivery: a systematic review, equivalence meta-analysis, and trial sequential analysis. Int J Obstet Anesth 2022;50:103271.

36. Zaphiratos V, George RB, Boyd JC, et al. Uterine exteriorization compared with in situ repair for cesarean delivery: a systematic review and meta-analysis. Can J Anaesth 2015;62(11):1209-20.

37. Marchand GJ, Masoud A, King A, et al. Effect of single- and double-layer cesarean section closure on residual myometrial thickness and isthmocele - a systematic review and meta-analysis. Turk J Obstet Gynecol 2021;18(4):322-32.

38. Mhyre JM, D'Oria R, Hameed AB, et al. The maternal early warning criteria: a proposal from the national partnership for maternal safety. Obstet Gynecol 2014;124(4):782-6.

39. Singh A, Guleria K, Vaid NB, et al. Evaluation of maternal early obstetric warning system (MEOWS chart) as a predictor of obstetric morbidity: a prospective observational study. Eur J Obstet Gynecol Reprod Biol 2016;207:11-7.

40. Friedman AM. Maternal early warning systems. Obstet Gynecol Clin North Am 2015;42(2):289-98.

41. Bonnet MP, Mignon A, Mazoit JX, et al. Analgesic efficacy and adverse effects of epidural morphine compared to parenteral opioids after elective caesarean section: a systematic review. Eur J Pain 2010;14(9):894.e1-9.

42. Zeng AM, Nami NF, Wu CL, et al. The analgesic efficacy of nonsteroidal anti-inflammatory agents (NSAIDs) in patients undergoing cesarean deliveries: a meta-analysis. Reg Anesth Pain Med 2016;41(6):763-72.

43. Hsu YY, Hung HY, Chang SC, et al. Early oral intake and gastrointestinal function after cesarean delivery: a systematic review and meta-analysis. Obstet Gynecol 2013;121(6):1327-34.

44. Pereira Gomes Morais E, Riera R, Porfírio GJ, et al. Chewing gum for enhancing early recovery of bowel function after caesarean section. Cochrane Database Syst Rev 2016;10:CD011562.

45. Peleg D, Eberstark E, Warsof SL, et al. Early wound dressing removal after scheduled cesarean delivery: a randomized controlled trial. Am J Obstet Gynecol 2016;215(3):388.e1-5.

46. Toon CD, Ramamoorthy R, Davidson BR, Gurusamy KS. Early versus delayed dressing removal after primary closure of clean and clean-contaminated surgical wounds. Cochrane Database Syst Rev 2013;(9):CD010259.

47. Wiley R, Chen HY, Wagner SM, et al. Association between route of delivery and maternal adverse outcomes in pregnancies complicated by preterm birth. J Matern Fetal Neonatal Med 2022:1-8.

 CASOS CLÍNICOS

Caso clínico 10-1

Paciente de 20 años (G1P0) en semana 37 de gestación, con actividad uterina espontánea de 6 horas de evolución. El control prenatal y los signos vitales son normales. La paciente se encuentra normotensa. Altura uterina de 31 cm y actividad uterina regular de intensidad ++/+++. FCF 148 lpm. TV: dilatación de 4 cm; B: 70%. Membranas íntegras. Pelvis ginecoide, estación –2. La monitorización fetal electrónica informa: línea de base 155 lpm, variabilidad 0-1 lpm. Se observa presencia de 3 contracciones en 10 minutos y desaceleraciones variables recurrentes hasta 100 lpm. No se observan aceleraciones ni desaceleraciones tardías.

¿Cuál es la vía del parto recomendada?, ¿por qué motivo?
¿Cómo se clasificaría la atención según el grado de urgencia?

Continúa

CASOS CLÍNICOS *(CONT.)*

Caso clínico 10-2

Paciente de 24 años (G2P0A1) en semana 38 de gestación, quién consulta por inicio de contracciones uterinas. Al ingreso la paciente presenta signos vitales normales, altura uterina de 28 cm y feto en situación transversa. TV: cuello corto, con dilatación de 1 cm.
¿Cuál es la vía del parto recomendada?, ¿por qué motivo?
¿Cómo clasificaría la atención según el grado de urgencia?

Caso clínico 10-3

Paciente de 31 años (G3C2A0) en semana 38 de gestación asiste a control prenatal. Al examen de ingreso se encuentra con signos vitales normales; en el examen abdominal se observa una cicatriz de Pfannenstiel y altura uterina de 32 cm, feto en situación longitudinal cefálica y frecuencia cardíaca fetal de 140/min.
¿Cuál es la vía del parto recomendada? ¿En qué momento se debería realizar el nacimiento?

?   **PREGUNTAS DE AUTOEVALUACIÓN**

10-1. ¿Cuál de las siguientes es una indicación absoluta de realización de cesárea?
A. Cesárea corporal anterior.
B. Malformación fetal.
C. Preeclampsia.
D. Presentación de pelvis.

10-2. Se recomienda realizar la extracción manual de la placenta de forma rutinaria.
A. Falso.
B. Verdadero.

10-3. ¿Cómo se recomienda realizar la histerorrafia?
A. El útero siempre debe permanecer en la cavidad abdominal.
B. La sutura debe realizarse con polipropileno 3.0.
C. Se recomienda el cierre en dos capas cuando haya deseo de gestaciones futuras.
D. Con puntos separados hemostáticos.

10-4. ¿Cuál de las siguientes técnicas quirúrgicas para la realización de una cesárea se relaciona con menor fiebre y dolor?
A. Misgav-Ladach modificada.
B. Pfannenstiel-Kerr.
C. Joel-Cohen.
D. Ninguna de las anteriores.

10-5. ¿En qué categoría ACOG III se clasifica la cesárea realizada a través de monitorización fetal?
A. Categoría 1.
B. Categoría 2.
C. Categoría 3.
D. Categoría 4.

Véase **Resolución de casos clínicos y respuestas de las preguntas de autoevaluación**, al final del libro.

Manejo quirúrgico del aborto

11

INTRODUCCIÓN

Un motivo de consulta común entre los médicos que se dedican a la atención de la mujer en edad reproductiva, sean especialistas o generales, son aquellas pacientes que cursan con aborto en cualquiera de sus etapas (amenaza de aborto, aborto en curso, incompleto o retenido). En la mayoría de las ocasiones se considera una entidad de fácil diagnóstico y tratamiento; sin embargo, si no se realiza un manejo adecuado y oportuno de estas pacientes pueden llegar a presentarse complicaciones que comprometan su salud en distintos grados de gravedad, como hemorragia, infección, lesiones uterinas y de otros órganos, e incluso la muerte. De forma general se describen dos tipos de tratamientos: uno médico, que incluye el manejo expectante, y otro quirúrgico, que contempla técnicas como la dilatación y curetaje (DyC) y la aspiración manual endouterina (AMEU). A continuación, se abordarán las generalidades y los aspectos técnicos para el manejo quirúrgico del aborto.

> ! Si no se realiza un manejo adecuado y oportuno en las pacientes con aborto, estas pueden llegar a presentar complicaciones de diferente gravedad, que comprometan su salud, e incluso pueden llegar hasta la muerte.

DEFINICIÓN Y EPIDEMIOLOGÍA

> ! Se define como aborto a la pérdida de la gestación antes de la semana 20 o 22, o de un feto de menos de 500 g. La pérdida de la gestación puede ocurrir por muerte embrionaria o fetal, o debido a la salida de alguno de los componentes de la gestación (líquido amniótico, feto o placenta) por el canal cervical.

Aunque se ha buscado que las mujeres tengan un mayor acceso a los sistemas de salud para la atención del aborto, existen numerosos procedimientos de los que no se tiene registro y solo se tiene conocimiento de estas pacientes cuando se atienden por complicaciones derivadas de esos procedimientos.

En el período 2010 a 2014, la tasa anual de aborto a nivel global fue de 35 por cada 1000 mujeres entre 15 y 44 años, y fue mayor en los países en vías de desarrollo (37 por 1000) en comparación con los desarrollados (27 por 1000). Se calcula que aproximadamente el 25% de las gestaciones terminan en aborto.[1]

En Colombia, durante 2017 ocurrieron 44 488 defunciones fetales, y el 70% de los casos fueron abortos (antes de la semana 22 de gestación). El grupo etario que presentó el mayor porcentaje de pérdidas fue entre 20 a 24 años, con el 25%.[2]

Aunque no se dispone de estadísticas oficiales relacionadas con el tipo de técnica utilizada para el manejo quirúrgico del aborto en nuestro país, en los Estados Unidos, el procedimiento realizado con más frecuencia en gestaciones menores de 13 semanas fue la aspiración manual endouterina, con el 76% de los casos.[3]

CLASIFICACIÓN

El aborto se puede clasificar, según la edad gestacional, en temprano (hasta las 12 6/7 semanas) o tardío (hasta las 20 a 22 semanas, según la fuente consultada); o según la forma en que se produce, como espontáneo o inducido. La presentación clínica representa otra forma de clasificar la enfermedad, que abarca desde la amenaza hasta el aborto completo (**cuadro 11-1**).

 El aborto se puede clasificar según la edad gestacional, según la forma en que se produce o según la presentación clínica.

INDICACIONES

Según las características de la paciente, las condiciones clínicas, los recursos de cada institución (disponibilidad de equipos y medicamentos) y la posibilidad de seguimiento, se puede elegir si se realiza un manejo médico o quirúrgico (**cuadro 11-2**).[4]

En Etiopía, un estudio cuasiexperimental realizado en mujeres que buscaban la terminación del embarazo entre las 13 y 20 semanas comparó la seguridad y efectividad del aborto médico contra el aborto quirúrgico con dilatación y legrado. La tasa de complicaciones no fue significativamente diferente entre estos métodos (15% frente a 10%; $p = 0,52$). Nueve pacientes (4,1%) con aborto médico frente a 0 pacientes con DyC requirieron una intervención adicional para completar el aborto.[5]

REQUISITOS PARA LA REALIZACIÓN DEL PROCEDIMIENTO

A continuación, se describirán las características de la gestante y su embarazo que se deben tener en cuenta para el manejo del aborto y la preparación de la paciente para este procedimiento.

Definir la edad gestacional y la viabilidad fetal

Cuando haya sospecha clínica de una pérdida gestacional (sangrado, discordancia de altura uterina y edad gestacional, dolor, etc.) y después de evaluar el estado general de la paciente, se debe

Cuadro 11-1. Clasificación del aborto de acuerdo con la presentación clínica	
Amenaza de aborto	Sangrado genital que puede estar acompañado por dolor pélvico sin asociarse con modificaciones cervicales
Aborto retenido	Retención de un embrión o feto muerto en la cavidad uterina o casos en los que no hay evidencia de embrión luego de ciertas semanas de gestación (embarazo anembrionado)
Aborto en curso	Sangrado genital, dolor pélvico y cambios cervicales con membranas íntegras
Aborto incompleto	Expulsión parcial de los productos de la gestación acompañados de cambios cervicales y sangrado
Aborto completo	Expulsión completa de los productos de la gestación

Cuadro 11-2. Indicaciones absolutas y relativas para realizar el manejo quirúrgico del aborto	
Absolutas	**Relativas**
Sangrado abundante Inestabilidad hemodinámica Aborto séptico Fallo terapéutico del manejo médico Contraindicaciones para el manejo médico Preferencia de la paciente	Edad gestacional (> 13 semanas) Comorbilidades maternas: - Cardiopatía - Anemia grave - Trastornos de la coagulación

realizar un examen ginecológico para observar, en primer lugar, la vagina y el cérvix en busca de lesiones o dilatación y luego palparlo para saber si hay dilatación del orificio cervical externo o interno o si se palpan restos ovulares en el canal cervical. Si se encuentran restos en el canal cervical se hace el diagnóstico de aborto incompleto. Además, se deben apreciar las características del sangrado: si es rutilante, purulento o fétido. Si el diagnóstico no es claro, se debe realizar una ecografía para evaluar el saco gestacional, el líquido amniótico, la vitalidad fetal y la edad gestacional, según los criterios establecidos.

> **!** De los hallazgos dependerá la correcta clasificación y, por consiguiente, la elección del abordaje que se va a realizar. Además, se pueden diagnosticar complicaciones del aborto, como choque hipovolémico, sepsis, infección uterina o lesiones vaginales, uterinas o de órganos abdominales.

Paraclínicos prequirúrgicos

Una vez que se haya optado por realizar un vaciamiento uterino quirúrgico, se deberán tomar paraclínicos básicos que permitan contextualizar a la paciente con el objetivo de disminuir los riesgos. Se debe solicitar un hemograma para evaluar los niveles de hemoglobina, plaquetas y leucocitos. Además, se debe obtener hemoclasificación, dado el potencial riesgo de desarrollar aloinmunización o la necesidad de transfusión de hemoderivados. En algunas instituciones se realiza la búsqueda de enfermedades de transmisión sexual como una de las posibles causas de la pérdida gestacional; sin embargo, no existe evidencia suficiente que apoye esta conducta, por lo que su práctica se determina según el criterio del médico tratante.

Prevención de la aloinmunización Rh

A pesar de que el riesgo de aloinmunización Rh después de un aborto espontáneo es baja, sociedades internacionales, como el Colegio Americano de Obstetras y Ginecólogos (ACOG) y el Colegio Real de Obstetras y Ginecólogos (RCOG), recomiendan administrar una dosis única de 50 µg de inmunoglobulina anti-D a pacientes Rh (D) negativas, cuyo manejo sea el vaciamiento uterino quirúrgico, en especial aquellas con abortos hacia el final del primer trimestre y durante el segundo.[4,6]

Profilaxis antibiótica

La incidencia de infecciones pélvicas asociadas con el manejo médico del aborto en comparación con el abordaje quirúrgico ha demostrado ser similar; ambos comparten tasas bajas que oscilan entre el 1 y 2%.[7] Aunque no se dispone de evidencia suficiente que justifique el uso de antibióticos profilácticos en el tratamiento del aborto espontáneo, existen datos que demuestran una disminución significativa en el riesgo de endometritis posparto en aquellas pacientes que son sometidas a abortos inducidos.[8,9]

> **!** Teniendo en cuenta lo anterior, y dado el potencial riesgo de infección similar para ambos procedimientos quirúrgicos (dilatación y curetaje, y aspiración manual endouterina), se recomienda el uso de un antibiótico profiláctico (**cuadro 11-3**).[4]

Preparación cervical

A diferencia del aborto inducido, la mayoría de las pérdidas gestacionales espontáneas suelen cursar con modificaciones cervicales que permiten el paso de los instrumentos necesarios para realizar el vaciamiento uterino. Sin embargo, en casos como los embarazos anembrionados o abortos retenidos, es necesario realizar la preparación cervical para facilitar el procedimiento quirúrgico y disminuir el riesgo de complicaciones, como lesión del cuello o cuerpo uterino. Para lo anterior se dispone de métodos farmacológicos y mecánicos que buscan reblandecer y dilatar el canal cervical (**cuadro 11-4**).

Cuando se realizan comparaciones por subgrupos entre los métodos mecánicos, los de tipo

Cuadro 11-3. Esquema de manejo antibiótico recomendado		
Antibiótico	**Dosis**	**Observación**
Doxiciclina	200 mg por vía oral	Administrar 2 horas previo al procedimiento

osmótico han demostrado disminuir el riesgo de lesión cervical y perforación uterina cuando se comparan con los dispositivos rígidos, sin que esto implique un mayor riesgo de infección o sangrado.[11] A su vez, los métodos farmacológicos (misoprostol y mifepristona) han informado similares tasas de efectividad cuando se comparan entre sí, sin diferencias significativas en cuanto a efectos secundarios.[12,13] Al comparar los métodos osmóticos con las opciones farmacológicas se encontró que los primeros generan mayor dilatación cervical; sin embargo, el tiempo operatorio y la cantidad de efectos secundarios no varió de forma significativa.[14]

A pesar de lo anterior, el costo elevado y la disponibilidad limitada de antagonistas de los receptores de progesterona y dilatadores osmóticos en nuestro país hacen que su uso sea de segunda y tercera línea, lo que favorece al misoprostol como primera línea de manejo. La administración vaginal de este último fármaco ha demostrado ser más eficaz y estar menos asociada a efectos secundarios gastrointestinales cuando se compara con la vía oral (**cuadro 11-5**).[15]

Anestesia y analgesia

 Es de vital importancia lograr que la paciente no perciba dolor durante el procedimiento o este sea mínimo.

Para ello, se cuenta con distintas técnicas que van desde los analgésicos orales hasta el bloqueo regional o anestesia general. Para algunos casos de vaciamiento uterino durante el primer trimestre, suele ser suficiente la realización de un bloqueo paracervical; sin embargo, para gestaciones más grandes habitualmente es necesario el uso de otras

---

Cuadro 11-4. Opciones terapéuticas para realizar la dilatación cervical

Método	Tipo	Observación
Mecánico	Dilatadores rígidos - de Hegar - de Pratt	Instrumentos con diámetros progresivos. Los dilatadores de Hegar (punta redonda) requieren más fuerza para su aplicación cuando se comparan con los de Pratt (punta cónica redondeada)
	Dilatadores osmóticos - Natural (laminaria) - Sintético (Dilapan-S®)	Se requiere aplicación anticipada (12-18 horas) a la realización del procedimiento
Farmacológico	- Prostaglandina E_2 - Análogos de la prostaglandina E_1: Misoprostol	Administración oral, vaginal o rectal. El misoprostol es de bajo costo y fácil acceso
	Antagonistas de los receptores de progesterona (ARP) - Mifepristona	Administración por vía oral. Costo elevado en comparación con el misoprostol, disponibilidad limitada para su uso

---

Cuadro 11-5. Esquema farmacológico recomendado para lograr la dilatación cervical[16]

Opción	Dosis	Observación
Primera línea: misoprostol	Gestación < 13 semanas - 400 µg vaginal 3 horas antes o sublingual 1 hora antes	Si hay sangrado moderado, se prefiere la vía oral
	Gestación 13-19 semanas - 400 µg vaginal 3-4 horas antes	Para gestaciones mayores es necesario combinar con otras modalidades
Segunda línea: mifepristona	Gestación < 13 semanas - 200 µg oral 24-48 horas antes	Para gestaciones mayores se prefiere el uso de misoprostol en combinación con otras modalidades

técnicas, como la sedación consciente o la anestesia raquídea. Dado que no existe evidencia suficiente que demuestre claras ventajas de un método sobre otro,[17] la elección de la técnica dependerá del lugar de atención, la disponibilidad de insumos, el recurso humano, el contexto de la paciente, entre otros. La administración de antiinflamatorios no esteroides (AINE) previo al procedimiento ha demostrado impactar de forma significativa en la analgesia posoperatoria y su uso está recomendado.[18]

DESCRIPCIÓN DEL PROCEDIMIENTO

A continuación, se describirán los pasos necesarios para llevar a cabo un adecuado manejo quirúrgico del aborto.

Bloqueo paracervical

Es una técnica anestésica de bloqueo local muy útil y sencilla para el manejo abortos de edad gestacional temprana o como técnica asociada en edades gestacionales mayores. La técnica se describe en el **cuadro 11-6** y se observa en la **figura 11-1**.

Procedimientos quirúrgicos

Para realizar la extracción de los productos de la gestación retenidos en la cavidad uterina o en el canal cervical y, de esta manera, lograr el vaciamiento completo, existen dos técnicas operatorias principales que utilizan un método cortante (DyC) y un método por aspiración (aspiración manual endouterina o AMEU). Cuando se comparan ambos procedimientos se describen diferencias significativas en cuanto a una menor cantidad de sangrado, tiempo operatorio y dolor posquirúrgico asociado a la AMEU.[21,22] Dado lo anterior, se preferirá la evacuación por aspiración en abortos tempranos (antes de las 14 semanas) cuando esté disponible.[6] Cabe resaltar que, para gestaciones mayores, por lo general es necesaria la extracción de restos ovulares con pinzas y posterior legrado cortante. A continuación, se describen las técnicas recomendadas para realizar los procedimientos mencionados.

Generalidades

Después de lograr que el canal endocervical dilate lo suficiente para permitir el paso de los instrumentos operatorios, se procederá a realizar el vaciamiento uterino. Cuando no se logre el objetivo con métodos de primera y segunda línea (misoprostol, mifepristona y laminaria) y el contexto clínico no permita dar más espera para la realización del procedimiento, se preferirá la utilización de dilatadores rígidos de Hank o Pratt, dado el menor requerimiento de fuerza para su uso y el menor riesgo de lesiones cervicales o uterinas.[10]

> ❗ Previo a la introducción de los instrumentos se debe realizar tacto vaginal para palpar el útero de forma bimanual y determinar la forma, el tamaño y la posición uterina.

Una vez planificado el procedimiento, se realiza una especuloscopia para identificar el cérvix, y posteriormente se pinza el labio anterior con el ánimo de fijar el útero y rectificar su flexión (**figs. 11-2 y 11-3**). Solo en algunos casos particulares, como en úteros con retroversoflexión marcada o con gestaciones avanzadas, se preferirá el pinzamiento del labio posterior. Una vez realizado lo anterior, se introduce un histerómetro hasta identificar el fondo uterino y se observa la marcación respectiva para definir la profundidad a la cual deben ingresar los instrumentos a fin de disminuir el riesgo de perforación.

Cuadro 11-6. Descripción del bloqueo paracervical	
Estructura	**Técnica (véase fig. 11-1)[19,20]**
Cuello uterino	Modo: se infiltra sobre la zona de unión del epitelio cervical con el epitelio vaginal en 2 a 3 puntos (horas 4, 8 y 12), a una profundidad de 1,5 a 3 cm. Anestésico: lidocaína 1-2%. Cantidad: 10-20 mL (dosis máxima 4,5 mg/kg de lidocaína al 1%). NOTA: al comparar las técnicas de bloqueo no se encontraron diferencias en el resultado anestésico cuando se usan 2 o 4 puntos de infiltración

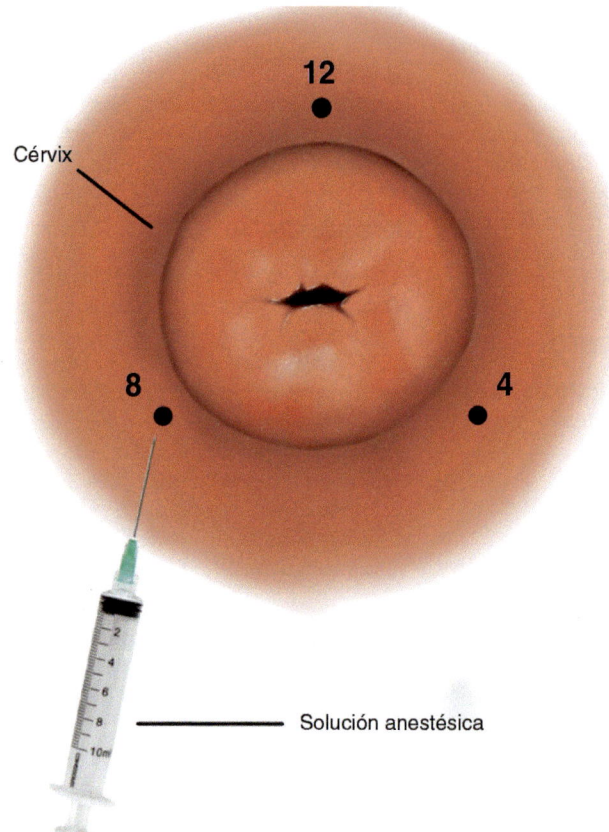

Fig. 11-1. Representación esquemática de los sitios de punción durante un bloqueo paracervical.

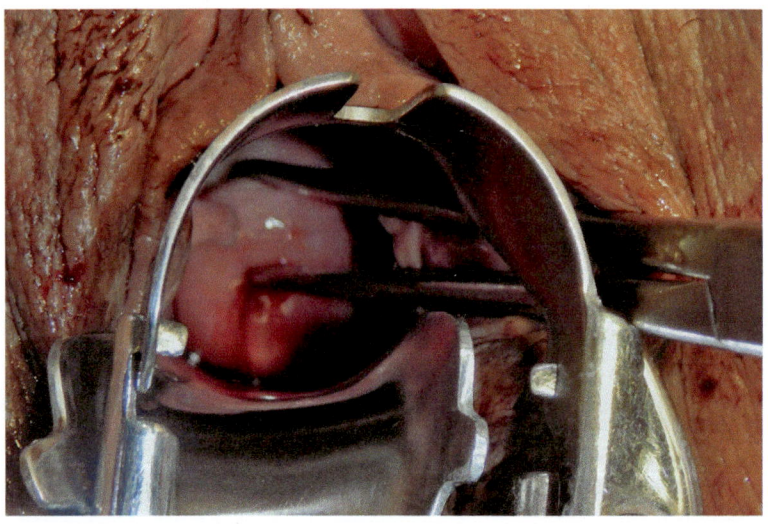

Fig. 11-2. Pinzamiento del labio anterior del cérvix con un tenáculo.

Aspiración manual endouterina

Para una aspiración manual endouterina correcta es necesario elegir un tamaño adecuado de cánula según el tiempo de gestación (**cuadro 11-6**). Posterior a la elección de la cánula, se arma el dispositivo y se realiza la evacuación. La técnica se describe en el **cuadro 11-7** y se observa en las **figuras 11-3** y **11-4**.

Curetaje cortante endouterino

Esta es la técnica más antigua para el manejo quirúrgico del aborto, que aún es ampliamente usada y con la técnica adecuada tiene muy buenos resultados (**cuadro 11-8** y **fig. 11-5**).

RESULTADOS Y CUIDADOS POSOPERATORIOS

El abordaje quirúrgico del aborto ha demostrado ser un tratamiento eficaz y seguro, que alcanza tasas de evacuación completa cercanas al 99% y presenta raras complicaciones, con frecuencias similares entre el tratamiento médico y quirúrgico; muchas de ellas pueden prevenirse con una correcta aplicación de las técnicas descritas.[4,6]

> **!** Las posibles complicaciones de los procedimientos son similares entre sí. Dentro de ellas se encuentra la evacuación incompleta, la reacción vagal, la lesión uterina o cervical, la infección, la hemorragia y el hematometra.

Un estudio realizado en Japón encontró que los métodos quirúrgicos más frecuentes para la realización del aborto en ese país son la aspiración eléctrica por vacío (AEV) y la DyC, mientras que la aspiración manual endouterina es poco frecuente. No hubo diferencias significativas en la tasa de incidencia de complicaciones entre los métodos quirúrgicos para los abortos espontáneos. Sin embargo, para el aborto inducido, las tasas de incidencia de complicaciones totales y el aborto incompleto para DyC fueron significativamente más altas que las de AEV sin legrado cortante (47/15 162 [0,31%] frente a 29/18 693 [0,16%], $p = 0,004$, 45/15 162 [0,30%] frente a 27/18 693 [0,14%], $p = 0,003$, respectivamente). No hubo diferencias significativas en la tasa de incidencia de complicaciones entre la AMEU y otros métodos quirúrgicos para la atención del aborto.[23]

Previo al egreso, las pacientes deben recibir información sobre los signos y síntomas que indican la presencia de alguna complicación. Se debe formular manejo analgésico con AINE y citar a control para revisión general e informe de patología.

> **!** Es importante ofrecer a las pacientes métodos de anticoncepción seguros y de adecuada duración después de la atención de un aborto.

Además, es prudente garantizar una correcta asesoría sobre los métodos anticonceptivos. Es importante ofrecer métodos de anticoncepción

Cuadro 11-6. Tamaño de la cánula según la edad gestacional

Tiempo de gestación (semanas)	Tamaño de cánula (cm)
4-6	4-7
7-9	5-10
9-12	8-12
12-14	10-14

Cuadro 11-7. Manejo quirúrgico del aborto mediante la técnica de aspiración manual endouterina

Estructura	Técnica (véanse figs. 11-3 y 11-4)[4,20]
Cavidad uterina	Modo: aspiración con cánula Karman conectada a un aspirador de plástico de 60 mL cargado con el vacío (50 a 60 mm Hg). El vacío se libera al oprimir los botones en el aspirador cuando la cánula se encuentra dentro de la cavidad uterina. Posteriormente se gira o rota la cánula sobre su propio eje y se realiza un movimiento lento de adentro/afuera/adentro de la cavidad. Finaliza cuando ya no se obtiene salida de restos y se identifica dificultad para movilizar la cánula dada la adhesión de las paredes uterinas. NOTA: el uso combinado de AMEU con curetaje cortante no ha demostrado mejorar los resultados y podría aumentar la cantidad de sangrado y dolor posoperatorio

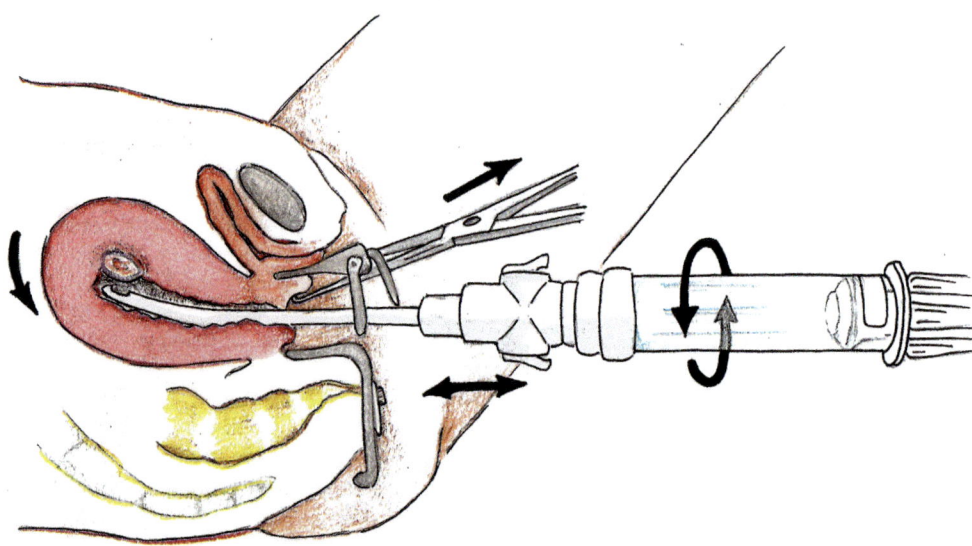

Fig. 11-3. Representación esquemática del pinzamiento y tracción cervical para lograr rectificar la flexión uterina y permitir el paso seguro de la cánula. De igual manera, se representan los movimientos de rotación y de adentro/afuera/adentro asociados con el uso correcto de la cánula y jeringa aspiradora de AMEU.

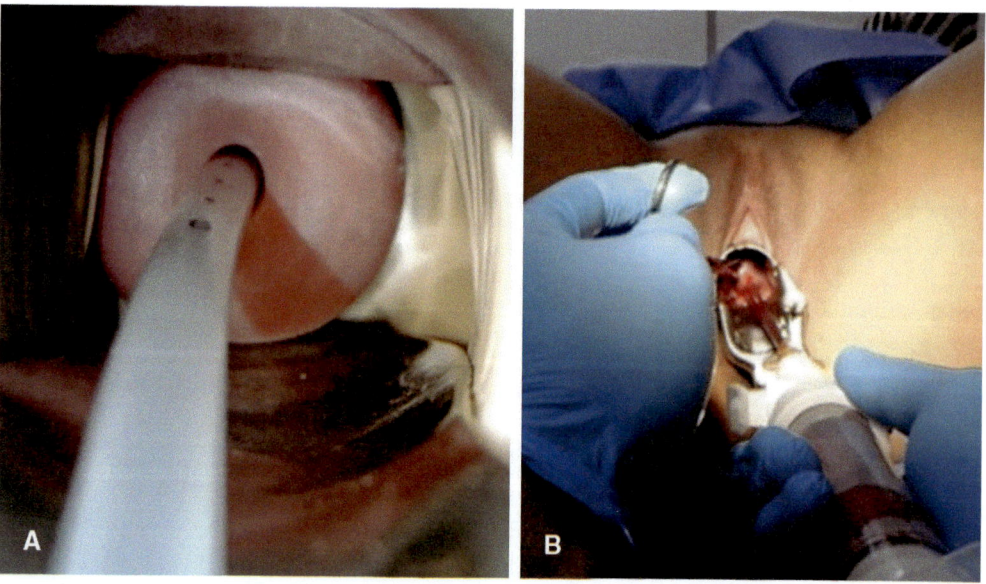

Fig. 11-4. Aspiración manual endouterina. **A.** Paso de la cánula por el canal endocervical. **B.** Restos ovulares en la jeringa aspiradora.

seguros y de adecuada duración después de la atención de un aborto.[24] Una revisión sistemática evaluó la aplicación de métodos anticonceptivos de larga duración después del aborto. Para el implante subdérmico de progesterona, dos ensayos clínicos aleatorizados mostraron tasas más bajas de "embarazo no deseado posterior" y tasas más altas de "satisfacción del paciente" después

Cuadro 11-8. Manejo quirúrgico del aborto mediante la técnica de curetaje endouterino	
Estructura	**Técnica (véase fig. 11-5)[20]**
Cavidad uterina	Modo: raspado sistemático con legras cortantes de distintos tamaños (iniciar con la de mayor tamaño que traspase el canal endocervical) por todas las paredes uterinas desde el fondo uterino hasta el cérvix. Finaliza cuando se identifican signos de vaciamiento, como el denominado "llanto uterino", o cuando se obtiene sangrado rojo rutilante espumoso NOTA: se deberá utilizar la pinza de Winter o "de falsos gérmenes" cuando la gestación sea lo suficientemente grande como para sospechar que los restos ovulares no pueden extraerse únicamente con las legras. Para su uso se debe ingresar la pinza cerrada hasta el fondo, donde se abre y cierra de forma repetitiva realizando movimientos circulares y en espiral hasta el cuello

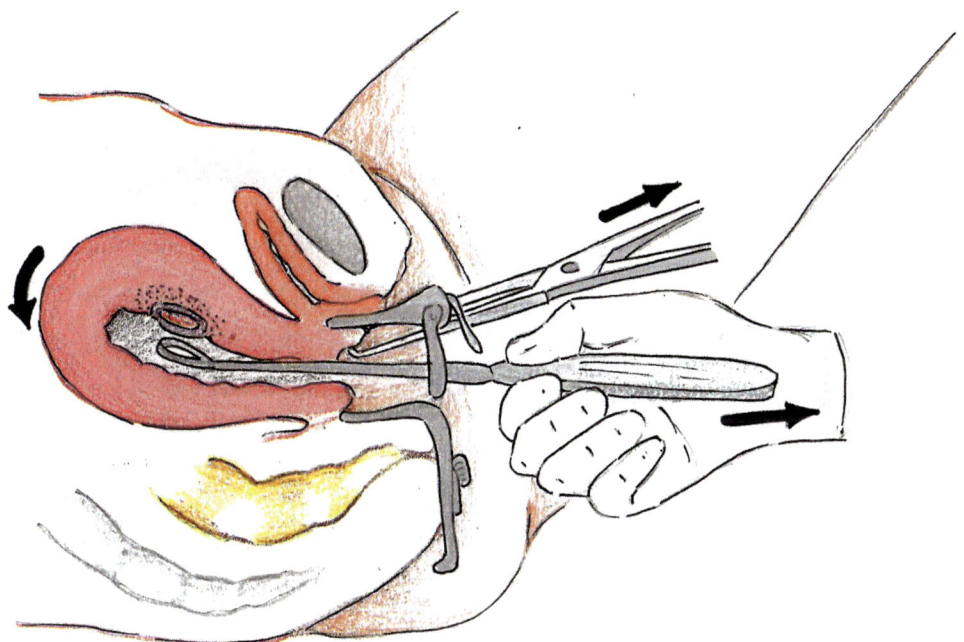

Fig. 11-5. Representación esquemática del pinzamiento y tracción cervical para lograr rectificar la flexión uterina y permitir el paso seguro de la legra. De igual manera, se representan los movimientos de adentro/afuera asociados con el uso correcto de la legra.

de la administración simultánea de mifepristona y el implante, en comparación con la administración diferida. Para el dispositivo intrauterino T de cobre, tres ECA no encontraron diferencias después de la inserción temprana, en comparación con la tardía a las ≤ 9 semanas de gestación y encontraron tasas más altas de expulsión, pero también de continuación del DIU después de la inserción inmediata en gestaciones de 9 a 12 semanas, y mayores tasas de continuación del DIU después de la inserción inmediata en gestaciones de 12 a 20 semanas.[25]

SÍNTESIS CONCEPTUAL

- Aborto es la pérdida de la gestación por muerte embrionaria o fetal o pérdida de uno de los componentes de la gestación antes de la semana 20 a 22 o de un feto de menos de 500 g.
- El aborto se clasifica en temprano o tardío, espontáneo o inducido y, por clínica, en amenaza de aborto, aborto en curso, aborto incompleto o aborto completo.
- Para un manejo adecuado se debe definir adecuadamente la edad gestacional, la viabilidad fetal, la etapa del aborto y la presencia de complicaciones, como hemorragia o infección.
- En los casos de abortos inducidos, anembrionados o retenidos, se debe realizar una adecuada preparación cervical para su dilatación.
- Se debe administrar anestesia adecuada y tener en cuenta si es necesario realizar profilaxis de inmunización Rh.
- En abortos menores de 14 semanas se prefiere la técnica de aspiración manual endouterina.
- El curetaje es la técnica clásica y se puede utilizar a cualquier edad gestacional, teniendo en cuenta el tamaño de la legra. Se realiza un raspado de la cavidad hasta sentirla sin restos ovulares.

REFERENCIAS

1. Sedgh G, Bearak J, Singh S, et al. Abortion incidence between 1990 and 2014: global, regional, and subregional levels and trends. Lancet 2016;388:258-67.
2. Gobierno de Colombia. Estadísticas vitales de nacimientos y defunciones [Internet]. DANE, Colombia 2017 [citado: abril de 2023]. Disponible en https://www.dane.gov.co/index.php/estadisticas-por-tema/salud/nacimientos-y-defunciones/defunciones-fetales/defunciones-fetales-2017.
3. Pazol K, Zane SB, Parker WY, et al. Abortion surveillance--United States, MMWR Surveill Summ 2011;60:1.
4. American College of Obstetricians and Gynecologists' Committee on Practice Bulletins—Gynecology. ACOG Practice Bulletin No. 200: Early Pregnancy Loss. Obstet Gynecol 2018;132(5):e197-207.
5. Tufa TH, Prager S, Wondafrash M, et al. Comparison of surgical versus medical termination of pregnancy between 13-20 weeks of gestation in Ethiopia: A quasi-experimental study. PLoS One 2021;16(4):e0249529.
6. National Collaborating Centre for Women's and Children's Health (UK). Ectopic Pregnancy and Miscarriage: Diagnosis and Initial Management in Early Pregnancy of Ectopic Pregnancy and Miscarriage. London: RCOG Press; 2012.
7. Nanda K, Lopez LM, Grimes DA, et al. Expectant care versus surgical treatment for miscarriage. Cochrane Database of Systematic Reviews. Cochrane Database Syst Rev 2012;2012(3):CD003518.
8. Achilles SL, Reeves MF, Society of Family Planning. Prevention of infection after induced abortion: release date October 2010: SFP guideline Contraception 2011;83(4):295-309.
9. Low N, Mueller M, Van Vliet HAAM, et al. Perioperative antibiotics to prevent infection after first-trimester abortion. Cochrane Database Syst Rev 2012;(3):CD005217.
10. Hulka JF, Lefler HT, Anglone A, et al. A new electronic force monitor to measure factors influencing cervical dilation for vacuum curettage. Am J Obstet Gynecol 1974;120(2):166-73.
11. Schulz KF, Grimes DA, Cates W. Measures to prevent cervical injury during suction curettage abortion. Lancet 1983;1(8335):1182-5.
12. Ashok PW, Flett GM, Templeton A. Mifepristone versus vaginally administered misoprostol for cervical priming before first-trimester termination of pregnancy: a randomized, controlled study. Am J Obstet Gynecol 2000;183(4):998-1002.
13. Ngai SW, Yeung KC, Lao T, et al. Oral misoprostol versus mifepristone for cervical dilatation before vacuum aspiration in first trimester nulliparous pregnancy: a double blind prospective randomised study. Br J Obstet Gynaecol 1996;103(11):1120-3.
14. Newmann SJ, Dalve-Endres A, Diedrich JT, et al. Cervical preparation for second trimester dilation and evacuation. Cochrane Database Syst Rev 2010;(8):CD007310.
15. Jabir M, Smeet RI. Comparison of oral and vaginal misoprostol for cervical ripening before evacuation of first trimester missed miscarriage. Saudi Med J 2009;30(1):82-7.
16. Morris JL, Winikoff B, Dabash R, et al. Misoprostol-only, Recommended regimens, International Federation of Gynecology and Obstetrics (FIGO) Int J Gynaecol Obstet 2017;138(3):363-6.
17. Calvache JA, Delgado-Noguera MF, Lesaffre E, et al. Anaesthesia for evacuation of incomplete miscarriage. Cochrane Database Syst Rev 2012;(4):CD008681.
18. Romero I, Turok D, Gilliam M. A randomized trial of tramadol versus ibuprofen as an adjunct to pain control during vacuum aspiration abortion. Contraception 2008;77(1):56-9.
19. Glantz JC, Shomento S. Comparison of paracervical block techniques during first trimester pregnancy termination. Int J Gynaecol Obstet 2001;72(2):171-8.
20. Yeomans ER, Hoffman BL, Gilstrap III LC, et al. First and second trimester pregnancy termination. Cunningham and Gilstrap's Operative Obstetrics. 3rd ed. Mc Graw 2017.
21. Tunçalp O, Gülmezoglu AM, Souza JP. Surgical procedures for evacuating incomplete miscarriage. Cochrane Database Syst Rev 2010;(9):CD001993.
22. Kittiwatanakul W, Weerakiet S. Comparison of efficacy of modified electric vacuum aspiration with sharp curettage for the treatment of incomplete abortion: randomized controlled trial. J Obstet Gynaecol Res 2012;38(4):681-5.
23. Nakamura E, Kobayashi K, Sekizawa A, et al. Medical Safety and Education Committee of the Japan Association of Obstetricians and Gynecologists (JAOG), Tokyo, Japan. Survey on spontaneous miscarriage and induced abortion surgery safety at less than 12 weeks of gestation in Japan. J Obstet Gynaecol Res 2021;47(12):4158-63.
24. Roe AH, Bartz D. Society of Family Planning clinical recommendations: contraception after surgical abortion. Contraception 2019;99(1):2-9.
25. Schmidt-Hansen M, Hawkins JE, Lord J, et al. Long-acting reversible contraception immediately after medical abortion: systematic review with meta-analyses. Hum Reprod Update 2020;26(2):141-60.

CASOS CLÍNICOS

Caso clínico 11-1

Paciente de 27 años, primigestante, en semana 9 de gestación, cuya ecografía transvaginal muestra un embrión único sin embriocardia. Ha presentado reacciones alérgicas al misoprostol.
¿Cuál sería el manejo quirúrgico más apropiado para esta paciente?

Caso clínico 11-2

Paciente de 22 años (G2P1) que ingresa a urgencias con sangrado genital abundante. Al examen se observa abdomen blando, útero de 5 cm suprapúbico y doloroso, cérvix permeable a cavidad 2 dedos, con sangrado. La ecografía muestra anhidramnios, feto de aproximadamente 15 semanas y hematoma retroplacentario de 5 cm.
¿Cuál es el diagnóstico de la paciente?
¿Cuál es el manejo más apropiado?

Caso clínico 11-3

Paciente (G4P3A1) que presenta un aborto inducido de 9 semanas de gestación. **¿Qué debemos tener en cuenta en el posaborto?**

? PREGUNTAS DE AUTOEVALUACIÓN

11-1. Paciente con gestación de 11 semanas que asiste al control prenatal y refiere desaparición de náuseas, sin sangrado. En la ecografía se observa un feto sin embriocardia. El diagnóstico es:
A. Aborto temprano incompleto.
B. Aborto temprano retenido.
C. Aborto tardío en curso.
D. Aborto tardío incompleto.

11-2. Paciente en semana 16 de gestación que consulta por salida de líquido por la vagina. El examen confirma la salida de líquido amniótico, y la ecografía muestra un feto vivo con oligohidramnios. El diagnóstico es:
A. Aborto temprano en curso.
B. Aborto tardío retenido.
C. Aborto tardío incompleto.
D. Amenaza de aborto tardío.

11-3. Paciente con diagnóstico de aborto retenido de 11 semanas de gestación, que no desea manejo médico. Usted realizaría:
A. Aspiración manual endouterina.
B. Aspiración manual endouterina seguida de curetaje.
C. Dilatación y esperar la evacuación del fruto.
D. Dilatación y legrado cortante.

Continúa

11-4. Paciente con aborto incompleto por pérdida fetal a las 18 semanas de gestación consulta por sangrado abundante. El manejo más adecuado es:
A. Aspiración manual endouterina.
B. Aspiración manual endouterina seguida de curetaje.
C. Esperar la evacuación de la placenta.
D. Legrado cortante.

11-5. A una paciente que desea planificar por largo tiempo (al menos 5 años) después de un aborto, usted le recomendaría:
A. Colocación de implante subdérmico un mes después del aborto.
B. Colocación de implante subdérmico inmediatamente después del aborto.
C. Anticonceptivos orales combinados.
D. Medroxiprogesterona acetato inyectable.

Véase **Resolución de casos clínicos y respuestas de las preguntas de autoevaluación**, al final del libro.

Manejo quirúrgico del embarazo ectópico 12

OBJETIVOS DE APRENDIZAJE

- Conocer la definición, los principales datos epidemiológicos y las indicaciones para el manejo quirúrgico del embarazo ectópico.
- Identificar los requisitos para llevar a cabo esta intervención.
- Aprender los pasos para realizar una técnica quirúrgica adecuada.
- Describir los cuidados posoperatorios.

INTRODUCCIÓN

> El embarazo ectópico se define como aquella gestación que se origina fuera de la cavidad endometrial. Se considera una de las causas de hemorragia durante la primera mitad de la gestación y denota especial importancia, dado su elevado potencial para generar serias complicaciones para la salud de la mujer, incluso la muerte.

De su identificación temprana y, por ende, su tratamiento oportuno dependen los desenlaces. Se puede sospechar esta patología cuando una mujer en edad reproductiva se presenta con dolor pélvico (95% de los casos)[1] o hemorragia uterina anormal (60-80% de los casos). Además, al examen físico puede haber signos locales, como masa palpable o distensión del fondo de saco posterior, y sistémicos, como hipotensión, taquicardia, diaforesis, palidez mucocutánea, entre otros, que hagan sospechar sangrado abdomino-pélvico asociado a choque.

En las pacientes con este cuadro clínico es de vital importancia la toma inmediata de una prueba de embarazo, ya que si esta es negativa permite descartar prácticamente por completo esta patología. Se han descrito casos de embarazo ectópico tubárico roto con BHCG negativa,[2,3] por lo tanto, si la sospecha clínica es fuerte, no se debería dejar de lado este posible diagnóstico diferencial. El uso de estudios complementarios, como la ecografía, permitirán definir un diagnóstico confirmatorio al evidenciar una masa anexial y ausencia de saco gestacional intrauterino o la presencia de un saco gestacional intra y extrauterino en el caso de embarazos heterotópicos. Al mismo tiempo, los estudios de imagen ayudarán en la evaluación de diagnósticos diferenciales, como aborto y enfermedad trofoblástica gestacional. Dependiendo de ciertas características clínicas y paraclínicas, esta patología podrá manejarse con tratamiento médico o quirúrgico. En el presente capítulo se discutirán las técnicas para el abordaje por vía abierta del embarazo ectópico tubárico.

EPIDEMIOLOGÍA

De manera global, se estima que los embarazos ectópicos corresponden del 1 a 2% del total de las gestaciones.[4] Dependiendo del estudio analizado se informan tasas que oscilan entre 6,4 a 20,7 casos por cada 1000 nacimientos.[5,6] Entre las mujeres que consultan a un servicio de urgencias por sangrado vaginal o dolor pélvico durante el primer trimestre, se calculan tasas de embarazo ectópico de entre 6 y 18%.[4,7]

La mortalidad por esta patología ha disminuido en las últimas décadas. En los Estados Unidos, desde 1984 hasta 2007 hubo un descenso del 50%, de 1,15 a 0,5 casos por cada 100 000 nacimientos.[8] Al mismo tiempo, se ha observado una mayor tasa de mortalidad en las mujeres afrodescendientes y aquellas con más de 35 años.[6,8]

UBICACIÓN

Aproximadamente el 96% de los embarazos ectópicos se localiza en las trompas uterinas (de Falopio). De estos, el 70% es ampular, el 12% ístmico, el 11% se ubica en la fimbria y 2,4%

es intersticial.[9] El 4-5% restante se ubica en los ovarios (3%) y en otras localizaciones de rara ocurrencia, como la cavidad abdominal, el cérvix y en la cicatriz de una cesárea (< 1%).

INDICACIONES

> ❗ El tratamiento quirúrgico está indicado en pacientes que tengan alguna contraindicación absoluta para el manejo médico con metotrexato y en aquellas que presenten signos o síntomas de rotura del saco gestacional o la trompa uterina (de Falopio), sangrado intraabdominal o inestabilidad hemodinámica.

Al mismo tiempo, se debe tener en cuenta este tipo de manejo en pacientes con contraindicaciones relativas para el manejo médico (tamaño del saco gestacional mayor de 35-40 mm, embriocardia positiva, BHCG > 1500 UI/L, entre otras) o en aquellas en las que se planifique otro procedimiento quirúrgico concomitante, como esterilización tubárica o salpingectomía por hidrosálpinx en casos donde se contemple reproducción asistida.[4,10]

En la elección del tratamiento también se deben tener en cuenta los deseos de la paciente, sus antecedentes, comorbilidades y situaciones especiales, como las creencias religiosas en las cuales no se aceptan transfusiones sanguíneas. Al mismo tiempo, el tipo de técnica (radical contra conservadora) debe seleccionarse según los deseos de paridad futura, la presencia de una trompa uterina contralateral y su estado.

REQUISITOS PARA REALIZAR EL PROCEDIMIENTO

Las consideraciones sobre el uso de anestesia en estas pacientes serán similares a las de la población general. Los aspectos procedimentales sobre la preparación de la piel y el cateterismo vesical serán similares a las mencionadas en el capítulo de cesárea. Es de especial importancia la reserva de hemoderivados para transfusión, dado el potencial riesgo de choque hipovolémico.

Aunque la evidencia disponible apoya la recomendación de no utilizar antibióticos profilácticos prequirúrgicos durante procedimientos limpios (aquellos que no involucran ingreso a la vagina ni intestino), se debería tener en cuenta el uso de una dosis única para aquellas cirugías realizadas por laparotomía, según el contexto clínico, basado en evidencia limitada que sugiere beneficio en la prevención de ISO.[11,12]

> ❗ Aunque el riesgo de aloinmunización Rh es bajo, sociedades internacionales como ACOG y RCOG recomiendan administrar una dosis única de 50 mg de inmunoglobulina anti-D a aquellas mujeres Rh (D) negativas que reciban manejo quirúrgico del embarazo ectópico.[10]

DESCRIPCIÓN DEL PROCEDIMIENTO

Existen dos abordajes quirúrgicos para el manejo de un embarazo ectópico tubárico. El primero de ellos es la salpingectomía total, que se utiliza como tratamiento radical en el que se extirpa completamente la trompa uterina (de Falopio) afectada. Por otro lado, la opción conservadora está representada por la salpingotomía, donde se extraen los productos de la concepción a través de una incisión en el borde antimesentérico de la trompa, en un intento por conservar la integridad tubárica.

Al comparar ambas técnicas en pacientes con trompas uterinas contralaterales sanas, los estudios han evidenciado que no hay diferencias significativas en cuanto a las tasas de concepción espontánea a los 36 meses ni al número de complicaciones intraoperatorias. Por su parte, la frecuencia de embarazo ectópico recurrente y de trofoblasto persistente fue mayor para la salpingotomía.[13] El nivel de BHCG preoperatorio ha demostrado ser un importante predictor de fallo terapéutico cuando se realiza una salpingotomía, especialmente aquellos por encima de 6000 mUI/mL.[14,15]

Es importante tener en cuenta que en ciertas circunstancias, como hemorragia no controlable, daño tubárico significativo o tamaño del saco gestacional muy grande que genere gran distensión de la trompa (3 a 4 cm), está indicado el manejo radical con salpingectomía. La salpingotomía esta reservada para aquellas mujeres con deseo de paridad no satisfecho que no tengan una trompa uterina contralateral sana o esté ausente.[4]

Incisión en la piel, el tejido celular subcutáneo y la fascia

Las consideraciones para la elección del tipo de incisión en la piel, el TSC y la fascia se abordan en el capítulo correspondiente a las técnicas de entrada y cierre de la pared abdominal.

Salpingectomía

En los **cuadros 12-1** y **12-2** se resumen los principales aspectos procedimentales para realizar una salpingectomía y este procedimiento también se observa en las **figuras 12-1** y **12-2**.

Salpingotomía

En el **cuadro 12-3** se resumen los principales aspectos procedimentales para realizar una salpingostomía y también se observa en la **figura 12-3**.

Al igual que en la técnica por laparoscopia, se puede dejar abierta la incisión realizada durante la salpingotomía para que cierre por segunda intención, siempre y cuando se logre una adecuada hemostasia de los bordes.

CUIDADOS POSOPERATORIOS

Como se mencionó anteriormente, la tasa de complicaciones quirúrgicas es similar en ambas técnicas. Por otro lado, el porcentaje de trofoblasto persistente es mayor cuando se realiza una salpingotomía en comparación con la salpingectomía (7% frente a < 1%). Lo anterior conlleva a que sea necesario realizar el seguimiento con BHCG en el posoperatorio de la salpingotomía de maneral semanal hasta obtener un resultado negativo, con la potencial necesidad del uso de una dosis única de metotrexato, lo cual, a pesar de tener una adecuado perfil de seguridad, no está exento de posibles efectos adversos.[4,10]

Cuadro 12-1. Técnica quirúrgica para realizar el pinzamiento y el corte del mesosálpinx	
Estructura	**Técnica (véase fig. 12-1A y B)[16]**
Trompa uterina (de Falopio) y mesosálpinx	Forma: se pinza el mesosálpinx desde abajo de la fimbria hasta el extremo proximal de la trompa uterina (de Falopio) y la trompa a la altura de la unión con el útero (único o múltiple, según el tamaño de la trompa). Se corta con bisturí o tijera para extraer la trompa uterina (de Falopio) NOTA: en casos seleccionados, en los que se busque intentar conservar un potencial de fertilidad y no se pueda realizar una salpingotomía, se puede realizar una salpingectomía parcial extrayendo únicamente el segmento comprometido (especialmente útil con gestaciones de localización ístmica)

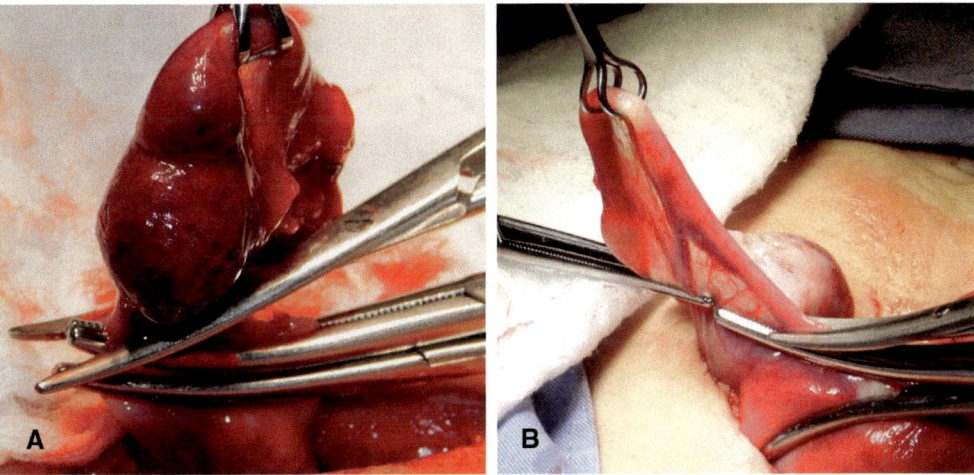

Fig. 12-1. Pinzamiento del mesosálpinx y el extremo proximal de la trompa uterina (de Falopio). **A.** Doble pinzamiento sobre el mismo segmento, posterior corte con tijera. **B.** Pinzamiento único segmentario, posterior corte con tijera.

Cuadro 12-2. Técnica quirúrgica para realizar una ligadura posterior a la salpingectomía

Estructura	Técnica (véase fig. 12-2A y B)[16]
Trompa uterina y mesosálpinx	Material de sutura: poliglactina 910 Calibre de sutura: 2-0 Modo de sutura: doble, primera con lazada libre, segunda con punto transfixiante En cada segmento pinzado de la trompa uterina (de Falopio), el número de puntos varía según la longitud, por lo general con dos es suficiente NOTA: si se realiza un abordaje segmentario con pinzas de Kelly para el corte del mesosálpinx (preferible cuando se evidencie dilatación importante de vasos sanguíneos), se liga cada segmento por separado

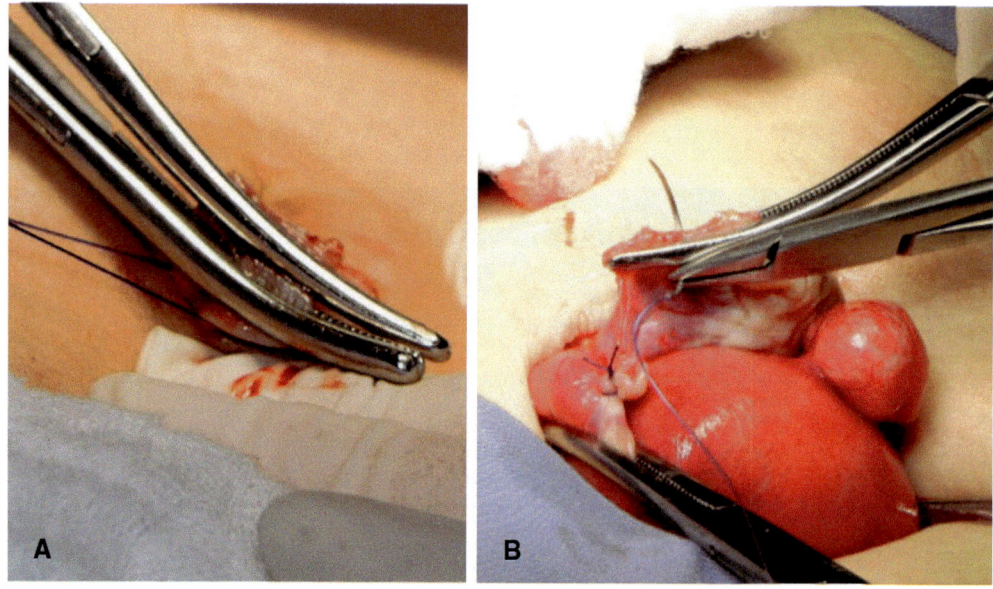

A **B**

Fig. 12-2. Salpingectomía. **A.** Primera ligadura con lazada libre. **B.** Segunda ligadura con punto de transfixión.

Cuadro 12-3. Técnica quirúrgica para realizar una salpingotomía

Estructura	Técnica (véase fig. 12-3 A, B y C)[16]
Trompa uterina (de Falopio)	Forma: incisión longitudinal cortante de 1 a 2 cm en el borde antimesentérico de la trompa y extracción de los productos de la concepción Material de sutura: poliglactina 910 Calibre de la sutura: 5-0 Modo de sutura: puntos simples afrontando serosa y capa muscular NOTA: se debe realizar una adecuada hemostasia para evitar hematomas. El material de sutura no debe quedar expuesto a la luz para evitar adherencias

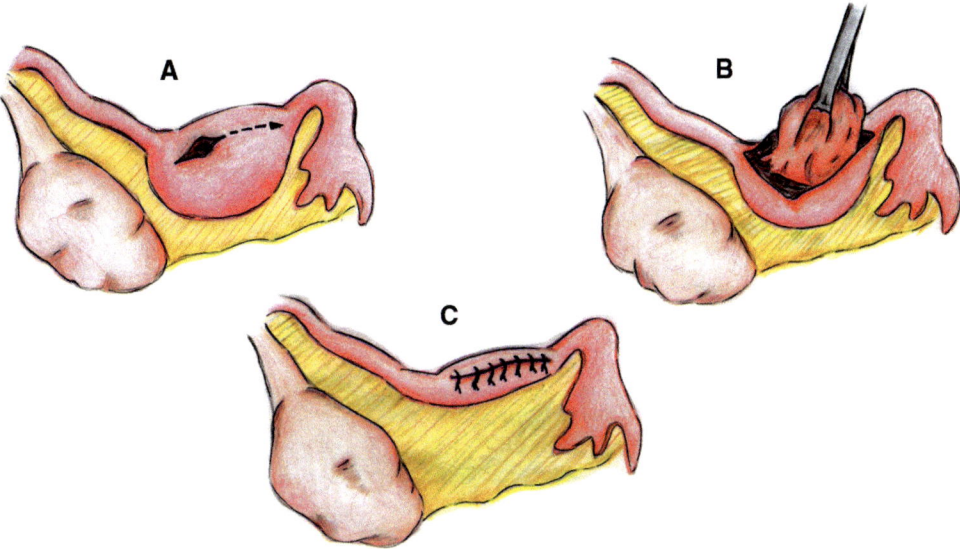

Fig. 12-3. Representación esquemática de una salpingotomía. **A.** Incisión en el borde antimesentérico del segmento tubárico comprometido. **B.** Extracción de los productos de la gestación. **C.** Cierre de la incisión tubárica, afrontando las capas muscular y serosa.

 ## SÍNTESIS CONCEPTUAL

- El embarazo ectópico representa una de las causas de hemorragia en la primera mitad de la gestación, y tiene especial importancia debido a su elevado potencial de complicaciones para la salud de la mujer.
- El sitio más común de presentación son las trompas uterinas (de Falopio) (96%), aunque se puede presentar en lugares poco frecuentes como el cérvix y la cavidad abdomino-pélvica.
- De su sospecha y diagnóstico temprano depende en gran medida la elección del manejo farmacológico o quirúrgico.
- Entre las opciones de manejo quirúrgico se encuentran la salpingectomía y la salpingotomía, sin diferencias significativas en la tasa de complicaciones intraoperatorias, pero con mayor riesgo de recurrencia o trofoblasto persistente para la segunda opción de tratamiento.

REFERENCIAS

1. Cunningham GF, Leveno KJ, Bloom SL, et al. Embarazo ectópico. En: Williams Obstetricia. 24º ed. McGraw-Hill Medical; 2015.
2. Grynberg M, Teyssedre J, Andre C, et al. Rupture of ectopic pregnancy with negative serum beta-hCG leading to hemorrhagic shock. Obstet Gynecol 2009;113(2 Pt 2):537-9.
3. Lee JK-S, Lamaro VP. Ruptured tubal ectopic pregnancy with negative serum beta hCG--a case for ongoing vigilance? N Z Med J 2009;122(1288):94-9.
4. American College of Obstetricians and Gynecologists' Committee on Practice Bulletins—Gynecology. ACOG Practice Bulletin No. 193: Tubal Ectopic Pregnancy. Obstet Gynecol 2018;131(3):e91-103.
5. Van Den Eeden SK, Shan J, Bruce C, et al. Ectopic pregnancy rate and treatment utilization in a large managed care organization. Obstet Gynecol 2005;105(5 Pt 1):1052-7.
6. Hoover KW, Tao G, Kent CK. Trends in the diagnosis and treatment of ectopic pregnancy in the United States. Obstet Gynecol 2010;115(3):495-502.
7. Murray H, Baakdah H, Bardell T, et al. Diagnosis and treatment of ectopic pregnancy. CMAJ 2005;173(8):905-12.
8. Stulberg DB, Cain L, Dahlquist IH, et al. Ectopic pregnancy morbidity and mortality in low-income women, 2004-Hum Reprod 2016;31(3):666-71.
9. Bouyer J, Coste J, Fernandez H, et al. Sites of ectopic pregnancy: a 10 year population based study of 1800 cases. Hum Reprod 2002;17(12):3224-30.

10. National Collaborating Centre for Women's and Children's Health (UK). Ectopic pregnancy and miscarriage: diagnosis and initial management in early pregnancy of ectopic pregnancy and miscarriage. London: RCOG; 2019.

11. American College of Obstetricians and Gynecologists' Committee on Practice Bulletins—Gynecology. ACOG Practice Bulletin No. Prevention of Infection After Gynecologic Procedures. Obstet Gynecol 2018;131(6):e172-89.

12. Morrill MY, Schimpf MO, Abed H, et al. Antibiotic prophylaxis for selected gynecologic surgeries. Int J Gynaecol Obstet 2013;120(1):10-5.

13. Cheng X, Tian X, Yan Z, et al. Comparison of the fertility outcome of salpingotomy and salpingectomy in women with tubal pregnancy: a systematic review and meta-analysis. PLoS ONE 2016;11(3):e0152343.

14. Natale A, Candiani M, Merlo D, et al. Human chorionic gonadotropin level as a predictor of trophoblastic infiltration into the tubal wall in ectopic pregnancy: a blinded study. Fertil Steril 2003;79(4):981-6.

15. Milad MP, Klein E, Kazer RR. Preoperative serum hCG level and intraoperative failure of laparoscopic linear salpingostomy for ectopic pregnancy. Obstet Gynecol 1998;92(3):373-6.

16. Jones H, Rock J. Ectopic Pregnancy. En: Te Linde's operative gynecology. 11.th ed. Lippincott Williams & Wilkins; 2015.

 CASOS CLÍNICOS

Caso clínico 12-1

Una mujer de 42 años (G3P3V3) con antecedente de Pomeroy hace 5 años consulta al servicio de urgencias por presentar dolor pélvico asociado con sangrado genital en moderada cantidad, posterior a un período de amenorrea de 4 semanas. Al ingreso presenta signos vitales normales, sin evidencia de irritación peritoneal. Los exámenes de laboratorio evidencian BHCG cuantitativa positiva de 450 mUI/mL y hemograma sin anemia. La ecografía transvaginal evidencia una masa anexial izquierda de 2 cm, que sugiere una gestación ectópica sin embrión visible ni signos de rotura.

¿Cuál es la modalidad de tratamiento recomendada? ¿Por qué motivo?

Caso clínico 12-2

Una mujer de 27 años (G0P0) sin antecedentes personales de importancia y deseo de gestación desde hace 3 años consulta al servicio de urgencias por presentar dolor pélvico asociado con sangrado genital escaso que no corresponde a su período menstrual usual. Al examen físico se presenta con taquicardia leve y dolor a la palpación en el hipogastrio, sin signos de irritación peritoneal. Los exámenes de laboratorio evidencian BHCG cuantitativa positiva de 350 mU/mL, hemograma sin anemia ni leucocitosis y hemoclasificación O negativo. Al indagar por el grupo sanguíneo de su pareja, responde que es A negativo. La ecografía transvaginal informa engrosamiento endometrial y masa anexial izquierda de 2 cm, lo que sugiere gestación ectópica sin embrión visible ni signos de rotura.

¿Cuál es la modalidad de tratamiento recomendada? ¿Por qué motivo? ¿Realizaría alguna conducta complementaria al tratamiento principal?

Caso clínico 12-3

Una mujer de 30 años (G2P2C1V2) con deseo de paridad satisfecho, que planifica con Jadelle desde hace 2 años, consulta al servicio de urgencias por presentar dolor pélvico intenso asociado con mareo y diaforesis. Al examen físico se presenta con taquicardia moderada, cifras tensionales en el límite inferior a la normalidad y distensión abdominal. En la evaluación ginecológica presenta cérvix abierto, sangrado genital escaso y abombamiento del fondo de saco posterior. Los exámenes de laboratorio informan BHCG cuantitativa positiva de 2000 mUI/mL, hemoglobina 9,5 g/dL y leucocitos 18 900. la ecografía transvaginal informa una masa anexial derecha de 4 cm, con embrión vivo asociado con líquido libre en moderada cantidad en el fondo de saco de Douglas.

¿Cuál es la modalidad de tratamiento recomendada? ¿Por qué motivo? ¿Realizaría alguna conducta complementaria al tratamiento principal?

12-1. Acerca del embarazo ectópico, lo siguiente es correcto, excepto:
A. Su definición incluye aquellas gestaciones que se desarrollan en el cuello uterino, en la cicatriz de una cesárea y en la cavidad pélvica.
B. No forma parte de las posibles etiologías de hemorragia durante la primera mitad de la gestación.
C. La frecuencia de presentación de esta patología oscila entre el 1 al 2% del total de gestaciones.
D. El dolor pélvico es el principal síntoma de presentación.

12-2. De acuerdo con el enunciado: "Una prueba de embarazo negativa descarta completamente el diagnóstico de embarazo ectópico", señale:
A. El enunciado es falso.
B. El enunciado es verdadero.

12-3. La ubicación más frecuente para el desarrollo de un embarazo ectópico es:
A. Cérvix.
B. Cuerno uterino.
C. Porción ístmica de la trompa uterina (de Falopio).
D. Porción ampular de la trompa uterina (de Falopio)

12-4. Cuál es indicación absoluta para realizar un manejo quirúrgico del embarazo ectópico:
A. Saco gestacional mayor de 1 cm.
B. Sangrado vaginal moderado con estabilidad hemodinámica.
C. Signos o síntomas que sugieran embarazo ectópico roto.
D. Enfermedad renal crónica.

Véase **Resolución de casos clínicos y respuestas de las preguntas de autoevaluación**, al final del libro.

Procedimientos en hemorragia posparto 13

OBJETIVOS DE APRENDIZAJE

- Aprender a diagnosticar la hemorragia posparto y conocer cuáles son sus principales causas.
- Clasificar adecuadamente el grado de shock hipovolémico.
- Aplicar en forma adecuada el manejo médico inicial para la hemorragia posparto.
- Aprender a realizar el taponamiento uterino, con los diferentes equipos que tenga en su sitio de trabajo.
- Conocer que existen técnicas de embolización arterial que se realizan con radiología intervencionista.
- Conocer las técnicas de diferentes ligaduras vasculares y de suturas hemostáticas del útero que pueden ser utilizadas.
- Conocer la técnica de la histerectomía periparto.

INTRODUCCIÓN

> ! La hemorragia posparto es una de las principales causas de morbilidad y mortalidad materna. Se define como la perdida sanguínea mínima de 500 mL en un parto vaginal o de 1000 mL en una cesárea.

El diagnóstico oportuno y el tratamiento eficaz son fundamentales para el pronóstico de la patología.[1]

El tratamiento es multidisciplinario y debe contar con la presencia de un ginecobstetra, anestesiólogo y enfermero. En caso de ser necesario el tratamiento quirúrgico, se requerirá instrumentación y, algunas veces, cirugía general o vascular. Los procedimientos médicos (farmacológicos) son fundamentales para el manejo de estas pacientes; sin embargo, cuando no hay mejoría o la causa de la hemorragia lo amerita, es fundamental la realización de procedimientos obstétricos quirúrgicos o mecánicos para controlarla.[1]

EPIDEMIOLOGÍA

A nivel mundial, la hemorragia postparto es la causa de 140 000 muertes, y se presenta aproximadamente en 3,7 cada 1000 embarazos.[1] En los países en vías de desarrollo, la hemorragia posparto es la primera causa de muerte materna; en África

representa el 33,9%, en Asia el 30,8% y en los países de América Latina, el 20,8%. En contraposición, en los países desarrollados es la segunda o tercera causa de mortalidad materna.

En 2018, en Colombia se notificaron 25 402 casos correspondientes a morbilidad materna extrema y, de estos, 2944 correspondieron a hemorragia posparto.[2] En 2020 ocurrieron 645 muertes maternas, de las cuales 39 –es decir el 6,04% de los casos– fueron por hemorragia posparto, lo que corresponde a la quinta causa de mortalidad materna.[3]

CAUSAS DE LA HEMORRAGIA POSPARTO

> ! Las causas más frecuentes de sangrado posparto se pueden recordar con la nemotecnia de "las 4 T": Tono, Traumatismo, Tejido y Trombina.

Las causas y los factores de riesgo para presentar sangrado posparto se describen en el **cuadro 13-1**.

Tono: alteraciones en la contractilidad uterina, hipotonía uterina.

Traumatismo: lesiones ocurridas en el canal del parto, que incluyen vulva, vagina, músculos del piso pélvico, cérvix o útero.

Tejido: restos de placenta o membranas corioamnióticas que se encuentren en la cavidad uterina.

Trombina: trastornos de la coagulación.

DIAGNÓSTICO Y MANEJO INICIAL

> **!** Una vez que se ha identificado que la paciente cursa con hemorragia posparto, se debe iniciar un manejo multidisciplinario y activar el código rojo.

Este código que incluye monitorización permanente, administración de oxígeno si hay desaturación, obtención de dos accesos venosos para la administración de líquidos, solicitar y realizar transfusión de sangre según la clasificación del shock, colocar traje antichoque no neumático y toma de paraclínicos (hemograma, fibrinógeno, tiempos de coagulación, electrolitos y función renal). Para identificar si la paciente cursa con compromiso hemodinámico por hemorragia posparto, se deben tomar los signos vitales y evaluar el sensorio y la perfusión, y así clasificar el grado de shock. En las unidades obstétricas también se utiliza el sistema de alerta temprana, que emplea variables fisiológicas fáciles de identificar, y es útil para detectar pacientes en riesgo de muerte.[4] La clasificación del shock hipovolémico más usada incluye los criterios de Baskett y se describe en el **cuadro 13-2**.[5]

La principal causa de hemorragia posparto es la atonía uterina, por lo que al mismo tiempo que se toman las conductas anteriormente descritas se debe realizar masaje uterino bimanual y administrar medicamentos uterotónicos, como oxitocina 80 a 160 mUI/min (en infusión), misoprostol 800 µg dosis única, ergometrina 0,2 mg dosis inicial y segunda dosis a los 20 minutos y luego cada 4 horas (máximo 5 dosis). Adicionalmente se debe evaluar

Cuadro 13-1. Causas y factores de riesgo de la hemorragia posparto

Causa		Factor de riesgo
Tono	Sobredistensión uterina	Gestación múltiple
		Polihidramnios
		Feto macrosómico
	Infección	Rotura prematura de membranas prolongada
		Fiebre
		Múltiples tactos vaginales
	Agotamiento muscular	Parto prolongado
Tejido	Placenta	Acretismo placentario
	Coágulos	Cirugía uterina previa
Traumatismo	Rotura/dehiscencia uterina	Cirugía uterina previa
		Parto instrumentado
		Distocia
		Hiperdinamia
		Versión cefálica externa
	Inversión uterina	Alumbramiento manual
		Acretismo placentario
		Maniobra de Crede
Trombina	Adquiridas	Preeclampsia
		Síndrome HELLP
		Coagulación intravascular diseminada
		Embolia de líquido amniótico
		Sepsis
		Desprendimiento prematuro de placenta
	Congénitas	Enfermedad de Von Willebrand
		Hemofilias

Cuadro 13-2. Clasificación del shock hemorrágico según los criterios de Baskett					
Pérdida	**Sensorio**	**Perfusión**	**Pulso**	**Presión arterial sistólica**	**Grado de shock**
500-1000 mL	Normal	Normal	60-90	> 90	Grado I
1000-1500 mL	Normal-agitada	Palidez-frialdad	91-100	80-90	Grado II
1500-2000 mL	Agitada	Palidez-frialdad-sudoración	101-120	70-79	Grado III
> 2000 mL	Letárgica o inconsciente	Llenado capilar > 3 s	> 120	< 79	Grado IV

la necesidad de antifibrinolíticos, como ácido tranexámico.[6,7]

De manera simultánea, el médico clínico a cargo debe buscar la posible causa de la hemorragia posparto, y para ello debe recordar la nemotécnica de las 4 T:

- Tono uterino, a través de palpación externa del útero o palpación bimanual.
- Traumatismo, con la revisión exhaustiva y organizada del canal del parto en busca de lesiones o laceraciones. Se recomienda iniciar por la vulva, continuar con el periné, y luego la vagina y revisión del cérvix, con ayuda de unas pinzas Foerster para observar correctamente los dos labios y, finalmente, los fondos de saco.
- Tejido, mediante la revisión uterina manual que se describirá más adelante.
- Trastornos de la coagulación: para ello se debe contar con los paraclínicos previamente solicitados (hemograma, fibrinógeno, tiempos de coagulación, electrolitos y función renal).

Existen diferentes opciones para el manejo de la hemorragia posparto, que se clasifican según su momento de ejecución (**cuadro 13-3**). El de primera línea, aparte del manejo médico y el masaje uterino bimanual, incluye la revisión uterina manual que se describe a continuación.

Revisión uterina manual

> ! La revisión uterina manual consiste en la exploración manual de la cavidad uterina, con el objetivo de evidenciar y retirar restos placentarios, membranas ovulares, identificar soluciones de continuidad en las paredes uterinas, conocer la temperatura, el tono o la presencia de malformaciones uterinas.

Este procedimiento se realiza después del alumbramiento o antes si este es prolongado.

Indicaciones

Anteriormente, en muchas instituciones la revisión uterina se realizaba en todas las pacientes luego del alumbramiento; sin embargo, debido al aumento del riesgo de infección intrauterina posterior, en la actualidad solo se debe realizar si existe una indicación específica (**cuadro 13-4**).[8,9]

Prerrequisitos generales

Para realizar el procedimiento es indispensable administrar una analgesia o anestesia efectiva, por lo que se debe contar con servicio de anestesiología. Se recomienda administrar anestesia general, sedación o anestesia peridural.[8]

Es indispensable realizar un adecuado lavado de manos, usar guantes quirúrgicos estériles y, de ser posible, manga obstétrica. Realizar asepsia y antisepsia con jabón yodado en la vulva y vagina y colocar campos quirúrgicos estériles en el abdomen y periné.[8,9]

Se debe usar antibiótico profiláctico en dosis única antes de realizar el procedimiento[8,9] (**cuadro 13-5**).

Procedimiento

La técnica de la revisión uterina posparto se describe en el **cuadro 13-6** y se observa en la **figura 13-1**.

Taponamiento uterino

Es una medida de rescate que se utiliza cuando las opciones de primera línea no han funcionado.

Cuadro 13-3. Clasificación de las conductas en la hemorragia posparto

Conducta	Clasificación
Sutura de desgarros perineales	Primera línea
Masaje uterino bimanual	
Manejo médico	
Revisión uterina manual	
Taponamiento uterino	Segunda línea
Suturas hemostáticas	
Embolización	
Ligadura de vasos	Tercera línea
Histerectomía	
Cirugía de control de daños (*damage control*)	

Cuadro 13-4. Indicaciones de revisión uterina

Retención de fragmentos placentarios o membranas ovulares

Retención de placenta

Parto instrumentado

Sospecha de lesión uterina

Cesárea previa

Hemorragia uterina posparto

Parto pretérmino

Óbito fetal

Cuadro 13-5. Esquema antibiótico recomendado para revisión uterina

Antibiótico (uno de los siguientes)	Dosis	Espectro
Cefalotina/cefalexina	2 g IV	Grampositivos y algunos gramnegativos
Clindamicina	900 mg IV	Grampositivos, anaerobios
Amoxicilina + ácido clavulánico	1 g IV	Grampositivos, gramnegativos

IV: intravenoso.

Cuadro 13-6. Técnica de revisión uterina

Estructura	Técnica (véase fig. 13-1)
Útero	Modo: una mano se ubica en el abdomen materno e inmoviliza el fondo uterino, mientras la otra mano se introduce a la cavidad uterina. Se debe realizar una revisión de toda la cavidad de manera minuciosa: primero se evalúa el tono uterino y luego la presencia de restos ovulares y la integridad del útero en busca de dehiscencias o roturas en todas las caras. Se debe revisar la integridad del segmento uterino inferior (principalmente en antecedente de cesárea), para ello, la mano que sostiene el fondo uterino debe ascender el útero, mientras la otra explora la cara anterior hasta el cérvix[5] Luego se realiza la limpieza de todas las caras uterinas –sin olvidar los cuernos uterinos– para retirar los restos placentarios o de membranas que se encuentren en la cavidad[5] Si se detecta rotura uterina en la revisión de la cavidad uterina, se debe realizar manejo quirúrgico con laparotomía con el objetivo de corregir el defecto, y evaluar si se puede suturar el útero o se debe realizar una histerectomía

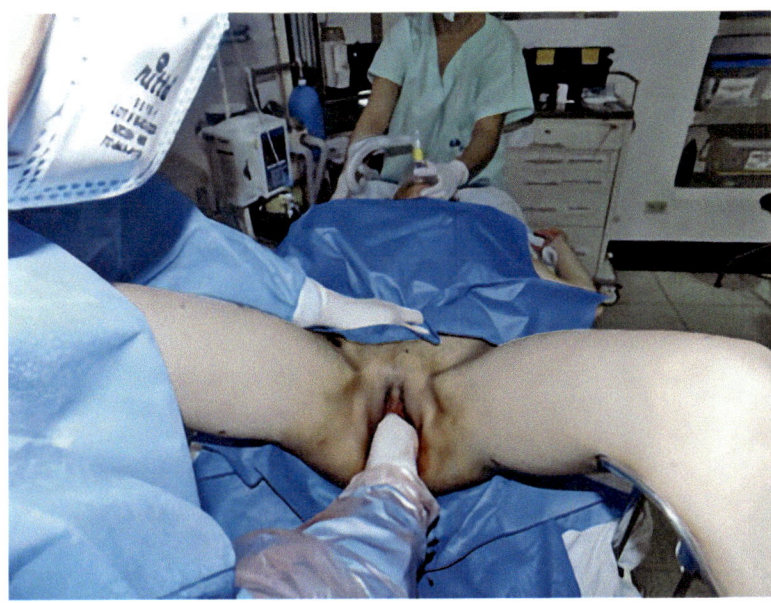

Fig. 13-1. Revisión uterina. Se observa la mano izquierda en el fondo uterino que inmoviliza el útero y la mano derecha que realiza la revisión.

> ! Existen diferentes formas de realizar el taponamiento uterino; entre las posibles opciones se dispone del uso de balones intrauterinos y el empaquetamiento de la cavidad uterina con compresas (**fig. 13-2**).

La eficacia y eficiencia de ambos métodos se encuentra entre el 85 y 95%, respectivamente. Su funcionamiento depende de la presión hidrostática hacia adentro y hacia afuera, contra la pared uterina, lo que genera compresión de los vasos sanguíneos que irrigan el endometrio y el miometrio, y causa una disminución de flujo sanguíneo que favorece la coagulación.[10]

Empaquetamiento de la cavidad uterina

> ! El empaquetamiento de la cavidad uterina se debe utilizar como último recurso, cuando no se cuenta con otra alternativa o no se dispone de balón hidrostático.

Sin embargo, es una práctica que ha entrado en desuso debido al riesgo aumentado de traumatismo e infección. Cuando se realiza, únicamente se requieren compresas, cuando el tamaño uterino no es grande, como en hemorragias posaborto se pueden utilizar gasas estériles. En algunas ocasiones, las compresas pueden estar impregnadas con quitosano o caolín, que son sustancias que promueven la coagulación.[5] La técnica se describe en el **cuadro 13-7**.

Balón intrauterino

Existen diferentes tipos de balones para taponamiento, algunos están especialmente diseñados para uso intrauterino. El profesional debe elegir el tipo de elemento que se utilizará según la disponibilidad de la institución donde se encuentre y la experticia en el manejo de uno u otro balón[11] (**cuadro 13-8**).

La eficacia del taponamiento uterino con balón en el tratamiento de la hemorragia posparto es de aproximadamente 85-95%, sin importar el tipo de balón que se use, y tiene un mayor éxito si la causa de la hemorragia es la atonía.[11]

Indicaciones: es una alternativa antes de realizar un manejo intervencionista invasivo cuando las maniobras de primera línea (uterotónicos y masaje bimanual) no han tenido éxito, y también como medida temporal cuando la paciente debe trasladarse a una unidad de mayor nivel de complejidad.[12]

Contraindicaciones: pacientes que presentan alergias a los componentes de los balones, deformidad del útero, sospecha de rotura uterina, traumatismo cervical o vaginal como causa del sangrado.[12]

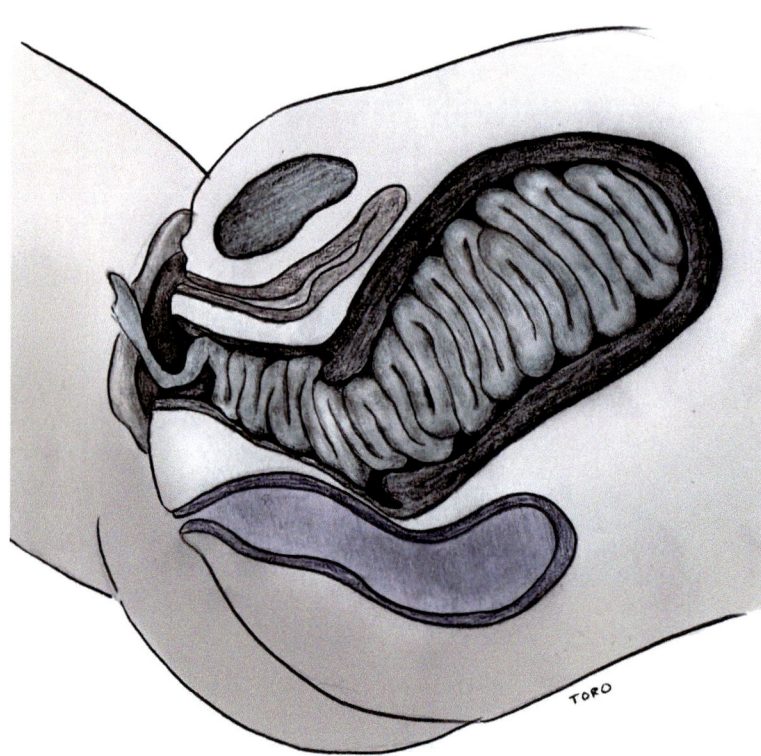

Fig. 13-2. Empaquetamiento uterino. Se observa la compresa que realiza el taponamiento uterino.

Cuadro 13-7. Empaquetamiento de la cavidad uterina	
Estructura	**Técnica (véase fig. 13-2)[8]**
Útero y compresas	Modo: con la paciente en posición de litotomía, se realiza una especuloscopia y se visualizan los labios del cérvix. Con una pinza de Foerster se realiza el pinzamiento del labio anterior del cérvix, mientras que con otra se sujetan las compresas necesarias anudadas entre sí y se van introduciendo desde el fondo uterino por pliegues hasta la vagina

Cuadro 13-8. Tipos de balón intrauterino			
Tipo de balón	**Volumen máximo**	**Tiempo**	**Uso original**
Tubo con balón de Sengstaken-Blakemore	250 mL	24 horas	Balón gástrico
Condón	250-500 mL	24 horas	Preservativo
Guante de látex	250 mL	24 horas	Protección
Balón de Bakri	500 mL	24 horas	Intrauterino
Bt-cath	500 mL	24 horas	Intrauterino
Ebb, sistema de taponamiento completo	750 mL balón intrauterino 300 mL balón vaginal	24 horas	Intrauterino
Sonda de Foley	110 mL	24 horas	Drenaje urinario

Vaciamiento vesical: para la inserción de un balón se debe vaciar completamente la vejiga y dejar sonda vesical hasta el retiro del balón.[12]

Antibiótico: no hay un consenso claro en el uso de antibiótico; sin embargo, se recomienda el uso de cefalosporinas en única dosis[12] (**cuadro 13-9**).

Balón de Bakri

Está hecho de silicona, tiene una capacidad de 500 mL y está conectado a una sonda de 24 F de 54 cm de largo con dos vías de salida: una para el llenado del balón con líquido estéril y otra para el drenaje de sangrado intrauterino. Además, tiene una jeringa de 60 mL que se debe conectar a la vía que llena el balón[6,12,13] (**figs. 13-3A** y **B** y **13-4**). La técnica para la colocación del balón se describe en el **cuadro 13-10**.

Taponamiento con condón

El sistema está compuesto por un condón, hilo de seda N.º 1, sonda de Foley calibre 16-20 F, sonda de Nélaton 16 F y un sistema de venoclisis de tres vías[14] (**fig. 13-5**).

Preparación del dispositivo: se empata la sonda de Foley con el sistema de venoclisis, y esta unión se fija con la seda. Posteriormente, el extremo distal de la sonda de Foley se introduce en el condón y se anuda con la seda, aproximadamente a 10 cm de la sonda, para fijar el condón. Se comprueba el paso del líquido al condón introduciendo 10 mL (**fig. 13-6A** y **B**).

Modo: la paciente se coloca en posición de litotomía, se realiza especuloscopia y se visualizan los labios del cérvix. Con una pinza Foerster se realiza el pinzamiento del labio anterior del cérvix, y una tracción suave para que el canal cervical y la cavidad uterina queden alineados. Posteriormente, se introduce el condón armado, junto con la sonda de Nélaton, en el fondo uterino (**fig. 13-7**). A través de la venoclisis se inicia la insuflación del condón con 300 mL de solución estéril, y esta cantidad se aumenta hasta el cese del sangrado. Una vez comprobado el éxito del dispositivo, se puede realizar el empaquetamiento vaginal colocando una o dos compresas en la vagina; sin embargo, también se puede dejar sin empaquetamiento para observar el sangrado.

Cuidados adicionales: durante la vigilancia de la paciente se debe cuantificar el drenaje de sangre desde el útero, para ello se coloca una bolsa receptora o un guante fijo en el extremo de la sonda de Nélaton para cuantificar el sangrado proveniente del útero.

Cuadro 13-9. Esquema antibiótico sugerido previo a la inserción de balón intrauterino		
Antibiótico	**Dosis**	**Cubrimiento**
Cefalotina/cefazolina	2 g IV	Grampositivos, algunos gramnegativos
Clindamicina	900 mg IV	Grampositivos, anaerobios

IV: intravenoso.

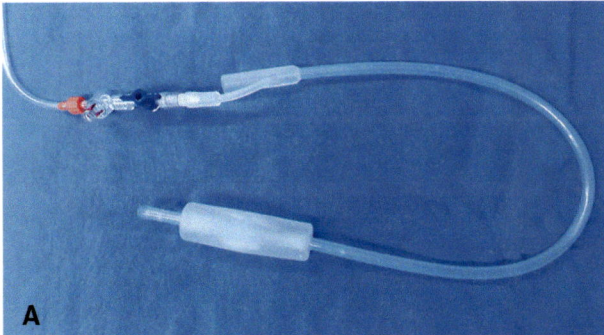
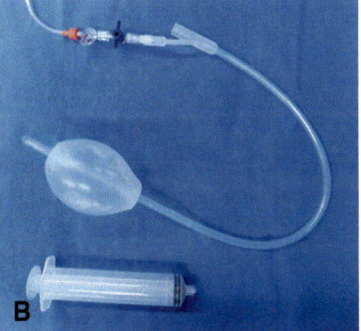

Fig. 13-3. A. Balón de Bakri. **B.** Balón de Bakri insuflado.

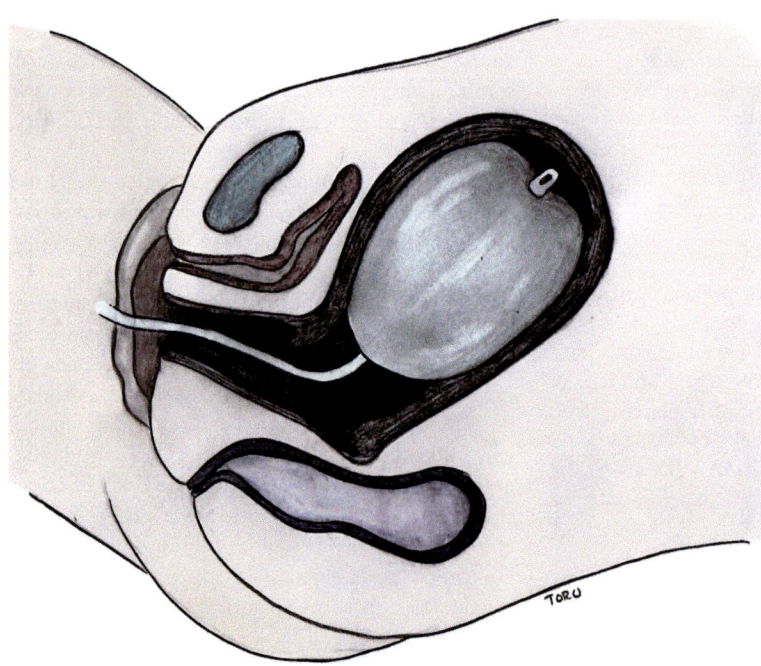

Fig. 13-4. Balón de Bakri en la cavidad uterina.

Cuadro 13-10. Técnica para la colocación del balón intrauterino	
Estructura	**Técnica (véase fig. 13-4)[10]**
Útero y balón	**Modo** **En posparto vaginal o luego de una operación cesárea:** con la paciente en posición de litotomía, se realiza una especuloscopia y se visualizan los labios del cérvix. Con una pinza de Foerster se realiza el pinzamiento del labio anterior del cérvix y una tracción suave para que el canal cervical y la cavidad uterina queden alineados. Posteriormente, se introduce el dispositivo hasta llegar al fondo uterino. El balón se llena con cualquier solución estéril por una de las vías, teniendo precaución de no retirarlo del útero, hasta que se encuentre una ligera resistencia, el sangrado vaginal disminuya o esté completamente controlado **Durante la cesárea:** antes de cerrar la histerotomía se introduce el balón en el fondo uterino. Las dos vías (la de insuflar y la del drenaje del útero) se pasan por la vagina, mientras un ayudante las recibe por el introito vaginal. Posteriormente se realiza la histerorrafia, para finalmente insuflarlo con solución estéril por vía vaginal **Prueba de taponamiento:** una vez insuflado el balón, con la totalidad de su capacidad o la mayor parte, se debe observar si el sangrado disminuyó o cesó completamente. La prueba es positiva si hay disminución del sangrado. Si hay éxito se introducen 10 o 20 mL adicionales para reforzar la posición del balón **Taponamiento vaginal:** si disminuyó el sangrado y no se observa un sangrado importante por la vía de drenaje del balón de Bakri, se debe realizar un taponamiento vaginal con una compresa estéril para evitar el desplazamiento del balón **Cuidados adicionales:** durante la vigilancia de la paciente se debe cuantificar el drenaje existente desde el útero, por lo que se puede colocar una bolsa de recolección en la vía y cuantificar cada 2 horas el sangrado Se debe realizar un lavado periódico de la vía de drenaje del útero, ya que se pueden formar coágulos que no permitan una cuantificación fiable de la pérdida sanguínea **Retiro:** la duración máxima del balón será de 24 horas. Al momento del retiro hay que sacar de a 50 mL cada 30 minutos. La paciente debe estar con monitorización permanente y en un centro hospitalario donde se pueda realizar un procedimiento quirúrgico de urgencia en caso de que persista el sangrado

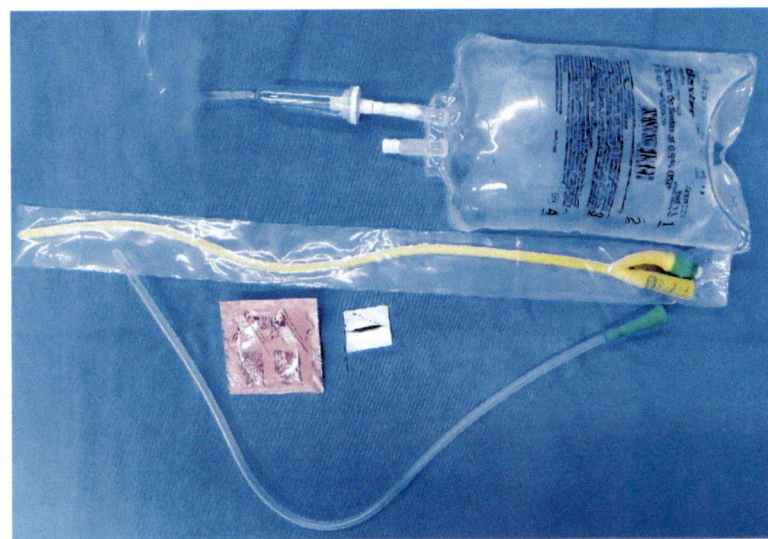

Fig. 13-5. Elementos necesarios para confeccionar un dispositivo de taponamiento uterino con condón.

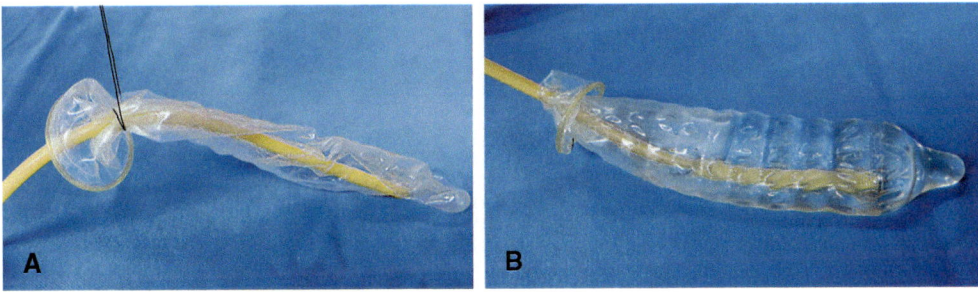

A

B

Fig. 13-6. A. Sonda de Foley dentro del condón, anudada con seda. **B.** Comprobación del paso del líquido al condón.

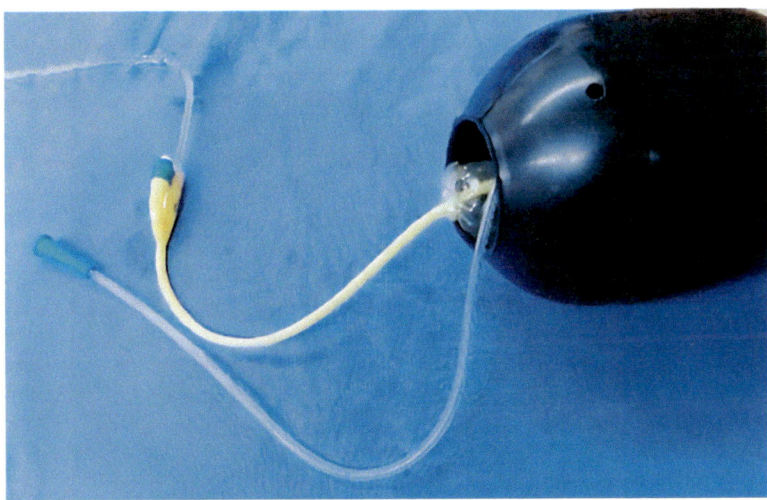

Fig. 13-7. Simulación de la cavidad uterina con el dispositivo insertado. Se observa una sonda de Nélaton adherida al dispositivo para usar como drenaje de cavidad.

Retiro: la duración máxima del dispositivo con condón será de 24 horas. Al momento de retirarlo hay que sacar de a 100 mL cada 60 minutos. La paciente debe estar con monitorización permanente y en un centro hospitalario donde se pueda realizar procedimiento quirúrgico de urgencia, en caso de que persista el sangrado.

EMBOLIZACIÓN ARTERIAL

Brown y cols. fueron los primeros en informar el uso de embolización arterial guiada por imágenes. Este es un recurso mínimamente invasivo, que se puede realizar en las pacientes que no se encuentran críticamente inestables y permite controlar la hemorragia al embolizar las arterias uterina o hipogástrica sin tener que realizar una laparotomía, lo que disminuye la realización de histerectomía; sin embargo, este procedimiento conlleva riesgos, como infección uterina, necrosis uterina, embolización de otros órganos, tromboembolismo pulmonar, dolor pélvico y fallo de los ovarios. Si la decisión es realizarlo, se debe contar con servicio de radiología intervencionista en la institución, ya que se encargará de realizar el procedimiento.[5,15]

LIGADURAS VASCULARES

Es un procedimiento quirúrgico que requiere la habilidad del ginecólogo o cirujano. Al disminuir el aporte sanguíneo al útero, disminuye el sangrado, mejora la coagulación y se puede evitar la realización de una intervención con mayores secuelas para la fertilidad, como la histerectomía total o subtotal.

Ligadura bilateral de las arterias uterinas

> **!** Se puede realizar como un procedimiento inicial para controlar el sangrado y evitar la histerectomía.

Disminuye aproximadamente un 90% el flujo sanguíneo y tiene una tasa éxito superior al 90%. También se puede realizar antes de la histerectomía periparto para disminuir el sangrado y facilitar el procedimiento. La complicación que puede llegar a presentar es la presencia de hematoma retroperitoneal, pero se han informado pocos casos.[16] La técnica se describe en el **cuadro 13-11** y se observa en la **figura 13-8A** y **B**.

Ligadura bilateral de las arterias hipogástricas

Una opción para el manejo de la hemorragia posparto es la ligadura de las arterias hipogástricas. Esta conducta quirúrgica es útil, dado que hay una reducción del 85% en la presión del pulso de la porción arterial distal a la ligadura y esto genera una similitud de la presión del pulso arterial al venoso, lo que hace que los vasos tengan más respuesta a la hemostasia generada con presión y mejore la formación de coágulos.[17,18]

El éxito de la ligadura de las arterias hipogástricas depende de la causa de la hemorragia posparto. Se ha calculado un índice de eficacia que oscila entre 39,3-100%, y tiene mayor éxito si la causa de la hemorragia es un hematoma retroplacentario o placenta previa.[16]

Procedimiento:

- Se exterioriza el útero con una tracción hacia delante y en dirección opuesta hacia donde se vaya a realizar la ligadura, y se colocan valvas y separadores para tener un mejor campo de visión.
- Se realiza un abordaje retroperitoneal y se identifica el promontorio; 4 o 5 cm lateral a este se encuentra el espacio ilíaco (**fig. 13-9**).
- Se levanta el retroperitoneo con pinzas de Kelly 2 cm arriba y 2 cm debajo de este punto y se corta con precaución de que el uréter no esté involucrado. Se hace una disección roma del tejido conjuntivo y se puede exponer la bifurcación de la ilíaca ampliando la incisión unos 5 a 6 cm (**fig. 13-10**).
- Se identifica y separa el uréter, se realiza una abertura amplia de la túnica de los vasos ilíacos y se identifican la bifurcación de la ilíaca y la arteria hipogástrica. Esta última se diseca de manera amplia y cuidadosa para minimizar el riesgo de lesión venosa, bajo control visual y con un disector aplicado en sentido perpendicular al vaso, dirigido hacia la profundidad para separar la vena de la arteria y despegarlas en su parte posterior.
- Se pasa una pinza de ángulo recto, 2 a 3 cm distal a la bifurcación (para no ligar las ramas glúteas posteriores) por debajo de la arteria, siempre desde el borde externo al borde medial, y se ayuda levantando simultáneamente la arteria (puede ser con una pinza de Babcock) (**fig. 13-11**).
- Posteriormente se abre la pinza de ángulo y se pinza una sutura (seda N.º 1), la cual se pasa

Cuadro 13-11. Técnica de ligadura bilateral de las arterias uterinas

Estructura	Técnica (véase fig. 13-8A y B)[13]
Arterias uterinas	Se exterioriza el útero con una tracción hacia delante y en dirección opuesta hacia donde se va a realizar la ligadura y la colocación de valvas y separadores para tener un mejor campo de visión Se incide en el peritoneo vesicouterino (en caso de cesárea, este ya está abierto) y luego se realiza el descenso de la vejiga 3-4 cm por debajo de la histerotomía En algunos casos, si es necesario, se realiza una ligadura y corte del ligamento redondo para facilitar el abordaje quirúrgico Se palpa la arteria uterina con el dedo y se realiza una incisión de 3-4 cm en la zona avascular de la hoja posterior Se coloca un punto a la altura del segmento uterino inferior, de atrás hacia adelante y apoyado 2-3 cm en el miometrio, que involucre la arteria uterina Verificar la ausencia de pulso a la altura del pedículo uterino Realizar el mismo procedimiento de forma bilateral Se puede colocar una segunda sutura en la parte alta del útero, a la altura de la unión del ligamento útero-ovárico y el útero

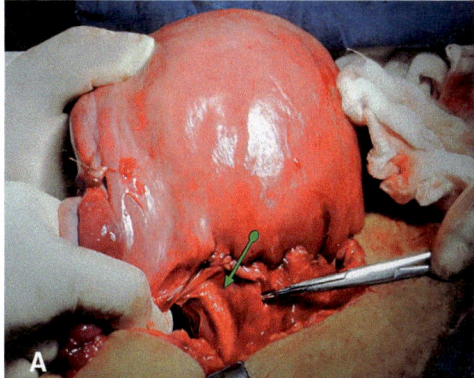 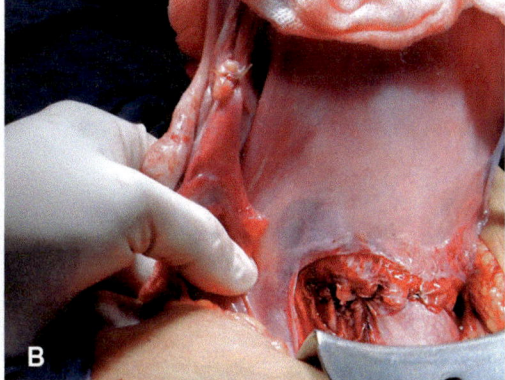

Fig. 13-8. Ligadura de las arterias uterinas. **A.** Se observa la disección de la arteria uterina para ser ligada. **B.** Arteria uterina ligada a la altura del istmo uterino.

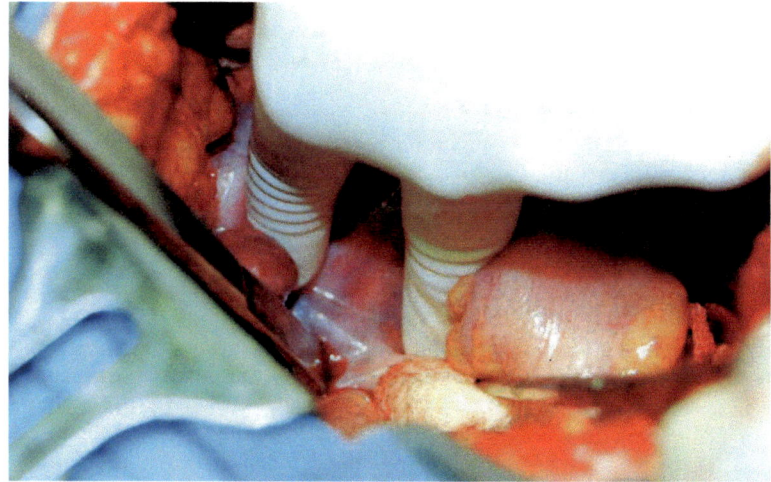

Fig. 13-9. Localización del espacio ilíaco. Reproducida de: García. Ligadura de arterias hipogástricas. "Técnica Gala"; 2017.

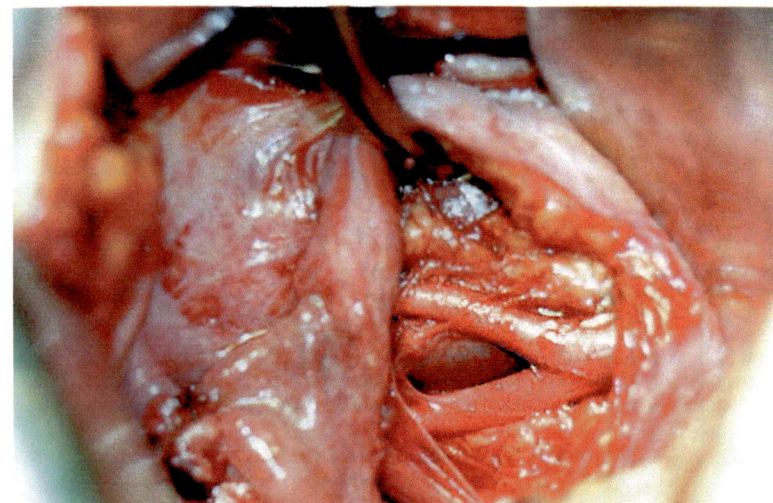

Fig. 13-10. Bifurcación de la arteria ilíaca. Reproducida de: García. Ligadura de arterias hipogástricas. "Técnica Gala"; 2017.

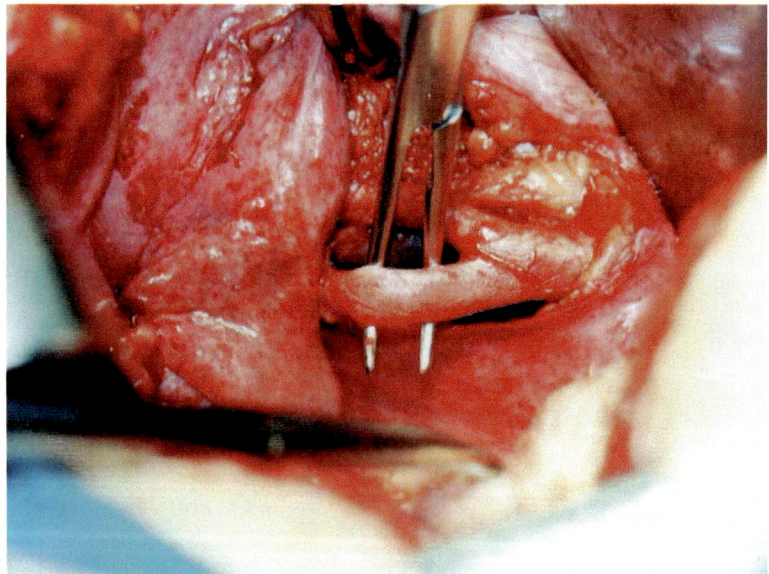

Fig. 13-11. Paso de la pinza de ángulo recto. Reproducida de: García. Ligadura de arterias hipogástricas. "Técnica Gala"; 2017.

por debajo de la arteria. Se revisa nuevamente el sitio de la sutura y se visualiza la bifurcación de la arteria ilíaca, la ilíaca externa y el uréter. Se anuda la ligadura con cuidado de no ejercer demasiada fuerza que pueda lesionar la arteria (**fig. 13-12A**). Este paso se repite 1 cm caudal a la primera, para realizar dos ligaduras (**fig. 13-12B**). No se realiza corte del vaso.

- Para finalizar, se debe verificar la presencia del pulso dorsal del pie, con el fin de confirmar la integridad de la arteria ilíaca externa. Posteriormente se realiza el mismo procedimiento en el lado contralateral y se cierra el peritoneo con una sutura continua o puntos separados.

SUTURAS HEMOSTÁTICAS EN EL ÚTERO

> **!** Es una alternativa de segunda línea para el manejo de la hemorragia posparto, cuya efectividad está dada por la hemostasia secundaria a la compresión que se realiza entre las paredes anterior y posterior del útero con puntos de sutura.

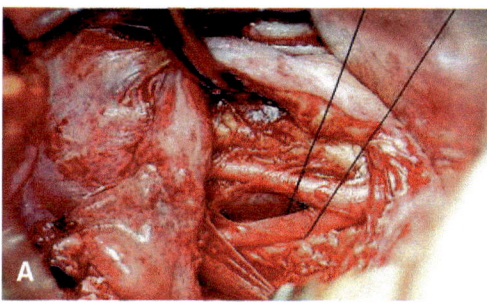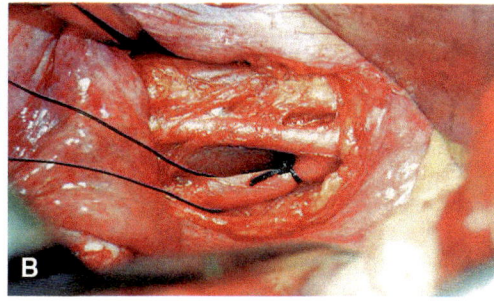

Fig. 13-12. Paso de la seda para realizar la primera ligadura. **A.** Ligadura de las arterias hipogástricas. **B.** Segunda ligadura. Reproducida de: García. "Técnica Gala"; 2017.

Las suturas son más efectivas cuando la causa de la hemorragia es secundaria a atonía uterina.

Dentro de las complicaciones que se han encontrado durante su realización se pueden mencionar: necrosis isquémica uterina con peritonitis, defectos en la pared uterina y sinequias en la cavidad uterina, aunque tienen muy baja frecuencia.[17] No hay evidencia de que alguna técnica sea superior a otra; sin embargo, algunas resultan ser más practicas a la hora de realizarlas.[16]

Sutura de B-Lynch

En 1997, B-Lynch fue el primero en usar y describir la técnica de compresión uterina para controlar la hemorragia posparto[19] (**cuadro 13-12, fig. 13-13A y B**).

Sutura de Hayman

En 2002, Hayman modifica la técnica de B-Lynch, razón por la cual se conoce como procedimiento de B-Lynch modificado. No es necesaria la realización de histerotomía, mientras que la sutura única es reemplazada por dos tirantes medio laterales, verticales e independientes.[20] La técnica se describe en el **cuadro 13-13** y se observa en la **figura 13-14A y B**.

Sutura de Cho

La técnica de Ho Cho se describió en el año 2000 y consiste en suturas que se realizan en forma de cubo por transfixión; sin embargo, en algunos estudios se ha encontrado un mayor número de complicaciones relacionadas con infección, hematómetra y piometra.[5,16,21] La técnica se describe en el **cuadro 13-14** y se observa en la **figura 13-15A y B**.

Sutura de Esike

Es una sutura hemostática uterina reciente que ha demostrado un porcentaje de éxito significativo (89%) en el manejo de la hemorragia posparto.[22] La técnica se describe en el **cuadro 13-15** y se observa en la **figura 13-16A y B**.

HISTERECTOMÍA PERIPARTO

Si han fallado todas las opciones de tratamiento de primera y segunda línea para el tratamiento de la hemorragia posparto, está indicada la histerectomía periparto.

En los países desarrollados la incidencia es aproximadamente de 1 cada 1000 nacimientos.

Una ventaja al realizar este procedimiento es que el edema de los tejidos durante el embarazo facilita la localización y la disección de los distintos planos. La identificación del cuello uterino puede ser difícil por el borramiento; para diferenciar los planos, el cirujano se puede ayudar con la introducción de un dedo desde la cavidad uterina hasta la vagina. Sin embargo, no es indispensable realizar una histerectomía total si la hemorragia no depende del segmento inferior. En las pacientes inestables, la histerectomía subtotal es la mejor opción y está recomendada para poder controlar el sangrado rápidamente.[23] Dados los estudios actuales, se recomienda la salpingectomía bilateral durante el procedimiento para reducir el riesgo de cáncer de ovario en el futuro.[23,24]

Procedimiento quirúrgico

• Si el parto es vaginal, se debe realizar una laparotomía. Si el parto es por cesárea, solo se debe continuar con la técnica: primero se coloca un

Cuadro 13-12. Técnica de sutura de B-Lynch

Estructura	Técnica (véase fig. 13-13A y B)[13-15]
Útero	Sutura: - Monofilamento reabsorbible - Monocryl de 90 cm y aguja de 70 mm - Poligalactina 1-0 y aguja ct 1 - *Catgut* crómico 1-2 y aguja ct 37 mm Si el parto es vaginal, se debe realizar una laparotomía para completar el procedimiento Se realiza una histerectomía segmentaria y se explora la cavidad uterina. Posteriormente se exterioriza el útero; un ayudante debe comprimirlo en sentido anteroposterior, mientras el cirujano coloca el primer punto en el labio inferior de la histerotomía 3 cm por debajo del borde y emergiendo a 3 cm por encima del borde del labio superior de la histerotomía y a 3 cm del borde lateral del útero. Posteriormente la sutura se lleva sobre el útero hacia su cara posterior; una vez que se está en la cara posterior a la altura de los ligamentos útero sacros, se realiza un punto en sentido posteroanterior que atraviesa en su totalidad la pared posterior del útero para emerger dentro de la cavidad uterina. Luego se realiza otro punto en sentido anteroposterior 3 cm lateral a la salida del punto anterior, y se atraviesa nuevamente el espesor de la pared posterior para salir adyacente al ligamento úterosacro contralateral. Se lleva la sutura sobre el útero en el lado contralateral hacia la cara anterior, donde nuevamente se realiza un punto a 3 cm sobre el borde superior de la histerotomía, saliendo a 3 cm debajo de esta. Posteriormente, con ambos cabos tensos, se anuda con doble nudo después de realizar la histerorrafia Nota: aunque se puede realizar con las suturas descritas, es importante tener en cuenta que la poligalactina tiene mayor riesgo de desgarrar el miometrio al tensionar debido al efecto cortante y la mayor fuerza tensil; por lo que se prefiere hacer el procedimiento con un cromado de calibre grueso

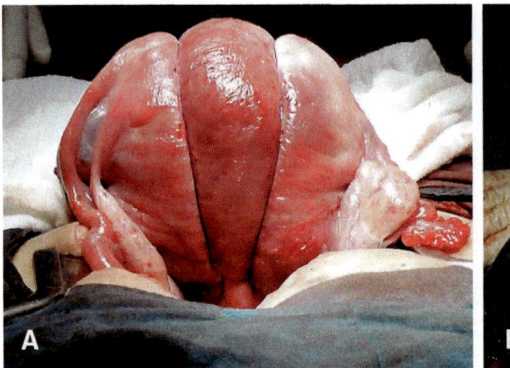 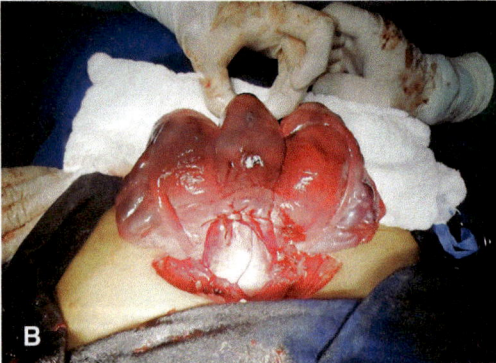

Fig. 13-13. Sutura de B-Lynch. **A.** Vista posterior. **B.** Vista de la cara anterior.

Cuadro 13-13. Técnica de sutura de Hayman

Estructura	Técnica (véase fig. 13-14A y B)[4,13,16]
Útero	Sutura: - Monofilamento reabsorbible - Monocryl de 90 cm y aguja de 70 mm - Poligalactina 1-0 y aguja ct1 - *Catgut* crómico 1-2 y aguja ct 37 mm Si el parto es vaginal, se debe realizar una laparotomía para completar el procedimiento Se coloca un punto de transfixión desde la zona del segmento uterino (pasando de cara anterior a cara posterior). Posteriormente se llevan los extremos de la sutura por encima del fondo uterino y se anudan a nivel anterosuperior. Se realizan dos puntos iguales, uno a la derecha y otro a la izquierda

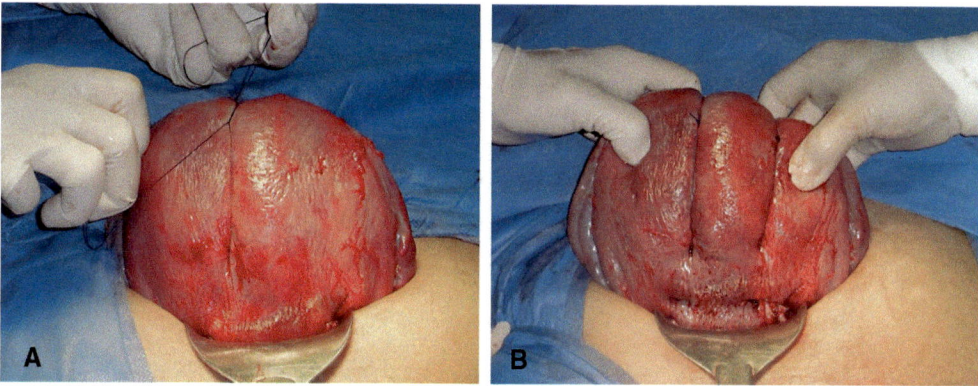

Fig. 13-14. A. Sutura de Hayman; primera sutura. **B.** Sutura de Hayman finalizada; no hay histerotomía.

Cuadro 13-14. Técnica de sutura de Cho	
Estructura	**Técnica (véase fig. 13-15A y B)**[4,13,17]
Útero	Sutura: *catgut* crómico 1, aguja recta 7-8, aguja redonda de 7-10 Si el parto es vaginal, se debe realizar una laparotomía para completar el procedimiento El primer punto debe atravesar ambas caras en sentido posteroanterior, seguido por otro punto 2 cm inferior a la salida del punto anterior en sentido anteroposterior, un tercer punto 2 cm lateral o medial a la salida del segundo punto en sentido posteroanterior y luego un cuarto punto 2 cm por arriba de la salida del tercer punto en sentido anteroposterior. Finalmente anudar por la pared posterior uterina. Se debe realizar el mismo procedimiento hasta completar el número de cuadrados que el cirujano considere, se recomienda un mínimo de 4 cuadrados

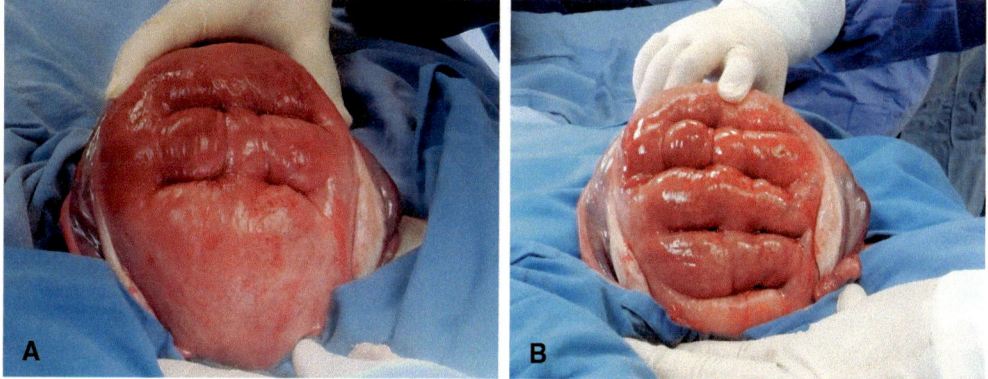

Fig. 13-15. Sutura de Cho. **A.** Sutura de Cho en la cara posterior. **B.** Sutura de Cho en la cara posterior.

Cuadro 13-15. Técnica sutura de Esike	
Estructura	**Técnica (véase fig. 13-16A y B)[18]**
Útero	Sutura: - Poligalactina 2-0 - *Catgut* crómico 2 Si el parto es vaginal, se debe realizar una laparotomía para completar el procedimiento Inicialmente se pasarán tres puntos a la altura del segmento uterino en sentido anteroposterior con tres suturas diferentes, aproximadamente 3-4 cm del repliegue vesical, teniendo especial cuidado de no lesionar la vejiga ni comprometer el endometrio. Un punto debe ubicarse medial al útero y los otros dos, a 2 cm de los bordes laterales de este. Se cortan las agujas y los extremos de las suturas se reparan con una pinza mosquito Posteriormente, a la misma altura de la salida de las tres suturas anteriormente colocadas, se realizan tres nuevos puntos en sentido posteroanterior con tres nuevas suturas, se cortan las agujas y se dejan los extremos de las suturas iguales Un ayudante comprime el útero en sentido anteroposterior, mientras el cirujano lleva los extremos de la sutura por encima del fondo uterino y anuda a nivel anterosuperior. Se inicia con las dos suturas mediales y posteriormente con las laterales

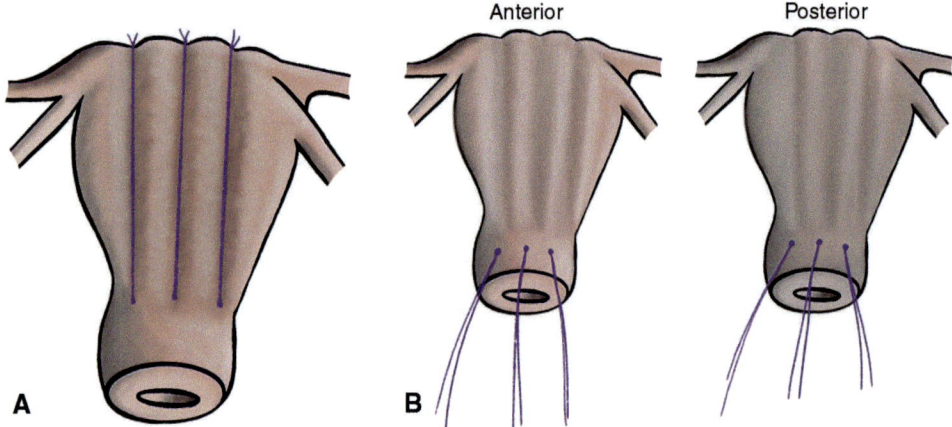

Fig. 13-16. A. Sutura de Esike. **B.** Se observan los orificios de entrada y salida de las suturas.

rollo abdominal para separar las estructuras intestinales y permitir una visualización adecuada del campo.
- Se realiza un pinzamiento bilateral con pinzas de Rochester a la altura de los cuernos uterinos para sujetar el útero durante el procedimiento (**fig. 13-17**).
- Se realiza un pinzamiento con pinzas de Rochester, corte, ligadura y punto de transfixión de los ligamentos redondos con poligalactina 2-0 (**fig. 13-18A y B**).
- Se realiza un doble pinzamiento con pinzas de Rochester, corte y doble ligadura del ligamento útero-ovárico, la trompa uterina (de Falopio) y el mesosálpinx con seda N.º 1 y luego, un punto de transfixión con poligalactina 1-0 de forma bilateral (**fig. 13-19A y B**).
- Se lleva a cabo una disección roma y corte del ligamento ancho para la apertura del peritoneo anterior y posterior (**fig. 13-20A, B y C**).
- Descenso de la vejiga de manera roma y cortante (**fig. 13-21A y B**).

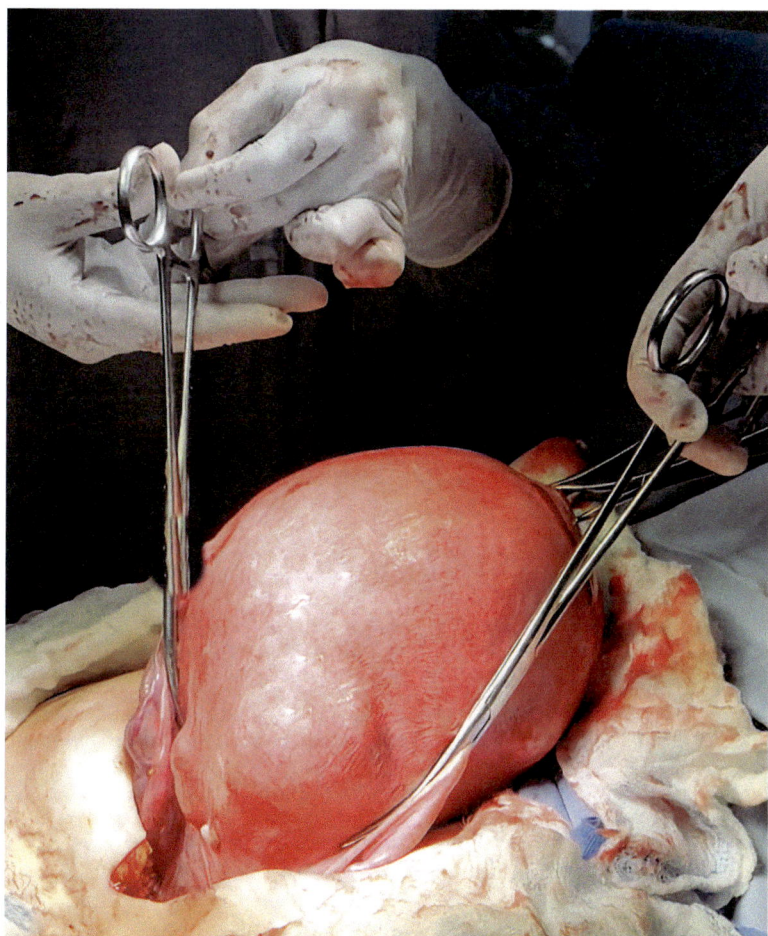

Fig. 13-17. Histerectomía obstétrica. Pinzamiento de los cuernos uterinos.

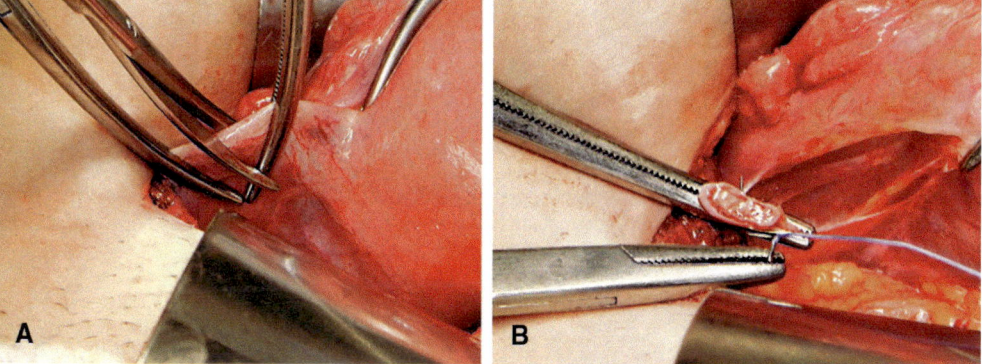

Fig. 13-18. Histerectomía obstétrica. **A.** Pinzamiento y corte del ligamento redondo. **B.** Punto de transfixión del ligamento redondo.

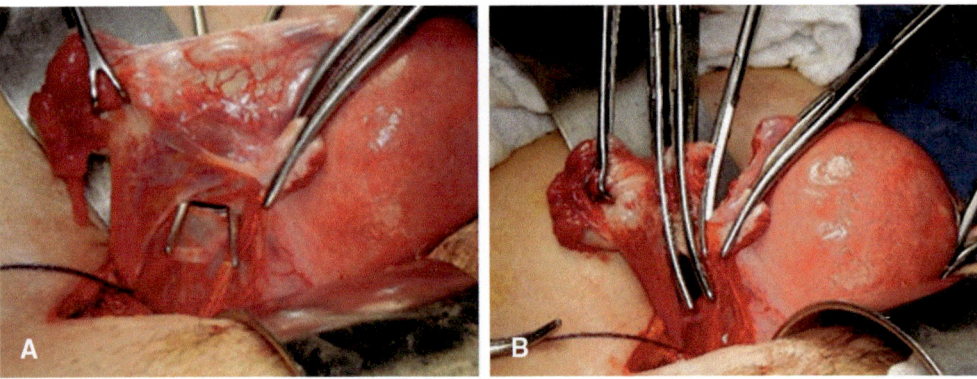

Fig. 13-19. Histerectomía obstétrica. **A.** Apertura del peritoneo con una pinza de Kelly. **B.** Doble pinzamiento de la trompa uterina (de Falopio) y de los ligamentos úterosacro y ancho.

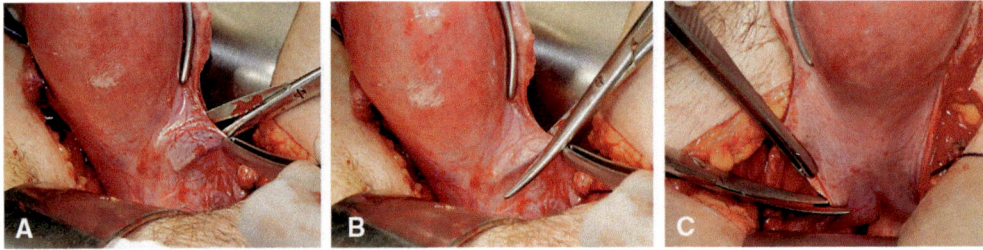

Fig. 13-20. Histerectomía obstétrica. **A.** Disección del peritoneo anterior. **B.** Corte del peritoneo anterior. **C.** Disección y corte del peritoneo posterior.

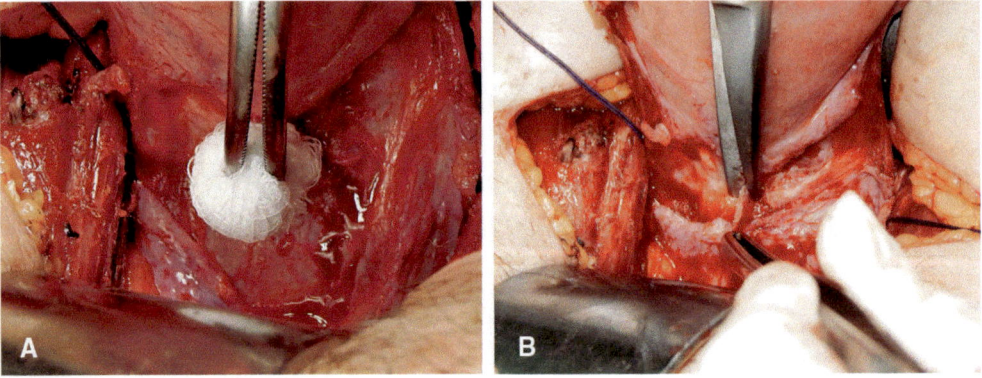

Fig. 13-21. Histerectomía obstétrica. **A.** Descenso de la vejiga de forma roma. **B.** Descenso de la vejiga de forma cortante.

- A la altura del segmento, se debe realizar una esqueletización de los vasos uterinos con disección y tijera. Posteriormente, al identificar la arteria uterina, se realiza en ella un doble pinzamiento con pinza de Heaney, corte y ligadura bilateralmente, luego punto de transfixión con poligalactina 1-0 (**fig. 13-22A y B**).

- Los vasos uterinos se pinzan con una pinza de Babcock para alejar el uréter. Posteriormente se pinzan los ligamentos cardinales con una pinza de Heaney, seguido de una incisión superficial del cuello uterino para relajación, corte de cuello y ligadura con punto Heaney con poligalactina 1-0 y reparo de los ligamentos cardinales (**fig. 13-23A, B, C y D**).

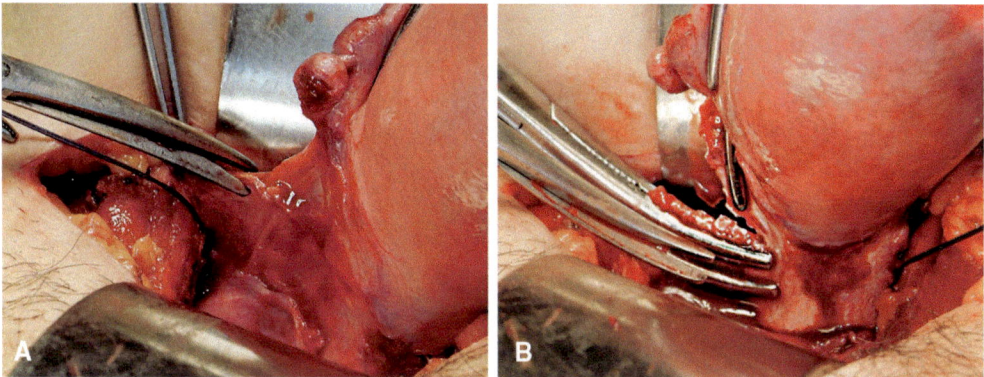

Fig. 13-22. Histerectomía obstétrica. **A.** Esqueletización de los vasos uterinos. **B.** Doble pinzamiento y corte de vasos uterinos.

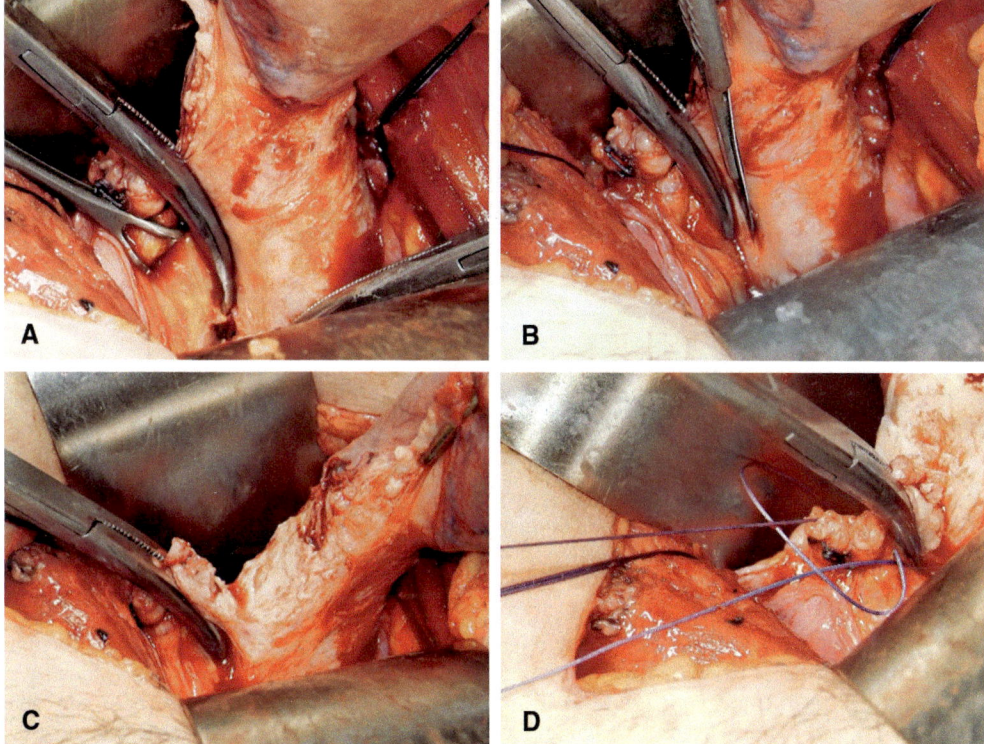

Fig. 13-23. Histerectomía obstétrica. **A.** Pinzamiento de los vasos uterinos con una pinza de Babcock; pinzamiento de los ligamentos cardinales con una pinza de Heaney. **B.** Incisión superficial del cuello uterino. **C.** Corte de los ligamentos cardinales. **D.** Punto de Heaney realizado por fuera de la pinza de Rochester.

- Se realiza un pinzamiento en la vagina –por debajo del cérvix– y un corte por encima de las pinzas hasta lograr la exéresis del útero. Se colocan puntos de ángulo con poligalactina 1-0 y se fijan los ligamentos úterosacros y cardinales a los lados correspondientes de la cúpula vaginal (**fig. 13-24A** y **B**).

- La cúpula vaginal se puede cerrar con puntos continuos cruzados, o dejar abierta para permitir la salida de sangre o secreciones. En el último caso se hace una sutura hemostática continua y cruzada de los bordes vaginales. Opcionalmente se cierra el peritoneo visceral (**fig. 13-25**).

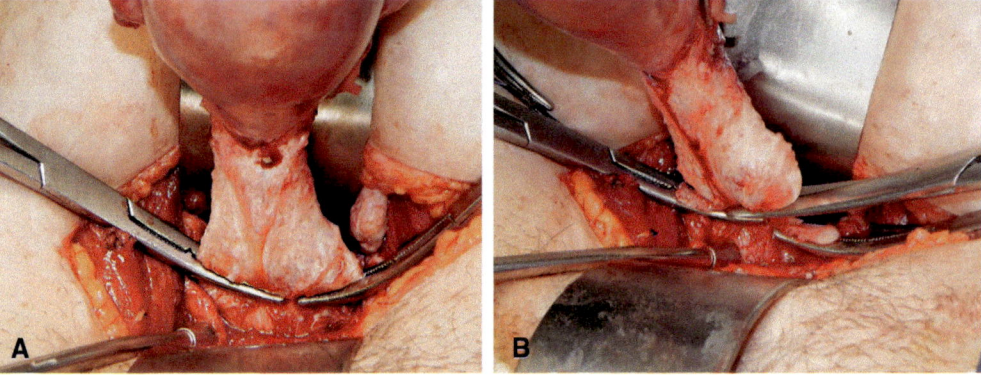

Fig. 13-24. Histerectomía obstétrica. **A.** Pinzamiento de la vagina. **B.** Corte y exéresis del útero.

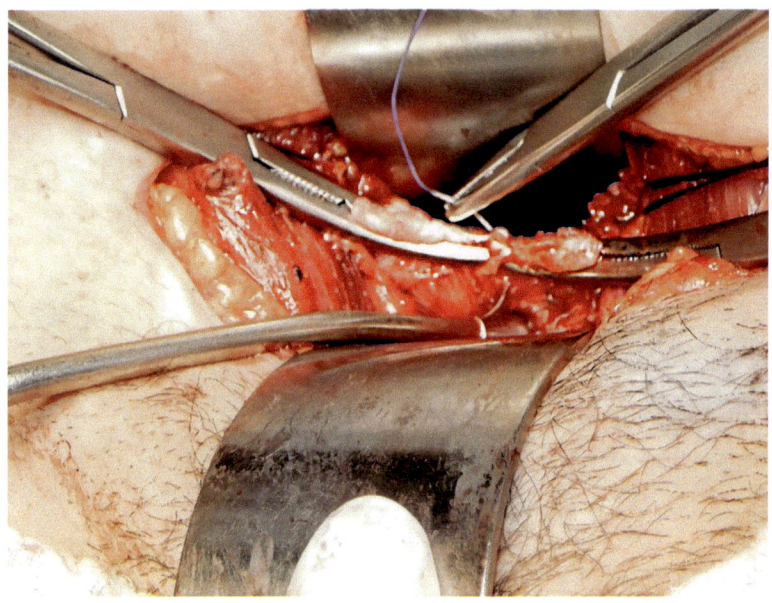

Fig. 13-25. Histerectomía obstétrica. Cierre de la cúpula vaginal.

Nota: existen modificaciones de la técnica clásica descrita anteriormente (Richardson). En ella se prefiere realizar primero el pinzamiento de las arterias uterinas y luego continuar con los siguientes pasos; también existe la posibilidad de realizar un pinzamiento de todas las estructuras y luego proceder a cortar y ligar. Adicionalmente, hay estudios que han evidenciado disminución del sangrado con el uso de Ligasure.

Lo más importante a la hora de realizar la histerectomía obstétrica es tener una técnica depurada y respetar todos los pasos de la técnica clásica de Richardson. La preferencia de realizar el pinzamiento de algunas estructuras antes de cortar y ligar depende de la experiencia del cirujano. Siempre se debe realizar el procedimiento con agilidad y rapidez para controlar el sangrado, pero con especial cuidado en los tejidos para no tener dificultades con la hemostasia una vez se realice la exéresis del útero.

CIRUGÍA DE CONTROL DE DAÑOS

 Una vez que se ha realizado la histerectomía obstétrica y persiste sangrado en capa que no es posible controlar, progresivamente la paciente puede presentar hipotermia, coagulopatía y acidosis metabólica, lo que aumenta significativamente la mortalidad.[25]

Cuando el médico se encuentra frente a esta situación, puede realizar la cirugía de control de daños (*damage control*), en la cual se lleva a cabo un empaquetamiento pélvico por vía abdominal. La técnica fue descrita por Logothetopuolos, y se conoce como empaquetamiento de tipo paracaídas, hongo o sombrilla.[25] La paciente que requiere este manejo debe estar en una unidad de cuidados intensivos, con profilaxis antibiótica y manejo del dolor debido a las características de este procedimiento.[25] La técnica se describe en el **cuadro 13-16** y se observa en la **figura 13-26**.

Cuadro 13-16. Técnica de cirugía de control de daños	
Estructura	**Técnica (véase fig. 13-26)[19]**
Cavidad abdominal	Después de haber realizado la histerectomía, se colocan compresas en el lecho sangrante de la cavidad pélvica. Las compresas pueden estar separadas o anudadas, y el número debe ser el necesario hasta llegar a la pared abdominal. Posteriormente, las compresas se sujetan a una sonda Foley, que se recupera por vía vaginal. A este empaquetamiento se debe realizar una tracción continua con contrapeso, para lo cual se utilizan 1000 mL de líquidos en el extremo distal de la onda para realizar una compresión sobre la cúpula en su cara abdominal y el lecho cruento con sangrado en capa Se deja a la paciente laparostomizada, y se debe reintervenir quirúrgicamente para retirar el empaquetamiento una vez que se resuelva la coagulopatía y se estabilice aproximadamente en las siguientes 24 a 48 horas Nota: el empaquetamiento sujeto a la sonda Foley da una apariencia de sombrilla

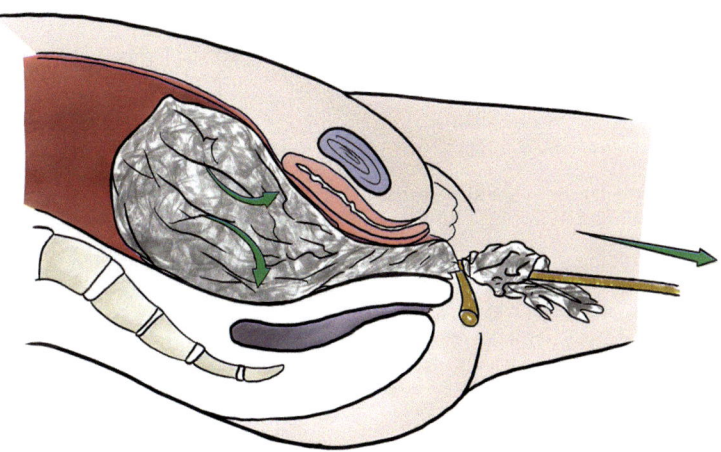

Fig. 13-26. Empaquetamiento pélvico posterior a una histerectomía.

SÍNTESIS CONCEPTUAL

- La hemorragia posparto es la pérdida sanguínea mínima de 500 mL en un parto vaginal o de 1000 mL en una cesárea.
- Entre las causas se mencionan: alteración en el tono uterino, lesiones en el canal del parto, presencia de restos de la gestación en la cavidad uterina y trastornos de la coagulación.
- El manejo de la hemorragia posparto es multidisciplinario, e inicia con la identificación del diagnóstico y la activación del código rojo.
- Es indispensable, en todos los casos, iniciar el manejo médico, dado que la atonía es la principal causa de la hemorragia posparto, y de manera simultánea buscar otra posible causa.
- Las maniobras de primera línea son la sutura de desgarros perineales, el masaje uterino bimanual, el inicio del manejo médico y la revisión uterina manual. Las maniobras de segunda línea son el taponamiento uterino, la realización de suturas hemostáticas, la embolización, y finalmente las maniobras de tercera línea son la ligadura de vasos, la histerectomía y la cirugía de control de daños.
- El uso de balones hidrostáticos para el taponamiento uterino tiene una gran eficiencia y eficacia, ya que disminuye el flujo sanguíneo y ayuda a la coagulación.
- Cuando es necesario realizar una histerectomía, es importante hacerlo con rapidez. No obstante, se debe utilizar una técnica clásica para favorecer el cuidado de los tejidos y evitar complicaciones futuras.

REFERENCIAS

1. American College of Obstetricians and Gynecologists. ACOG Practice Bulletin: postpartum hemorrhage. Am Coll Obstet Gynecol [Internet]. 2017[citado: abril de 2023];130(4):168-Disponible en: http://www1.health.nsw.gov.au/pds/ActivePDSDocuments/%0Ahttp://www.ncbi.nlm.nih.gov/pubmed/17012482.
2. Gutiérrez NR. Informe de evento de morbilidad materna extrema, Colombia, periodo trece de 2018. [Internet] Instituto Nacional de salud; 2019 [citado: febrero de 2022]. Disponible en: https://www.ins.gov.co/buscador-eventos/Informesdeevento/MORBILIDAD%20MATERNA%20EXTREMA_2018.pdf.
3. Gobierno de Colombia. Estadísticas vitales de nacimientos y defunciones. Mortalidad materna [Internet]. DANE, Colombia; 2022 [citado: agosto de 2022] Disponible en: https://www.dane.gov.co/index.php/estadisticas-por-tema/salud/nacimientos-y-defunciones/defunciones-no-fetales-2020.
4. Paternina-Caicedo A, Miranda J, Bourjeily G, et al. Performance of the obstetric early warning score in critically ill patients for the prediction of maternal death. Am J Obstet Gynecol 2017;216(1):58.e1-58.e8.
5. Hospital de Basurto. Hemorragia posparto precoz. [Internet]. 2010 [citado: marzo de 2022]. Disponible en: http://svgo.es/sites/default/files/Hemorragia%20postparto%20precoz%20MANEJO%20OBST%C3%89TRICO.pdf.
6. Nieto AJ, Burgos JM, Messa A. Hemorragia obstétrica, manejo integral. En: Cifuentes R, León JW, Ruiz AI y cols. (eds). Tratado de Obstetricia y Ginecología. 3ª ed. Medellín: Editorial Amolca; 2022 pp. 504-23.
7. Sosa JO. Manejo farmacológico de la hemorragia obstétrica. En: Müller EA, Parra MO, Bautista AA. Obstetricia Integral Siglo XXI. 2.ª ed. Facultad de Medicina, sede Bogotá. Universidad Nacional de Colombia Ed; 2022.
8. Díaz LA, Müller EA, Gaitán DH. La revisión uterina posparto: ¿Factor de riesgo para infección puerperal? [Internet]. Rev Colomb Obstet Ginecol 1998 [citado: 23 de agosto de 2022];49(3):153-Disponible en: https://revista.fecolsog.org/index.php/rcog/article/view/1045.
9. Alvirde AO, Rodriguez AG. Revisión rutinaria de cavidad uterina en el postparto inmediato. Arch Investig 2009;1(2):58-63.
10. Condous GS, Arulkumaran S, Symonds I, et al. The "tamponade test" in the management of massive postpartum hemorrhage. Obstet Gynecol 2003;101(4):767-72.
11. Schmid BC, Rezniczek GA, Rolf N, et al. Uterine packing with chitosan-covered gauze for control of postpartum hemorrhage. Am J Obstet Gynecol 2013;209(3):225.e1-225.e5.
12. Suarez S, Conde-Agudelo A, Borovac-Pinheiro A, et al. Uterine balloon tamponade for the treatment of postpartum hemorrhage: a systematic review and meta-analysis. Am J Obstet Gynecol 2020;222(4):293.e1-293.e52.
13. Sandoval García-Travesí FA, Hinojosa-Cruz JC, Reyes-Hernández MU y cols. Tratamiento de la hemorragia posparto con condón hidrostático intrauterino. Ginecol Obstet Mex 2016;84(4):243-51.
14. Brown M, Hong M Jr, Lindquist J. Uterine artery embolization for primary postpartum hemorrhage. Tech Vasc Interv Radiol 2021;24(1):100727.
15. Sentilhes L, Resch B, Gromez A y cols. Tratamientos quirúrgicos y alternativas no médicas en las hemorragias posparto. [Internet]. EMC - Ginecol 2011[citado: abril de 2023];47(1):1-Disponible en: http://dx.doi.org/10.1016/S1283-081X(11)70991-2.
16. Cunningham GW. Obstetric hemorrhage. En: Obstetricia. 25.ª ed . McGraw-Hill Ed; 2019.
17. García-López A. Ligadura de arterias hipogástricas. "técnica GALA". [Internet]. Impulsora Ed. Especial. México; 2017 [citado: noviembre de 2021]. Disponible en: https://impulsoraysalud.com/cursos/tecnica-gala/.

18. Ferguson JE, Bourgeois FJ, Underwood PB. B-Lynch suture for postpartum. Hemorrhage Obstet Gynecol 2000;95(6 II Suppl.):1020-2.

19. Ghezzi F, Cromi A, Uccella S, et al. The Hayman technique: A simple method to treat postpartum haemorrhage. BJOG An Int J Obstet Gynaecol 2007;114(3):362-5.

20. Cho JH, Jun HS, Lee CN. Hemostatic suturing technique for uterine bleeding during cesarean delivery. Obstet Gynecol 2000;96(1):129-31.

21. Esike COU. A Uterus-preserving treatment for uncontrollable postpartum hemorrhage: Esike's Technique. Obstet Gynecol 2020;136(3):466-9.

22. Tsolakidis D, Zouzoulas D, Pados G. Pregnancy-related hysterectomy for peripartum hemorrhage: a literature narrative review of the diagnosis, management, and techniques. Biomed Res Int 2021;2021:9958073.

23. Hanley GE, Pearce CL, Talhouk A, et al. Outcomes from opportunistic salpingectomy for ovarian cancer prevention. JAMA Netw Open 2022;5(2):e2147343.

24. Robie GF, Morgan MA, Payne GG Jr, et al. Logothetopulos pack for the management of uncontrollable postpartum hemorrhage. Am J Perinatol 1990;7(4):327-8.

25. Collaborative CMQC. Manage postpartum Bakri A simple solution for postpartum hemorrhage (PPH). Cook Med 2020;02:4.

CASOS CLÍNICOS

Caso clínico 13-1

Paciente de 24 años, primigesta, que presentó trabajo de parto de 12 horas de duración con un recién nacido de 3800 g y alumbramiento completo. A los 5 minutos presenta sangrado abundante, calculado en 1300 mL.
¿Cuál debe ser el manejo inicial de esta paciente?

Caso clínico 13-2

Paciente de 32 años (G2P1A1V1) en posparto inmediato, con sangrado posparto calculado en 1500 mL, que no respondió a las medidas iniciales del manejo de la hemorragia.
¿Cuáles serían las siguientes medidas para el manejo de esta paciente?

Caso clínico 13-3

Una paciente de 28 años (G3P3V3) presenta sangrado posparto, cuantificado en 2000 mL, que no respondió a maniobras iniciales. Al examen se encuentran restos de placenta firmemente adheridos a la pared uterina.
¿Cuál sería el manejo más apropiado para esta paciente?

? PREGUNTAS DE AUTOEVALUACIÓN

13-1. La hemorragia uterina posparto se define como:
A. La pérdida de 1000 mL en un parto vaginal y 1500 mL en una operación cesárea.
B. La pérdida de 1000 mL en un parto vaginal o cesárea.
C. La pérdida de 500 mL en un parto vaginal y 1000 mL en una cesárea.
D. La pérdida de 1500 mL en un parto vaginal o cesárea.

13-2. La primera causa que se debe buscar y tratar en una hemorragia uterina anormal es:
A. Tono: hipotonía uterina.
B. Traumatismos: desgarros del canal del parto o el útero.
C. Tejido: retención de restos placentarios.
D. Trastornos de la coagulación.

Continúa

13-3. Una paciente que se encuentra en posparto inmediato presenta sangrado vaginal. Al examen físico usted observa: paciente agitada con piel pálida y sudorosa, FC 110/min, PAS 74 mm Hg. ¿Qué grado de shock hipovolémico presenta esta paciente?
A. Grado IV.
B. Grado III.
C. Grado II.
D. Grado I.

13-4. Para controlar una hemorragia uterina, el balón intrauterino se debe colocar según las siguientes indicaciones:
A. Es una opción cuando la paciente persiste con sangrado después de la embolización uterina.
B. Se debe colocar cuando hay lesiones en el cérvix o útero.
C. Se debe colocar en primer lugar antes del masaje uterino.
D. Se debe colocar después del masaje uterino y si no hay lesiones en el cérvix o útero.

13-5. La ligadura de las arterias hipogástricas es una intervención quirúrgica de tercera línea en la hemorragia posparto. En su técnica se debe tener en cuenta que:
A. El abordaje es retroperitoneal, se realiza una doble ligadura de la arteria hipogástrica a 2 o 3 cm de su bifurcación y no se corta el vaso.
B. El abordaje es intraperitoneal, se realiza una doble ligadura de la arteria hipogástrica en su bifurcación y no se corta el vaso.
C. El abordaje es retroperitoneal y se realiza una ligadura simple de la arteria hipogástrica a 5 cm de su bifurcación.
D. El abordaje es intraperitoneal, se realiza una doble ligadura de la arteria hipogástrica a 2 o 3 cm de su bifurcación y se corta el vaso.

Véase **Resolución de casos clínicos y respuestas de las preguntas de autoevaluación**, al final del libro.

Esterilización quirúrgica posparto

14

OBJETIVOS DE APRENDIZAJE

- Conocer las indicaciones y requisitos para realizar una esterilización quirúrgica posparto y posaborto.
- Aprender a realizar la técnica de abordaje de la cavidad abdominal para estos procedimientos.
- Aprender a realizar las técnicas de esterilización tubárica más utilizadas.
- Conocer las ventajas y consecuencias de estas cirugías.

INTRODUCCIÓN

La esterilización quirúrgica es un término genérico utilizado para describir aquellos procedimientos que buscan generar anticoncepción de forma permanente.

> **!** En la mujer, su principio general se basa en la interrupción de la continuidad de las trompas uterinas (de Falopio) para impedir la llegada de los espermatozoides al óvulo y su fecundación.

Samuel Smith Lungren fue el primer cirujano que realizó una esterilización tubárica con seda en 1880 durante una cesárea.[1]

La esterilización quirúrgica femenina se puede realizar inmediatamente posterior al parto (esterilización posparto) o en cualquier otro momento no relacionado con él (esterilización de intervalo). En el presente capítulo se abordarán los aspectos relacionados con la esterilización posparto, sin embargo, estas mismas técnicas quirúrgicas se usan en el intervalo.

EPIDEMIOLOGÍA

En Colombia, según la Encuesta Nacional de Demografía y Salud realizada en 2015, se evidenció que el 19% de las mujeres sexualmente activas no usan métodos anticonceptivos; además, el 40% desconoce que estos métodos son gratis y deben ser otorgados por la EPS. Para el mismo año, el porcentaje de mujeres entre 13 a 49 años que planificaron con esterilización quirúrgica fue del 35%.[2]

En los Estados Unidos, en 2010, el número de procedimientos encaminados a lograr la esterilización quirúrgica femenina tuvo una tendencia al descenso en comparación con años anteriores. Los procedimientos de intervalo descendieron, mientras que las esterilizaciones posparto permanecieron estables, del 8 al 9% de todos los nacidos vivos.[3]

INDICACIONES

> **!** El procedimiento se podrá realizar en mujeres en edad fértil luego de un parto, ya sea vaginal o por cesárea, y deseen planificar con un método quirúrgico permanente.

Es de vital importancia que antes de tomar la decisión se haya brindado una correcta asesoría sobre los métodos de planificación familiar de forma clara y en lenguaje coloquial, y que esto permita resolver dudas y aclarar conceptos.

En los Estados Unidos, la tasa de arrepentimiento posterior a la esterilización quirúrgica varía entre las poblaciones, y es mayor para mujeres hispanas y afrodescendientes. Al mismo tiempo, la edad en la que se realiza el procedimiento juega un papel importante, ya que es uno de los predictores de arrepentimiento que tienen más peso. Para mujeres menores de 30 años, el riesgo se calcula en 20,3% mientras que para las mayores de esta edad disminuye al 5,9%. Cabe señalar que aquellas mujeres que deciden realizar la esterilización posterior al parto también tienen más riesgo que quienes la realizan de intervalo.[4,5] Los datos del estudio CREST indican que la salpingectomía parcial posparto se asocia con tasas de fracaso más bajas que las oclusiones tubáricas de intervalo realizadas con laparoscopia.[6]

En opinión del *American College of Obstetricians and Gynecologists* (Congreso Estadounidense de Obstetras y Ginecólogos), la esterilización posparto es un procedimiento que conviene realizar en forma urgente cuando la paciente lo solicita. Esto se debe a que la seguridad y la eficacia de la esterilización tubárica por minilaparotomía son mayores cuando esta se realiza en el posparto inmediato y a que, cuando el procedimiento se demora, las consecuencias adversas para las madres, los bebés y la sociedad son más significativas. En la práctica, las tasas de estas consecuencias varían entre el 31 y 52%. Las razones para no realizar la esterilización incluyen recursos inadecuados, falta de personal, renuencia del obstetra por dudas sobre el arrepentimiento de la paciente, consideraciones de aseguramiento o religiosas, o consentimientos mal diligenciados.[7]

REQUISITOS PARA REALIZAR EL PROCEDIMIENTO

Las consideraciones sobre el uso de anestesia en estas pacientes son similares a las de la población en general. Los aspectos procedimentales sobre el uso de antibióticos profilácticos prequirúrgicos, la preparación de la piel y el cateterismo vesical serán similares a los mencionados en el capítulo de manejo quirúrgico del embarazo ectópico. Tiene especial importancia la firma de un consentimiento informado, donde se exponga claramente el concepto de "método permanente" y se enfatice en el potencial arrepentimiento y riesgo de fallo, con todas las consecuencias asociadas. En Colombia, este procedimiento solo se puede realizar en mujeres mayores de 18 años, no depende de que la paciente haya tenido hijos vivos o no, y no es necesario el consentimiento de la pareja.

MÉTODOS DE OCLUSIÓN TUBÁRICA

> **!** De forma general se describen tres métodos para realizar la esterilización quirúrgica posparto: salpingectomía parcial, salpingectomía total y clip de titanio o banda de silicona.

Según los distintos informes de la literatura científica, estos métodos son altamente efectivos y seguros; sin embargo, la mayor tasa de fallos se ha visto asociada a los procedimientos realizados con clip de titanio o banda de silicona, por ese motivo, en la actualidad no se usan de forma rutinaria.[8-10] La eficacia combinada de los métodos quirúrgicos en la mujer es comparable con la de otras alternativas anticonceptivas, como los dispositivos hormonales de larga acción, el DIU de cobre o la vasectomía. Se estima que la tasa de fallos acumulada a dos años es de 2 casos por cada 1000 procedimientos y a 12 años es de 7,5 casos por cada 1000 procedimientos.[6]

En la actualidad y posterior a distintos estudios que han demostrado una disminución del riesgo de cáncer de ovario cuando se realiza salpingectomía total, la frecuencia con la cual se realizan las distintas técnicas mencionadas ha cambiado y se observa un incremento en el número de salpingectomías realizadas.[11]

Cabe resaltar que no existe evidencia suficiente que permita generar conclusiones de superioridad de alguna técnica quirúrgica que involucre salpingectomía parcial o total sobre otra, pero sí existen algunas características diferenciales entre esta, por lo que su elección dependerá de la preferencia del cirujano y las características y deseos de la paciente[9] (**cuadro 14-1**).

DESCRIPCIÓN DEL PROCEDIMIENTO

Dados los cambios anatómicos propios del embarazo y el puerperio, el momento óptimo para realizar la esterilización posparto es dentro de las primeras 24 a 48 horas. De esta manera, dada la altura uterina esperada, se puede acceder a las trompas uterinas (de Falopio) desde una incisión umbilical estéticamente aceptable. Para los partos por cesárea, el procedimiento se realiza posterior a la finalización de la histerorrafia sin necesidad de realizar incisiones adicionales. Después de un aborto en el primer o segundo trimestre, es aceptable la oclusión tubárica por laparoscopia o minilaparotomía.[12]

> Actualmente se realizan con mayor frecuencia las técnicas de Pomeroy, Parkland y salpingectomía.

Los métodos de Irving y Uchida se utilizan de manera ocasional, dada su mayor dificultad práctica (especialmente mediante minilaparotomía) y posibles riesgos.[13] La fimbriectomía distal por sí sola no se recomienda debido a la mayor tasa de fallos. A continuación se exponen las técnicas mencionadas.

Técnica de minilaparotomía posparto

La técnica adecuada para la realización de una minilparotomía posparto para esterilización quirúrgica se describe en el **cuadro 14-2** y se observa en la **figura 14-1A, B y C.**

Cuadro 14-1. Principales ventajas y desventajas de cada técnica quirúrgica para esterilización		
Técnica	**Ventajas**	**Desventajas**
De Pomeroy modificada	Menor tiempo quirúrgico, menor riesgo de sangrado	Mayor dolor posoperatorio
De Parkland	Menor dolor	Mayor riesgo de sangrado
De Uchida	Menor riesgo de fístulas tuboperitoneales	Mayor tiempo quirúrgico, mayor riesgo de sangrado, dificultad técnica para realizarla por minilaparotomía
De Irving		
Salpingectomía	Prevención del cáncer de ovario	Imposibilidad para recanalización
Fimbrectomía	Menor tiempo quirúrgico	Mayores tasas de fracaso

Cuadro 14-2. Técnica de minilaparotomía posparto para esterilización quirúrgica	
Estructura	**Técnica (véase fig. 14-1A, B y C)[14]**
Pared abdominal	Apertura: - Forma: se realiza una incisión semicircular o recta con bisturí frío de 2 a 3 cm de longitud en la región subumbilical - Profundización: roma y cortante con electrobisturí hasta ingresar a la cavidad peritoneal Cierre de la fascia: - Material de sutura: poliglactina 910 - Calibre de la sutura: 1 o 0 - Modo de sutura: puntos continuos sin cruzar, afrontando la fascia. No se debe cerrar el peritoneo Cierre de la piel: - Material de sutura: polipropileno - Calibre de sutura: 2-0 - Modo de sutura: puntos intradérmicos continuos

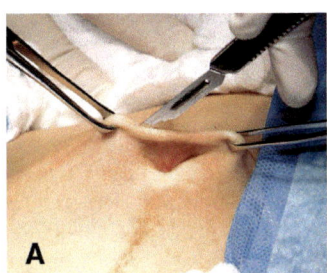 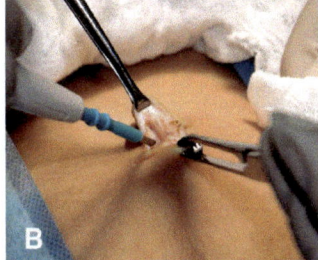 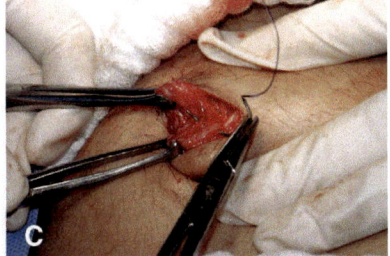

Fig. 14-1. Minilaparotomía posparto. **A.** Incisión transversa infraumbilical de 3 cm. **B.** Disección del tejido celular subcutáneo con electrobisturí. **C.** Sujeción de los bordes de la fascia para el posterior cierre con puntos simples sin cruzar.

Después de ingresar a la cavidad peritoneal se pueden identificar y extraer las trompas uterinas (de Falopio) con varios métodos. En primer lugar, se puede realizar de forma digital, introduciendo uno o dos dedos de la mano a través de la incisión hasta palpar el fondo uterino y, posteriormente, su cara posterior. Una vez hecho esto, se deslizan los pulpejos por los cuernos hasta identificar, sujetar las trompas, ya sea con una pinza de Babcock o un gancho de trompa y extraerlas. Por otra parte, se pueden utilizar separadores delgados para retraer los bordes de la incisión y, de esta manera, lograr la visualización directa de las trompas uterinas (de Falopio), las cuales se sujetan con una pinza de Babcock y se extraen.

> **!** Para confirmar que lo que se ha extraído son las tubas y no los ligamentos redondos, se deben visualizar claramente las fimbrias.

Salpingectomía parcial (técnica de Pomeroy)

La técnica de Pomeroy para la salpingectomía parcial es una de las más utilizadas por su sencillez y eficacia. Esta cirugía ideada por Pomeroy se dió a conocer en 1930, y en ese momento se consideraba una cirugía mayor, pero, con el avance de la cirugía y la esterilización, en la actualidad se considera un procedimiento ambulatorio efectivo y seguro.[15] El

método quirúrgico se describe en el **cuadro 14-3** y se observa en las **figuras 14-2A** y **B** y **14-3A** y **B**.

Salpingectomía parcial (técnica de Parkland)

La salpingectomía parcial con la técnica de Parkland se describe en el **cuadro 14-4** y se observa en las **figuras 14-4A** y **B** y **14-5A** y **B**.

Salpingectomía parcial (técnica de Uchida)

Esta técnica se describió inicialmente en 1961 como un método que buscaba disminuir, al igual que la técnica de Irving, el riesgo de fístulas tuboperitoneales. Actualmente se lo utiliza de forma ocasional, dada su mayor complejidad técnica, sobre todo por minilaparotomía, y su mayor riesgo de sangrado.

Su método describe que, luego del ingreso a la cavidad peritoneal y a la identificación de las trompas uterinas (de Falopio), se administra una inyección de solución vasoconstrictora o solución salina debajo de la serosa de la tuba, a unos 6 cm de la unión útero-tubárica. Posteriormente se realiza una incisión de la serosa en el borde antimesentérico del mesosálpinx y se separan los bordes de la serosa, para exponer aproximadamente 5 cm de la trompa. Posteriormente, esta se liga proximalmente y se corta, y se permite que el muñón atado se retraiga en el mesosálpinx. Una pinza de Kelly permanece en el muñón distal para facilitar

Cuadro 14-3. Técnica de Pomeroy para salpingectomía parcial	
Estructura	**Técnica (véase fig. 14-2A y B)[13,14]**
Trompas uterinas (de Falopio)	Forma: se sujeta un segmento del tercio medio de la trompa uterina (de Falopio) con una pinza de Babcock y se forma un asa Material de sutura: *catgut* o poliglactina 910 Calibre de sutura: 0 o 1 Modo de sutura: se liga la base del asa con un punto de transfixión a través del mesosálpinx NOTA: previo al paso del punto, se debe visualizar el mesosálpinx a contraluz para identificar una zona avascular, con el objetivo de disminuir el riesgo de lesión vascular y sangrado. Se debe utilizar una sutura absorbible para lograr la separación de los extremos tubáricos en el posoperatorio
Estructura	**Técnica (véase fig. 14-3A y B)[13,14]**
Trompas uterinas (de Falopio)	Forma: se realiza un corte del asa tubárica con tijera en el extremo proximal y distal, con una longitud de 1 a 2 cm previo a la apertura del mesosálpinx NOTA: se debe tener cuidado de no cortar el asa demasiado cerca del punto previamente colocado para disminuir el riesgo de desgarro o evitar que el punto se suelte

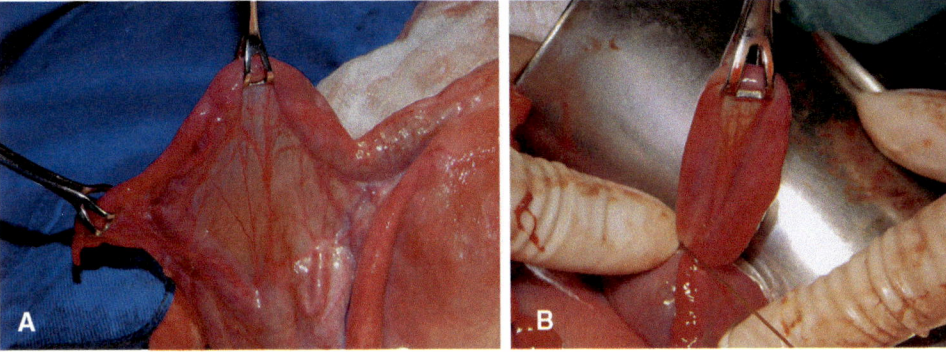

Fig. 14-2. Técnica de Pomeroy. **A.** Pinzamiento del tercio medio de la trompa uterina, con visualización de la translucencia del mesosálpinx para evitar lesionar los vasos sanguíneos. **B.** Formación de un asa tubárica con ligadura de su base.

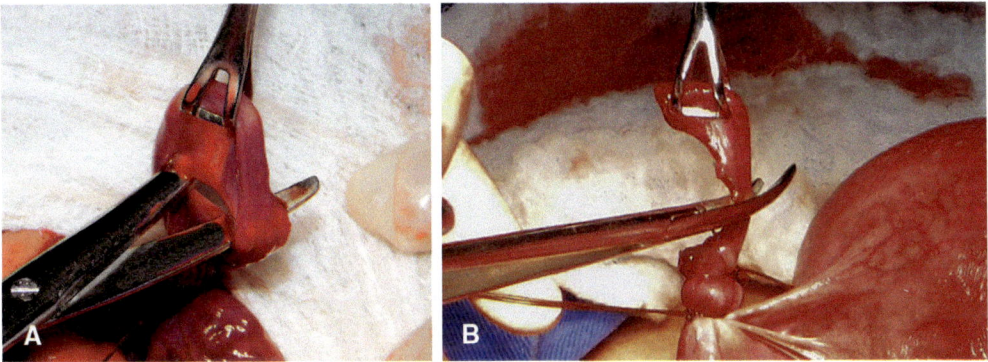

Fig. 14-3. Técnica de Pomeroy. **A.** Apertura del mesosálpinx previo al corte para asegurar la sección completa de los dos extremos del asa. **B.** Corte de los extremos proximal y distal del asa tubárica.

Cuadro 14-4. Técnica de Parkland para salpingectomía parcial	
Estructura	**Técnica (véase fig. 14-4A y B)[13,14]**
Trompas uterinas (de Falopio)	Forma: se sujeta un segmento del tercio medio de la trompa uterina (de Falopio) con una pinza de Babcock. Se crea una ventana en una zona avascular del mesosálpinx, justo por debajo de la trompa uterina (de Falopio), que se extiende aproximadamente 2 cm. Material de sutura: *catgut* o poliglactina 910. Calibre de la sutura: 0 o 1. Modo de sutura: se liga por separado el extremo proximal y distal del segmento tubárico que limita con la ventana ya creada en el mesosálpinx. NOTA: se debe tener especial cuidado de no traccionar demasiado las trompas uterinas (de Falopio) para evitar desgarrar los vasos que se encuentran en el mesosálpinx
Estructura	**Técnica (véase fig. 14-5A y B)[13,14]**
Trompas uterinas (de Falopio)	Forma: se corta el segmento uterino, entre las ligaduras, con una tijera

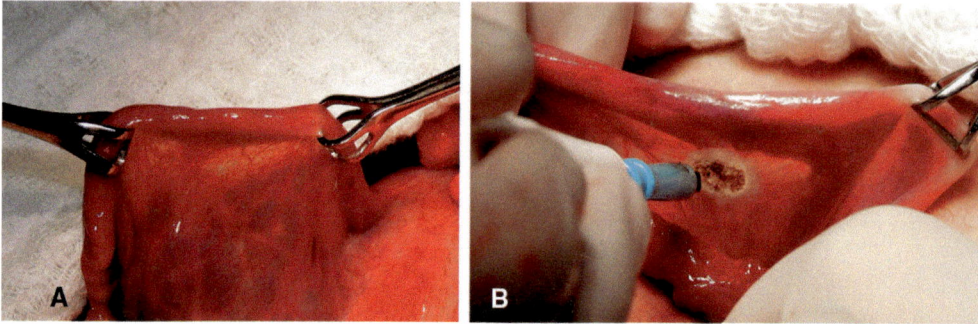

Fig. 14-4. Técnica de Parkland. **A.** Sujeción de la trompa uterina (de Falopio) con dos pinzas de Babcock con visualización de la translucencia del mesosálpinx. **B.** Apertura de una ventana en el mesosálpinx.

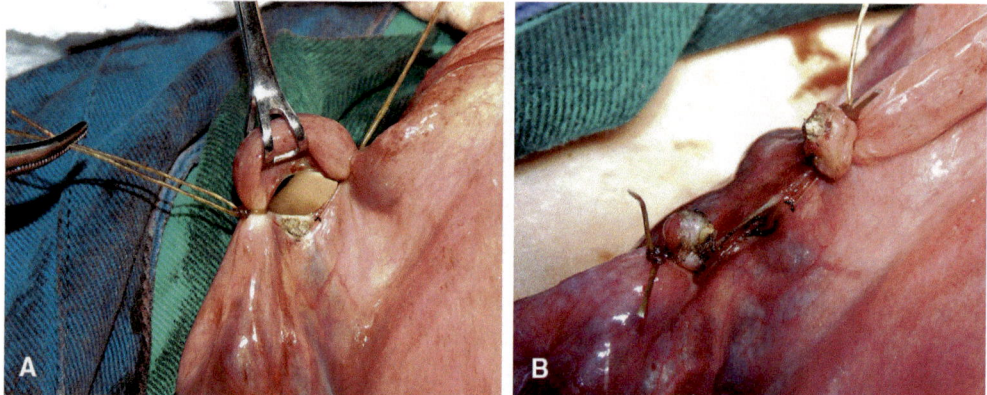

Fig. 14-5. Técnica de Parkland. **A.** Ligadura de los extremos tubáricos. **B.** Corte del segmento tubárico entre las ligaduras.

su exteriorización. Por último, se cierra el mesosálpinx, afrontando sus bordes con una sutura absorbible delgada, que inicia en el muñón distal. El muñón proximal ligado queda cubierto dentro del mesosálpinx[14,16] (**fig. 14-6A, B, C y D**).

Salpingectomía parcial (técnica de Irving)

Esta técnica inicialmente fue descrita por Irving en 1924 en busca de disminuir el riesgo de formación de fístula tuboperitoneal asociada a otros métodos de salpingectomía, para mejorar de esta manera la efectividad y disminuir la tasa de fallos. Actualmente, se usa de manera ocasional debido a su mayor complejidad técnica, sobre todo por minilaparotomía, y su mayor riesgo de sangrado.

Su método describe que, posterior al ingreso a la cavidad peritoneal y a la identificación de las trompas uterinas (de Falopio), se realiza una disección del mesosálpinx para crear una ventana similar a la descrita en el método de Parkland, a 4 cm de la unión útero-tubárica. Se lleva a cabo la ligadura de los extremos proximal y distal por separado, con posterior resección del asa tubárica entre las ligaduras. Los cabos de la sutura proximal se dejan largos. Se realiza la disección de la serosa del útero en su cara posterior, cercana al cuerno, y se profundiza hasta formar un túnel de 1 a 2 cm de profundidad. Se utilizan los cabos de la sutura proximal para asegurar el extremo de la trompa en el túnel ya formado[14,16] (**fig. 14-7**).

Salpingectomía total

Los estudios que comparan la salpingectomía total con la ligadura tubárica para esterilización encuentran pocas diferencias entre ambos, y que hay un leve aumento del tiempo quirúrgico para la

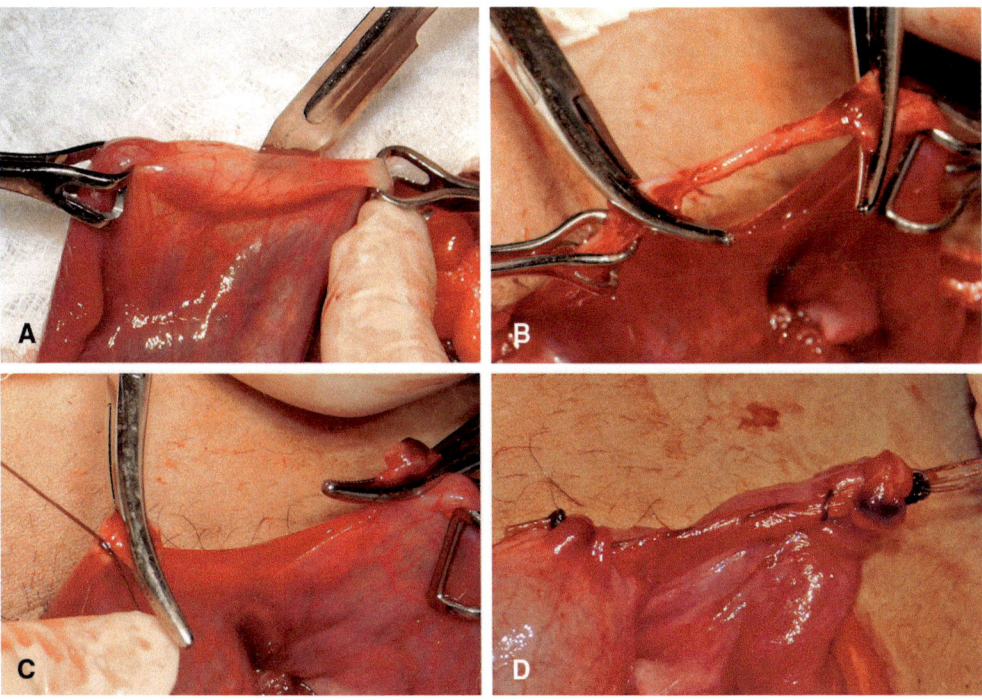

Fig. 14-6. Técnica de Uchida. **A.** Incisión en el borde antimesentérico de la trompa uterina (de Falopio) después de realizar una hidrodisección con solución vasoconstrictora. **B.** Exposición y pinzamiento de la trompa uterina (de Falopio) en el extremo proximal y distal. **C.** Corte del segmento uterino y ligadura del extremo proximal. **D.** Afrontamiento de los bordes del mesosálpinx para cubrir el extremo proximal de la trompa y llegar hasta el extremo distal, donde se realiza el nudo final.

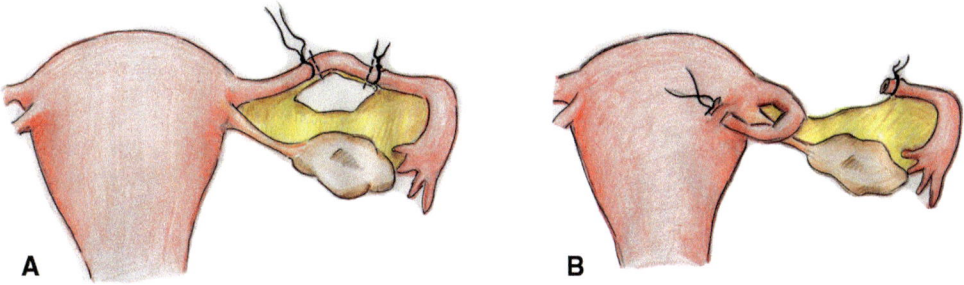

Fig. 14-7. Representación esquemática de la técnica de Irving. **A.** Creación de una ventana en el mesosálpinx, ligadura de los extremos y corte entre las ligaduras. **B.** Fijación del cabo proximal a la cara posterior del útero.

salpingectomía, pero con mayor costo-efectividad. La salpingectomía aumenta el tiempo quirúrgico en aproximadamente 6,5 minutos en comparación con la ligadura de trompas.[17] No hay diferencias en resultados importantes, como la hormona antimülleriana, la pérdida sanguínea, la estadía hospitalaria o complicaciones.[18-21] Lo anterior sirve para tener en cuenta esta técnica quirúrgica para aquellas mujeres con riesgo elevado de cáncer de ovario u otras morbilidades obstétricas (p. ej., riesgo de rotura uterina por cesáreas repetidas) que confieran el consentimiento informado respectivo.

> ❗ La salpingectomía total se debe tener en cuenta en mujeres con riesgo elevado de morbilidades obstétricas y de cáncer de ovario.

Las consideraciones sobre la técnica de salpingectomía total serán similares a las abordadas en el capítulo de manejo quirúrgico del embarazo ectópico.

CUIDADOS POSOPERATORIOS Y RESULTADOS

Cuidados posoperatorios

No existe un tiempo determinado para la cita de control de planificación con un método quirúrgico permanente, mientras que el control de las heridas quirúrgicas se deberá realizar en el contexto del control de rutina del puerperio. Es de vital importancia revisar el informe de patología para confirmar la sección transversal completa de ambas trompas. Si el informe no concluye lo esperado, se debe informar a la paciente que el procedimiento no ha sido satisfactorio y se deberá elegir otro método de planificación familiar.

Resultados

Como se mencionó anteriormente, la tasa acumulada de fallos a 12 años para los métodos de esterilización posparto es de 7,5 cada 1000 procedimientos. Se han establecido varias hipótesis que justifican esos resultados. Entre ellas, se establece la oclusión y corte de una estructura incorrecta, como el ligamento redondo, el corte incompleto de la trompa uterina (de Falopio), la recanalización espontánea de la luz tubárica, la formación de fístulas tuboperitoneales o la aplicación de dispositivos defectuosos (clip de titanio, banda de silicona).[14]

> ❗ La tasa acumulada de fallos a 12 años para los métodos de esterilización posparto es de 7,5 cada 1000 procedimientos.

Función menstrual

Uno de los posibles efectos secundarios que se ha estudiado ampliamente y se relaciona con los procedimientos quirúrgicos antes mencionados es el impacto sobre la función menstrual. El estudio CREST evidenció que las mujeres sometidas a esterilización quirúrgica presentaron disminución en la cantidad y el volumen del sangrado a expensas de un incremento en la irregularidad menstrual, cuando se compararon con mujeres a las cuales no se les realizaron esos procedimientos.[22,23] Por su parte, un estudio posterior no encontró diferencias significativas en los parámetros anteriormente mencionados.[17]

Reserva ovárica

Al evaluar el posible efecto de estos procedimientos sobre la función ovárica, se ha evidenciado que la hormona folículo estimulante (FSH), la hormona luteinizante (LH) y los niveles de estradiol en la fase folicular temprana no varían de forma significativa entre las mujeres a las que se les realizó esterilización en comparación con las que no.[23,24]

Función sexual

Al igual que con los resultados mencionados anteriormente, los estudios que han evaluado la función sexual en mujeres sometidas a procedimientos de esterilización tubárica no han demostrado efectos perjudiciales y, por el contrario, han evidenciado mejoría en la satisfacción sexual.[25,26]

Cáncer de ovario

> ❗ Todos los métodos de ligadura de trompas se han asociado con un menor riesgo de cáncer de ovario, ya que se cree que las células displásicas se originan en las trompas uterinas (de Falopio).

Específicamente se sospecha que el extremo fimbriado distal desempeña un papel en el desarrollo de algunos cánceres de ovario serosos, endometrioides y de células claras. Por lo tanto, los métodos de esterilización por escisión pueden proporcionar la mayor reducción del riesgo de cáncer de ovario, con un efecto gradual que depende de la cantidad de trompa uterina (de Falopio) extirpada. Un metanálisis mostró que la salpingectomía parcial reduce el riesgo de cáncer de ovario en un 13-41%, y la salpingectomía bilateral puede reducir el riesgo en un 42-78%.[27] Un estudio encontró que las mujeres con salpingectomía previa tuvieron menor riesgo de cáncer epitelial de ovario de tipo II (carcinomas de alto grado e indiferenciados), pero no de cáncer epitelial de tipo I (carcinomas de bajo grado).[28] Por esta razón, entre 2008 y 2011, la salpingectomía bilateral aumentó del 0,4 al 33,3% entre todos los procedimientos de esterilización (incluida la esterilización posparto).[27]

Complicaciones

> Las complicaciones relacionadas con los procedimientos quirúrgicos que buscan la esterilización tubárica representan un bajo porcentaje.

Un estudio realizado con 5095 mujeres que se sometieron a esterilización posparto con minilaparotomía evidenció que las complicaciones mayores ocurrieron en el 0,39% de los casos (incluidos 14 casos de pérdida de sangre estimada de más de 500 mL, 3 de morbilidad febril, 3 de embolismo pulmonar y 1 de lesión gástrica) y las complicaciones menores se presentaron en el 0,80% de los casos (incluidas

26 infecciones de la vía urinaria, 10 dehiscencias de la herida, 4 hematomas de la pared abdominal, 1 lesión uterina y 1 lesión del íleon).[28]

Según los datos del estudio CREST, la probabilidad acumulada de 10 años de embarazo ectópico después de la oclusión tubárica por cualquier método fue de 7,3 cada 1000 procedimientos. Aunque el embarazo después de un procedimiento de esterilización es poco común, existe un riesgo sustancial de que cualquier embarazo posterior a la esterilización sea ectópico. Las pacientes que se han sometido a procedimientos de esterilización tienen un riesgo de ectópico menor que aquellas que no utilizan anticonceptivos.[12]

> La probabilidad acumulada de 10 años de embarazo ectópico después de la oclusión tubárica por cualquier método fue de 7,3 cada 1000 procedimientos.

SÍNTESIS CONCEPTUAL

- El principio de la esterilización quirúrgica se basa en la interrupción de la continuidad de las trompas para evitar la unión del espermatozoide con el óvulo.
- Se puede realizar en el posaborto o posparto inmediatos, y se considera un método de planificación definitivo.
- Para la realización de estos procedimientos se puede usar una minilaparotomía o una laparoscopia.
- La salpingectomía parcial se realiza mediante varias técnicas, como Pomeroy, Parkland, fimbriectomía, y otras menos usadas, como Uchida e Irving.
- La salpingectomía total es un poco más demorada, pero se asocia con disminución de cáncer de ovario y es costo-efectiva.
- Estas intervenciones no afectan la función ovárica ni el ciclo menstrual ni la función sexual.
- Se estima que la tasa de fallos acumulada a dos años es de 2 cada 1000 procedimientos y a 12 años es de 7,5 cada 1000 procedimientos.

REFERENCIAS

1. Siegler AM, Grunebaum A. The 100th anniversary of tubal sterilization. Fertil Steril 1980;34(6):610-3.
2. Encuesta Nacional de Demografía y Salud, Profamilia y Ministerio de Salud y Protección Social, Tomo I, Colombia. Disponible en: https://dhsprogram.com/pubs/pdf/fr334/fr334.pdf. [Consultado en mayo 2023].
3. Chan LM, Westhoff CL. Tubal sterilization trends in the United States. Fertil Steril 2010;94(1):1-6.
4. Curtis KM, Mohllajee AP, Peterson HB. Regret following female sterilization at a young age: a systematic review. Contraception. 2006;73(2):205-10.
5. Hillis SD, Marchbanks PA, Tylor LR, et al. Poststerilization regret: findings from the United States Collaborative Review of Sterilization. Obstet Gynecol 1999;93(6):889-95.
6. Peterson HB, Xia Z, Hughes JM, et al. The risk of pregnancy after tubal sterilization: findings from the U.S. Collaborative Review of Sterilization. Am J Obstet Gynecol 1996;174:1161-8.
7. Richardson MG, Hall SJ, Zuckerwise LC. Postpartum tubal sterilization: making the case for urgency. Anesth Analg 2018;126(4):1225-31.
8. Rodriguez MI, Edelman AB, Kapp N. Postpartum sterilization with the titanium clip: a systematic review. Obstet Gynecol 2011;118:143-7.
9. Lawrie TA, Kulier R, Nardin JM. Techniques for the interruption of tubal patency for female sterilization. Cochrane Database Syst Rev 2015;9:CD003034.
10. Rodriguez MI, Seuc A, Sokal DC. Comparative efficacy of postpartum sterilisation with the titanium clip versus partial salpingectomy: a randomised controlled trial. BJOG 2013;120(1):108-12.

11. Powell CB, Alabaster A, Simmons S, et al. Salpingectomy for sterilization: change in practice in a large integrated health care system, 2011-Obstet Gynecol 2017;130(5):961-7.

12. American College of Obstetricians and Gynecologists' Committee on Practice Bulletins-Gynecology. ACOG Practice Bulletin No. 208: Benefits and Risks of Sterilization. Obstet Gynecol 2019;133(3):e194-e207.

13. Peterson HB. Sterilization. Obstet Gynecol 2008;111(1): 189-203.

14. Yeomans ER, Hoffman BL, Gilstrap III LC, et al. Puerperal sterilization. En: Cunningham and Gilstrap's Operative Obstetrics. 3rd ed. Mc Graw Hill; 2017.

15. Bhiwandiwala PP, Mumford SD, Feldblum PJ. A comparison of different laparoscopic techniques in 24439 procedures. Am J Obstet Gynecol 1982;144:319⊠31.

16. John R, Howard J. Tubal Sterilization. En: Te Linde's Operative Gynecology. 10th ed. Welters Kluwer, Lippincott Williams & Wilkins; 2008.

17. Levy D, Casey S, Zemtsov G, et al. Salpingectomy versus tubal occlusion for permanent contraception during cesarean delivery: outcomes and physician attitudes. J Minim Invasive Gynecol 2021;28(4):860-4.

18. Duncan JR, Schenone MH, Mari G. Technique for bilateral salpingectomy at the time of cesarean delivery: a case series. Contraception 2017;95(5):509-11.

19. Danis RB, Della Badia CR, Richard SD. Postpartum permanent sterilization: could bilateral salpingectomy replace bilateral tubal ligation? J Minim Invasive Gynecol 2016;23(6):928-32.

20. Mills K, Marchand G, Sainz K, et al. Salpingectomy vs tubal ligation for sterilization: a systematic review and meta-analysis. Am J Obstet Gynecol 2021;224(3):258-265.e4.

21. Yang M, Du Y, Hu Y. Complete salpingectomy versus tubal ligation during cesarean section: a systematic review and meta-analysis. J Matern Fetal Neonatal Med 2021;34(22):3794-802.

22. Peterson HB, Jeng G, Folger SG, et al. The risk of menstrual abnormalities after tubal sterilization. U.S. Collaborative Review of Sterilization Working Group. N Engl J Med 2000;343:1681-7.

23. Taşkömür AT, Erten Ö. The effect of tubal ligation surgery during cesarean operation on dysmenorrhoea, dyspareunia and menstrual cycle. J Gynecol Obstet Hum Reprod 2021;50(6):102054.

24. Harlow BL, Missmer SA, Cramer DW, et al. Does tubal sterilization influence the subsequent risk of menorrhagia or dysmenorrhea? Fertil Steril 2002;77:754-60.

25. Costello C, Hillis SD, Marchbanks PA, et al. The effect of interval tubal sterilization on sexual interest and pleasure. Obstet Gynecol 2002;100:511.

26. Smith A, Lyons A, Ferris J, et al. Are sexual problems more common in women who have had a tubal ligation? A population-based study of Australian women. BJOG 2010;117:463-8.

27. Clark NV, Endicott SP, Jorgensen EM, et al. Review of sterilization techniques and clinical updates. J Minim Invasive Gynecol 2018;25(7):1157-64.

28. Darelius A, Kristjansdottir B, Dahm-Kähler P, et al. Risk of epithelial ovarian cancer type I and II after hysterectomy, salpingectomy and tubal ligation-A nationwide case-control study. Int J Cancer 2021;149(8):1544-52.

29. Huber AW, Mueller MD, Ghezzi F, et al. Tubal sterilization: complications of laparoscopy and minilaparotomy. Eur J Obstet Gynecol Reprod Biol 2007;134:105-9.

CASOS CLÍNICOS

Caso clínico 14-1

Una paciente de 27 años (G4P3C3A0) en semana 38 de gestación está programada para cesárea y desea la esterilización quirúrgica.
Con esta historia obstétrica, ¿qué técnica quirúrgica le aconsejaría?

Caso clínico 14-2

Una paciente de 24 años (G2P1A1) se encuentra en el posaborto inmediato, pero ha decidido la planificación quirúrgica desde antes de este último embarazo.
¿Qué método le recomendaría?

Caso clínico 14-3

Paciente de 32 años, que en un control prenatal de su segunda gestación manifiesta que desea una esterilización quirúrgica debido a que su mamá y una hermana tuvieron cáncer de ovario.
¿Qué intervención le aconsejaría?

? PREGUNTAS DE AUTOEVALUACIÓN

14-1. La encuesta de Demografía y Salud de 2015, de Colombia, encuentra que el porcentaje de mujeres de edad reproductiva que planifica con métodos de esterilización quirúrgica es de:
A. 15%.
B. 25%.
C. 35%.
D. 45%.

14-2. La salpingectomía por minilaparotomía posparto, en comparación con la ligadura de intervalo por laparoscopia, tiene:
A. Una mayor efectividad.
B. Una menor efectividad.
C. Son iguales de efectivas.
D. No hay información al respecto.

14-3. Una paciente de 20 años, en posparto vaginal de su primer hijo, decide la esterilización quirúrgica para planificar. ¿Qué técnica le aconsejaría?
A. Oclusión tubárica con clips.
B. Salpingectomía parcial.
C. Salpingectomía total.
D. Fimbriectomía.

14-4. Una paciente de 32 años (G5P3A1C2) está programada para cesárea iterativa y desea la esterilización quirúrgica. ¿Qué técnica le recomendaría?
A. Fimbriectomía.
B. Oclusión tubárica con clips.
C. Salpingectomía parcial.
D. Salpingectomía total.

14-5. Es cierto que las técnicas de esterilización quirúrgica:
A. Disminuyen el cáncer de ovario.
B. Disminuyen la reserva ovárica.
C. Disminuyen la respuesta sexual.
D. No afectan al ciclo menstrual.

Véase **Resolución de casos clínicos y respuestas de las preguntas de autoevaluación**, al final del libro.

Resolución de casos clínicos y respuestas de las preguntas de autoevaluación

15

CAPÍTULO 1

Respuestas de las preguntas de autoevaluación

1-1. b
1-2. a
1-3. a
1-4. c

CAPÍTULO 2

Respuestas de las preguntas de autoevaluación

2-1. c
2-2. c
2-3. c
2-4. d

CAPÍTULO 3

Respuestas de las preguntas de autoevaluación

3-1. a
3-2. c
3-3. c
3-4. b
3-5. d

CAPÍTULO 4

Resolución de casos clínicos

Caso clínico 4-1. En pacientes con riesgo de cromosomopatías mayor de 1 en 250 se aconseja realizar una amniocentesis diagnóstica para estudio genético o biopsia de vellosidades coriónicas para confirmar la alteración cromosómica.

Caso clínico 4-2. En esta paciente existe una contraindicación para la realización de la amniocentesis debido a que tiene una infección por HIV, con carga viral alta. Se debe buscar la causa del parto pretérmino con otros medios diagnósticos y ofrecer el tratamiento adecuado.

Caso clínico 4-3. La amniocentesis diagnóstica se asocia con fuga temporal de líquido amniótico en el 1,7% de los embarazos, aunque esta es de pequeña cantidad y por lo general autolimitada. La mayoría de las veces se logra recuperar el líquido amniótico, por lo tanto, la conducta debe ser expectante, con un adecuado control de la cantidad de líquido amniótico y de detección de infección amniótica en forma temprana.

Respuestas de las preguntas de autoevaluación

4-1. d
4-2. b
4-3. b
4-4. a
4-5. d

CAPÍTULO 5

Resolución de casos clínicos

Caso clínico 5-1. El diagnóstico corresponde a una paciente en semana 37 de gestación con preeclampsia para clasificar con paraclínicos. El Bishop se calcula en 3 (2 por cérvix blando y 1 por estación –2). El manejo más apropiado es realizar un estudio de la preeclampsia y la maduración cervical, seguida de la inducción del parto.

Caso clínico 5-2. El diagnóstico es el de una paciente con gestación de 39 semanas y 2 días sin factores de riesgo aparentes. El manejo más apropiado es recomendar la ingesta de líquidos, medidas no farmacológicas para controlar el dolor, caminar y regresar a la institución cuando presente contracciones regulares de 3 en 10 minutos o algún signo de alarma.

Caso clínico 5-3. Paciente en semana 40 de gestación. Feto vivo en cefálico. Trabajo de parto en período expulsivo, fase pasiva. La conducta es continuar la vigilancia del bienestar fetal, esperar que la paciente comience la fase activa del expulsivo y, cuando la estación esté en +2 o +3, pasar a la atención del parto. Se puede esperar un expulsivo hasta de 3 horas (multípara con analgesia epidural).

Respuestas de las preguntas de autoevaluación

5-1. b
5-2. c
5-3. a
5-4. d
5-5. b

CAPÍTULO 6

Resolución de casos clínicos

Caso clínico 6-1.

A. Las primeras medidas serían realizar la maniobra de McRoberts con la paciente en posición de litotomía; efectuar una hiperflexión de los muslos y una tracción suave sobre la cabeza fetal para el desprendimiento del hombro. Simultáneamente realizar presión suprapúbica.

B. Primero se intenta la extracción del brazo posterior. Pare ello, se introduce la mano a través del sacro materno hasta el hombro posterior, y se avanza hasta tomar el antebrazo fetal para deslizarlo y descenderlo sobre la cara fetal hacia el exterior. También se puede realizar la maniobra de Woods, con un dedo posicionado en la axila y otro en la escápula del feto se ejerce fuerza hacia adelante para lograr girar el tronco del bebé.

Caso clínico 6-2. Se puede ofrecer a la paciente una versión cefálica externa, cuyos prerrequisitos son: evaluación ecográfica del feto, con perfil biofísico, uso de tocolítico, analgesia, vejiga vacía y sala de cirugía y equipo multidisciplinario en caso de ser necesario.

Caso clínico 6-3. El obstetra debe conocer alguna de las maniobras para el desprendimiento de los hombros, como las de Bracht, Rojas o Pajot, y alguna de las maniobras para el desprendimiento de la cabeza, como la de Mauriceau o alguna de sus variantes.

Respuestas de las preguntas de autoevaluación

6-1. b
6-2. c
6-3. d
6-4. a
6-5. c
6-6. a

CAPÍTULO 7

Resolución de casos clínicos

Caso clínico 7-1. El diagnóstico es el de una paciente en semana 39 de gestación con feto único vivo cefálico y en trabajo de parto en período expulsivo prolongado.

Conducta: si el médico tiene la habilidad y el conocimiento para realizar una instrumentación del parto, deberá evaluar la variedad de posición fetal, verificar que exista borramiento y dilatación completos, que las membranas ovulares se encuentran rotas y definir si se puede realizar un parto instrumentado.

Caso clínico 7-2. No realizaría la instrumentación del parto porque en este caso se evidencia que la estación de la presentación fetal es −1; esto implicaría una aplicación de espátulas alta, la cual es una contraindicación del parto instrumentado.

Caso clínico 7-3. El diagnóstico es el de una paciente multigestante en semana 38 de gestación en trabajo de parto en período expulsivo prolongado.

Conducta: se debe realizar un parto instrumentado. Una opción es la aplicación baja de espátulas, previa optimización de analgesia, vaciamiento vesical, asepsia y antisepsia, y administración de antibiótico profiláctico. Confirmación de la disponibilidad de sala quirúrgica y verificación de consentimientos informados.

Respuestas de las preguntas de autoevaluación

7-1. b
7-2. d
7-3. a
7-4. Falso
7-5. d

CAPÍTULO 8

Resolución de casos clínicos

Caso clínico 8-1. Se debe realizar una evaluación ecográfica adecuada del feto, de la placenta y del cérvix, y descartar infección intraamniótica. Por la historia obstétrica de dos pérdidas sin contracciones uterinas ni una causa evidente, se debe sospechar incompetencia cervical y recomendar la realización de un cerclaje cervical de tipo McDonald para retrasar el trabajo de parto. Se puede recomendar el uso de tocolíticos o no.

Caso clínico 8-2. En esta paciente se recomienda realizar una evaluación fetal para descartar anomalías genéticas o anatómicas. Una vez descartadas, se puede indicar un cerclaje cérvico-ístmico por la vía abdominal.

Caso clínico 8-3. Se debe hospitalizar a la paciente y solicitar exámenes para descartar infección intraamniótica. En caso de descartarse, se debe realizar un cerclaje vaginal de urgencia. Se puede adicionar tocolítico o progesterona.

Respuestas de las preguntas de autoevaluación

8-1. b

8-2. c

8-3. d

8-4. a

8-5. b

CAPÍTULO 9

Resolución de casos clínicos

Caso clínico 9-1. La paciente presenta los siguientes factores de riesgo: nuliparidad, parto instrumentado y recién nacido con peso mayor de 3500 g. Clasificación del desgarro: grado II. Conducta: no corregir el desgarro y garantizar una adecuada analgesia en el puerperio.

Caso clínico 9-2. Como factor de riesgo, la paciente presenta parto vaginal posterior a cesárea. Clasificación de desgarro: grado I. Conducta: corregir el desgarro vaginal, dadas la localización y deformidad de la anatomía normal.

Caso clínico 9-3. Clasificación del desgarro: grado IV. Conducta: administrar adecuada anestesia a la paciente e identificar el desgarro y las estructuras anatómicas comprometidas. Administrar cefalotina 2 g, proceder a la corrección del desgarro con una sutura de poliglactina 910 con inicio en la mucosa rectal, el EAI y el EAE, reconstruir el tabique rectovaginal distal y el cuerpo perineal y posteriormente corregir los planos superficiales. En el posoperatorio ofrecer una analgesia efectiva, iniciar medidas para evitar el estreñimiento y garantizar una adecuada higiene.

Respuestas de las preguntas de autoevaluación

9-1. c

9-2. d

9-3. b

9-4. a

9-5. d

CAPÍTULO 10

Resolución de casos clínicos

Caso clínico 10-1. El nacimiento debe ser por cesárea porque la monitorización fetal se clasifica como estadio ACOG III, lo que significa un estado fetal insatisfactorio. El grado de urgencia de la cesárea es 1 debido al riesgo de muerte fetal.

Caso clínico 10-2. El nacimiento debe ser por cesárea porque la situación del feto es transversa y esta es una indicación absoluta. El grado de urgencia de la cesárea es 3 porque no hay riesgo para la vida de la madre o el feto, pero como ya inició trabajo de parto se requiere un nacimiento pronto.

Caso clínico 10-3. La paciente debe ser llevada a una cesárea programada a las 39 semanas. Dado que tiene dos cesáreas anteriores, se considera indicación absoluta de cesárea.

Respuestas de las preguntas de autoevaluación

10-1. a

10-2. a

10-3. c

10-4. c

10-5. a

CAPÍTULO 11

Resolución de casos clínicos

Caso clínico 11-1. En esta paciente se puede realizar una aspiración manual endouterina. Como presenta reacciones alérgicas al misoprostol, se puede realizar un bloqueo paracervical, dilatación mecánica del cérvix con dilatadores de Pratt y luego una aspiración manual endouterina con una cánula número 8 a 10.

Caso clínico 11-2. El diagnóstico de la paciente es gestación de 15 semanas, con aborto tardío, incompleto. Se debe realizar vigilancia hemodinámica y examen completo de la paciente. Se solicitan paraclínicos para descartar infección o anemia. Se realiza estabilización hemodinámica, si la paciente la requiere. Se deben colocar uterotónicos: oxitocina o misoprostol hasta la expulsión fetal y luego pasar a curetaje con anestesia regional o general.

Caso clínico 11-3. En esta paciente y en todas las mujeres en el posaborto es indispensable la consejería en planificación familiar. En este caso se debe preguntar acerca del deseo de nuevas gestaciones y, si no desea más hijos, se puede recomendar un método de planificación definitivo o un método de larga duración, como el implante subdérmico o el dispositivo intrauterino.

Respuestas de las preguntas de autoevaluación

11-1. b

11-2. c

11-3. a
11-4. d
11-5. b

CAPÍTULO 12

Resolución de casos clínicos

Caso clínico 12-1. De acuerdo con el contexto clínico de la paciente, se recomendaría realizar un manejo quirúrgico, lo más indicado es una salpingectomía bilateral, así no haya contraindicaciones para el manejo médico, especialmente por el deseo de paridad satisfecho y el riesgo de recurrencia asociado con el antecedente quirúrgico.

Caso clínico 12-2. Previa asesoría a la paciente, y teniendo en cuenta los deseos de paridad y que no presenta contraindicaciones absolutas ni relativas para el manejo farmacológico, se recomendaría realizar un manejo médico con metotrexato. Aunque la hemoclasificación de la paciente es Rh negativo, no se beneficiaría de recibir profilaxis con inmunoglobulina anti-D, dado que su pareja es también Rh negativo y, por lo tanto, no existe riesgo de isoinmunización.

Caso clínico 12-3. Se recomienda realizar un manejo quirúrgico inmediato debido a que la paciente presenta signos de embarazo ectópico roto e inminente descompensación hemodinámica. Dado que el deseo de paridad está satisfecho, se debería brindar asesoría sobre métodos anticonceptivos para definir si la paciente acepta realizar un manejo radical con salpingectomía asociado con pomeroy o salpingectomía en la trompa contralateral.

Respuestas de las preguntas de autoevaluación

12-1. b
12-2. a
12-3. d
12-4. c

CAPÍTULO 13

Resolución de casos clínicos

Caso clínico 13-1. Se debe activar el código rojo, colocar dos vías venosas, reservar sangre, administrar medicamentos uterotónicos (oxitocina 80 a 160 mUI/min en infusión, misoprostol 800 mg dosis única, ergometrina 0,2 mg dosis inicial y segunda dosis a los 20 min y luego cada 4 horas), realizar una revisión uterina y del canal del parto y masaje uterino bimanual.

Caso clínico 13-2. En esta paciente se debe realizar un taponamiento uterino con balón, o si hay disponibilidad quirúrgica se pueden realizar cirugías hemostáticas en el útero. También se puede realizar una embolización de las arterias uterinas si hay disponibilidad de radiología intervencionista.

Caso clínico 13-3. En esta paciente, dada la paridad satisfecha y la presencia de placenta acreta, se debe realizar primero un adecuado manejo médico del shock hipovolémico y, de manera simultánea, una histerectomía posparto de urgencia.

Respuestas de las preguntas de autoevaluación

13-1. c
13-2. a
13-3. b
13-4. d
13-5. a

CAPÍTULO 14

Resolución de casos clínicos

Caso clínico 14-1. Se trata de una paciente con antecedentes de tres cesáreas y programada para una cuarta. La técnica más aconsejable sería una salpingectomía total, teniendo en cuenta el riesgo de rotura uterina en posteriores embarazos debido a múltiples cesáreas.

Caso clínico 14-2. En una paciente joven y con un solo hijo se puede recomendar una salpingectomía parcial, de tipos Parkland, Pomeroy o Uchida. Dada la posibilidad de que la paciente en el futuro se arrepienta, estas técnicas permiten la posibilidad de recanalización tubárica, aunque se le debe explicar que su tasa de éxito es baja.

Caso clínico 14-3. Con el antecedente de cáncer de ovario en la familia, la paciente presenta un riesgo aumentado para esta patología. Por lo tanto, se debería aconsejar la salpingectomía total bilateral, dado que con esta técnica se ha encontrado una mayor disminución del cáncer de ovario.

Respuestas de las preguntas de autoevaluación

14-1. c
14-2. a
14-3. b
14-4. d
14-5. a

Índice analítico

Los números de página seguidos de una "c" indican un cuadro, los seguidos de una "f" una figura y los seguidos de una "r" un recuadro.